Dr. med. Sonja Reitz

Heilung in Sekunden durch Narbenentstörung
Warum Narben krank machen

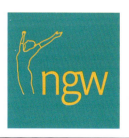

1. KÖNNEN NARBEN KRANK MACHEN? ■ 7

Moden und Operationen mit
Nebenwirkungen 9

Was die Erfolge der Narbenentstörung
beweisen 10
- Körpereigene Regulierung und Meridiane 11
- Vielfältige Heilwirkungen 13
- Sekundenschnelle Heilung 14
- Sekundenphänomen bei Zahnstör-
  feldern 19

Wem hilft Narbenentstörung? 20
- Wenn die Diagnose unklar ist 21
- Wenn Schmerzen das Leben
  beeinträchtigen und Fibromyalgie 23
- »Es ist nichts mehr zu machen. Nehmen
  Sie Schmerzmittel!« 24
- Unfälle, Knochenbrüche und Arthrose –
  ganzheitliche Schmerzreduktion 25
- Nervenschmerzen und Polyneuropathie 27
- Narbenentstörung bei Krebs 28
- Krebsursachen finden 31

Warum Sekundenheilungen kein
Placeboeffekt sind 33

Warum Frauen Narbenentstörung und
Naturheilverfahren brauchen 35

2. WIE KANN ICH GESTÖRTE NARBEN ERKENNEN? ■ ■ 37

Kranke Narben stören die
Zellkommunikation 37
- Narben summieren sich in ihrer
  Störwirkung 38
- Elektrische Absicherungen des Körpers 39

Narbenstörungen lassen sich messen 40
- Methoden zur Narbendiagnostik 42

Gestörte Narben selbst erkennen 44
- Veränderte Farbe und Empfindungen 45
- Abweichende Gewebestruktur 48

Narben an der »falschen Stelle« 51
- Meridianverlauf und Beschwerden 53
- Organuhr, Gesetze und Vernetzungen der
  Meridiane 57
- Reflexzonen des Rückens 59

- Weitere Reflexzonen 59

Häufige allgemeine Beschwerden bei Narben-
störungen 61
- Muskelschmerzen und Bindegewebs-
  schmerzen: Fibromyalgie 61
- Schwindel, Kältegefühl, Tinnitus –
  vegetative Beschwerden 63
- Müdigkeit, Schlafstörungen und seelische
  Symptome 64

Zusammenhänge in der Krankengeschichte
finden 65
- Zusammenhänge mit den Zähnen
  finden 69
- Erstellen Sie Ihre eigene Zahntabelle 72
- Was tun bei Problemen im Zahnbereich? 74
- Störherd Amalgam und Schwermetalle 75

3. SEKUNDENHEILUNG – »WUNDERHEILUNG« MIT SYSTEM ■ ■ ■ 76

Narben mit Gewebeveränderungen 76
- »Abgeschaltete« Nerven schalten sich
  wieder ein 79

Eiternde und schlecht heilende Wunden 79
- Wundeiterungen verhindern 83
- Kleine Narben nicht vergessen 84

Metallimplantate, Splitter und
Chemikalien 86

Traumaerfahrung während der Narbenentstehungsphase 87
- The first cut is the deepest 91

Impfungen – Mehrfrontenkrieg fürs
Regulationssystem 92
- Mehrfachimpfungen –
  Mehrfachangriffe 92
- Chemikalien- und Fremdeiweiße –
  Gefahren fürs Immunsystem 93
- Unreifes Immunsystem – Zu frühe
  Überforderung? 94
- Meridianstörungen 95
- Mehrfach-Trauma im vorsprachlichen
  Alter 96
- Pockenimpfnarbe als mögliches
  Krebsrisiko? 98

Inhalt 3

4. WELCHE ERKLÄRUNGEN GIBT ES? ■ ■ ■ ■ 102

Ströme regeln die Aktivität unserer Zellen 104
- Meridiane leiten Licht, Wärme und elektromagnetische Wellen 105
- Wer steuert die Zellfunktionen? 107
- Zellmembranen – Spannungen des Lebens 110
- Zellzwischenraum – Ursuppe der Zellfunktion 113
- Das vegetative Nervensystem – elektronisches Netz der Feinsteuerung 116
- Die Haut – Kontaktfläche mit Ausstrahlung 118
- East meets west: Meridiane und vegetatives Nervensystem 119

Was passiert bei Verletzungen und Wundheilung? 122
- Möglichkeiten die Wundheilung zu verbessern 123
- Gestörte Leitfähigkeit der Zell-membran 124

Narben als Mikrochip der Erinnerungen 125

Auf das richtige elektrische Milieu kommt es an! 130
- Gutes Wasser ist wichtig! 131
Wenn das Gesundheits-Faß voll ist … 132

5. PRAXIS: METHODEN – REAKTIONEN – VORBEUGUNG ■ ■ ■ ■ ■ 135

Wann empfiehlt sich welche Methode? 135
- Seelische Reaktionen sind normal 137
- Wann sollten Sie Narbenentstörungs-behandlung mit anderen Methoden kombinieren? 138
Narbenentstörung mit örtlichen Betäubungsmitteln 139
- Das richtige Mittel muss es sein 139
- Wann müssen Narben häufiger behandelt werden? 140

- Nebenwirkungen örtlicher Betäubungsmittel 141
- Erwünschte Nebenwirkungen der Narbenunterspritzung 143
Laserbehandlung 144

Techniken mit direkter Beeinflussung der Meridiane 145
- Akupunkt-Massage nach Penzel und Akupressur 145
- Akupunktur 146
- Jin Shin Jyutsu – Heilströmen 147
- Massage mit Cremes 147
Craniosacrale Therapie, Osteopathie 148

Magnetfeldtherapie 149

Wie gehe ich mit aktivierten Erinnerungen um? 151
- Einfache Wiedererinnerungen 151
- Erinnerungen an schwere Traumasituationen 152
- Wie kann ich Neuro-Stress ganzheitlich reduzieren? 156
- Lassen Sie los – Unterstützung durch Releasing 159
- Situative klassische Homöopathie 162

Narbenstörungen vorbeugen – unnötige Operationen vermeiden 166
- Ursachenanalyse 166
- Schönheitsoperationen 167
- Komplikationen nach Operationen 170
- So vermeiden Sie Komplikationen bei Operationen 170
- Heilungsunterstützung durch positive Vorstellung 172
- So unterstützen Sie den Heilungsprozess Ihrer frischen Wunden 173

Nachwort der Autorin 175

ANHANG 177
Natürlich Gesund werden für Alle e.V. 178
Stichwortregister 181
Literatur 186
Nützliche Adressen 189

Über die Autorin

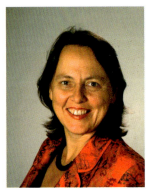

Die renommierte Ärztin und Buchautorin Dr. med. Sonja Reitz (1959) zählt zu den Pionieren der ursachenorientierten ganzheitlichen Medizin. Ihre jahrzehntelangen Erfahrungen aus der Schulmedizin sowie der Naturheilkunde und der psychologischen Betreuung von Patienten sind die Grundlagen der Publikationen und Handlungsmethoden, mit denen Dr. Reitz maßgeblich den aktuellen revolutionären Umdenkungsprozess in der konventionellen westlichen Diagnostik und Therapie beeinflusst. Schon seit langem setzt sie sich dafür ein, die Ganzheitsmedizin in die ärztliche Aus- und Fortbildung zu integrieren.

Ihr Credo lautet »Das Übel bei den Wurzeln packen«. Daher geht sie mit ihrem holistischen Gesundheitsansatz den körperlichen und seelischen Ursachen von Erkrankungen auf den Grund, anstatt sich auf die klassische Bekämpfung von Symptomen zu beschränken. Dr. Reitz gibt auch in diesem neuen Patientenratgeber ihren breiten fächerübergreifenden Überblick über Körper und Seele sowie ihr tiefes Wissen über Narben als Krankheitsursache in diesem Ratgeber vorbehaltlos an ihre Patienten weiter. Gemeinsam mit ihren Patienten entwickelt sie in ihrer praktischen Arbeit ein auf deren besondere Lebenssituationen und deren Krankheitsursachen abgestimmtes, individuelles Therapiekonzept mit möglichst natürlichen Methoden, um so den Grundstein für eine erfolgreiche Selbstheilung zu legen. »Nur wenn wir die Ursachen einer Erkrankung erkennen und beseitigen, können wir chronische Krankheiten reduzieren oder verhindern«, so Dr. Reitz. »Jeder Mensch ist und reagiert anders. Eine Statistik hat keine Aussagekraft über den Einzelfall, ohne Bezug zu den Krankheitsursachen werden Äpfel mit Birnen verglichen.«

Dr. med. Sonja Reitz ist niedergelassene Fachärztin für Allgemeinmedizin und Psychotherapeutische Medizin mit besonderer Ausrichtung auf Homöopathie, Naturheilkunde, Entgiftung, Störfeldbehandlung, Ernährung, Releasing, Hypnose und Traumatherapie. Darüber hinaus ist sie Vorstandsvorsitzende der Initiative »Natürlich Gesund Werden für Alle e.V.« und Autorin zahlreicher ganzheitsmedizinischer Patientenratgeber. sowie Leiterin von Fachseminaren und ursachenorientierten Patientenworkshops, Gründerin der Body-Mind-Soul-Kinesiologie® und Initiatorin von ganzheitlich-wissenschaftlichen Forschungsprojekten.

Vorwort

Die Methode der Narbenentstörung ist keine Maßnahme von außen, sondern eine wirksame Hilfe, um die Selbstheilungskräfte des Körpers zu unterstützen, denn sie ermöglicht es der körpereigenen Regulation, wieder besser zu funktionieren.

Das Phänomen der Sekundenheilung wurde bereits 1931 von dem französischen Chirurgen Leriche und später 1940 von Ferdinand Huneke beschrieben und seitdem von Tausenden von Ärzten und Heilpraktikern an Millionen von Menschen nachvollzogen. Das Phänomen ist also nicht neu, jedoch viel zu wenig bekannt, obwohl die Behandlungsergebnisse hier sehr gut und oft sogar spektakulär sind und es auch sehr spannende naturwissenschaftliche Erklärungen für dieses Phänomen gibt.

Seit 20 Jahren behandele ich Menschen mit der Methode der Narbenentstörung. Dabei habe ich immer wieder frappierende und beglückende Ergebnisse gesehen, selbst bei Patienten, die schon längst ihre Hoffnung auf Heilung oder zumindest auf Besserung aufgegeben hatten, weil ihnen bis dahin nichts und niemand helfen konnte. Wenn über 30 Prozent meiner Patienten darüber hinaus bereits während der ersten drei Behandlungen ganz erstaunliche Heilungen – oft in Sekundenschnelle – mit dieser Methode erleben, und das, obwohl sie sich jahrelang sehr guten anderen Therapien unterzogen haben, wird es Zeit, dieser Methode mehr öffentliche Aufmerksamkeit zu schenken, auch in der universitären Forschung. Die Anzahl derjenigen, die dadurch eine deutliche Besserung ihrer Beschwerden erlebt haben, liegt noch höher, nämlich bei rund 80 Prozent. Viele Menschen beginnen angesichts solcher erstaunlichen und zunächst unverständlichen Phänomene von »Wunderheilungen« zu sprechen, obwohl dieser Begriff doch bedeutet, dass man nicht weiß, was hier gewirkt hat. Bei der Narbenentstörung gibt es jedoch durchaus erklärbare Phänomene und Gesetzmäßigkeiten, die wir alle – Patienten wie auch Behandler – besser kennen sollten. Deswegen gibt es nun dieses Buch.

In diesem Buch finden Sie erstmals eine systematische Zusammenstellung jener Gesetzmäßigkeiten, denen Sekundenheilungen zu folgen scheinen sowie der wesentlichen Faktoren für eine erfolgreiche Narbenentstörung. Anhand von vielen Bildern und spannenden Praxisfällen erfahren Sie, wie gestörte Narben aussehen und wie Narben krank machen können. Wie Sie in dem Buch erfahren, gibt es weitere wichtige Fragen für die gesamte Medizin, die durch den Wirkmechanismus der Narbenstörung möglicherweise beantwortet werden können, zum Beispiel:

- Existiert ein Zusammenhang zwischen häufigen Operationen und den damit verbundenen Narben und der Zunahme vieler chronischer Krankheiten schon in frühem Alter?
- Sind Narben unter anderem eine Ursache für Erschöpfungszustände und depressive Verstimmungen vieler Millionen Menschen?
- Gibt es Zusammenhänge von Narbenstörungen und Krebserkrankungen?
- Warum Narbenentstörung auch helfen kann, obwohl Arthrosen- oder Metastasenschmerzen bestehen?
- Könnten vielleicht rund ein Drittel der elf Millionen chronisch Schmerzkranken und Fibromyalgie-Patienten (chronische Schmerzerkrankung mit vielen verschiedenen und auch wechselnden Schmerzen in Muskeln und Bindegewebe, oft einhergehend mit Erschöpfung) dauerhaft mit weniger Medikamenten auskommen, wenn deren Narben behandelt werden würden?

Machen Sie sich Ihr eigenes Bild. Die vielen Praxisfälle können Ihnen dabei helfen, auch für Sie wichtige Zusammenhänge zu erkennen.

Vielen Behandlern fehlt das Wissen über Narben als Krankheitsursache, weil die Erkenntnisse der Neuraltherapeuten und Naturheilärzte wie auch der Traditionellen Chinesischen Medizin noch nicht genügend an den Universitäten gelehrt werden. Sie, liebe Leserinnen und Leser, sind also selbst gefragt, sich mit diesen bislang nicht genügend beachteten Krankheitsursachen und Zusammenhängen zu beschäftigen, um für sich und Ihre Angehörigen Nutzen daraus ziehen zu können.

Dieses Buch bietet Ihnen einen mit vielen Fallbeispielen gut verständlichen Einstieg in das Problem der Narbenstörungen und gibt darüber hinaus wichtige Hinweise, was Sie bei Operationen und Verletzungen tun können und wie Sie selbst gezielt einer Erkrankung durch Narben vorbeugen können.

Ich wünsche mir, dass diese Informationen zu Ihrem Wohlbefinden und zu Ihrer Gesundheit beitragen mögen.

Ihre
Dr. med. Sonja Reitz

Ich danke in diesem Zusammenhang allen Patienten, die zugestimmt haben, dass ihre Narben in diesem Buch abgebildet werden, damit auch viele andere Menschen erfahren, wie Narben krank machen können und wie wichtig Narbenentstörung für die Gesundheit sein kann.

1
Können Narben krank machen? ■

Immer mehr Menschen werden auf Grund des medizinischen Fortschritts operiert, unter anderem deshalb, weil sich die Narkoseverfahren in den letzten Jahrzehnten verbessert haben. Risiken und Gefahren durch Operationen wurden dadurch für die Patienten stark eingeschränkt. Chirurgische Eingriffe werden schon zur besseren Diagnostik (wie beispielsweise Bauchspiegelungen, vorsorgliche Leberfleckentfernungen, Punktionen von Organen zur Gewebeprobenentnahme) vorgenommen. Hochglanzmagazine und Medien preisen Schönheitsoperationen zur Steigerung des Lebensgefühls. Doch all diese Eingriffe hinterlassen Narben – und seien sie noch so klein und unscheinbar.

Vielleicht haben auch Sie, liebe Leserinnen und Leser, schon einmal vor der Frage gestanden ob Sie sich operieren lassen sollen oder nicht. Möglicherweise haben Sie mit dem Gedanken gespielt, sich aus ästhetischen Gründen unter das Messer zu legen. Im Allgemeinen werden Ihnen dabei die medizinischen oder optischen Vorteile erläutert, ohne dass Sie über die Nebenwirkungen informiert werden, die durch Narben entstehen können.

Natürlich ist es eine wunderbare Vorstellung und ein gutes Gefühl, gesundheitlichen Beeinträchtigungen oder dem Alter durch eine Operation ein Schnippchen schlagen zu können, aber nicht wenige Menschen zahlen dafür einen hohen Preis, der ihnen vorher nicht bekannt ist. Was viele Betroffene und auch Ärzte nicht wissen: Narben haben Nebenwirkungen!

Damit keine Missverständnisse aufkommen: Ich behaupte nicht, dass Operateure und Ärzte bewusst die Risiken von Narben und die Möglichkeiten der Narbenstörungen verschweigen. Vielmehr ist es so, dass viele Behandler die Zusammenhänge nicht kennen und nicht wissen, welche Probleme Sie sich eventuell einhandeln können, wenn die bei den Operationen entstehenden Narben

■ Narben sind nicht harmlos. Die Nebenwirkungen von Narben sind nicht genügend Ärzten und Patienten bekannt. Sie selbst können sich durch das Wissen um diese Zusammenhänge wirksam vor gesundheitlichen Nachteilen schützen. ■

als Störherde wirksam werden. Diese Kenntnisse werden normalerweise an den Universitäten (noch) nicht vermittelt, sind aber seit vielen Jahrzehnten in ganzheitsmedizinischen Fachkreisen bekannt und millionenfach beobachtet.

Wussten Sie zum Beispiel, dass Narben

- eventuell auch Monate und Jahre nach der Operation zu erheblichen gesundheitlichen Beeinträchtigungen selbst an ganz anderen Stellen im Körper führen können?

- chronische Schmerzen, unklare Schwächezustände und vegetative Symptome wie Kälte, Hitze, Pulsieren, Taubheit von Körperteilen zur Folge haben können?

- wichtige biologische Informationsleitungsbahnen Ihres Körpers, die so genannten Meridiane, ganz oder teilweise blockieren können?

- möglicherweise auch Ihr Risiko, an Krebs oder chronischen Krankheiten zu erkranken, steigern – ein Risiko, welches mit jeder Narbe, die Sie am Körper haben, steigt?

■ Narbenentstörung kann für den Erhalt und für die Wiederherstellung Ihrer Gesundheit wichtig sein. ■

- schwere Depressionen, psychische Störungen und weitere häufig als »psychosomatisch« fehlinterpretierte Beschwerden wie beispielsweise Tinnitus, Schwindel oder Blasenstörungen auslösen können?

Natürlich sind viele Operationen notwendig, nur bei einigen Operationen können Sie selbst entscheiden. Damit Sie Entscheidungen für sich selbst verantwortlich treffen können, ist es wichtig, dass Sie über diese für Ihre Gesundheit und Ihr Leben möglicherweise sehr wichtigen Nebenwirkungen von Narbenstörungen informiert sind. In diesem Buch finden Sie Hinweise, was Sie selbst vorbeugend oder auch unterstützend bei einer Narbenentstörung tun können, wann Narbenstörungen am häufigsten auftreten und welche an Wunder grenzenden Heilungserfolge durch Narbenentstörungen möglich sind.

Moden und Operationen mit Nebenwirkungen

Über Geschmack lässt sich bekanntlich streiten, aber es ist eine Tatsache, dass modische Piercings bei Millionen von Jugendlichen zu Narben führen, oft sogar in der vorderen Körpermitte, in der sehr wichtige Zentralleitungsbahnen für die Organernährung laufen – die Meridiane. Immer häufiger kommt es bereits bei jungen Menschen zu unklaren Schmerzzuständen, chronischer Schwäche, angeblich psychosomatischen Störungen und seelischen Beeinträchtigungen. Besteht hier ein Zusammenhang?

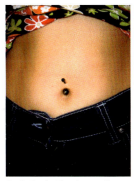

So hübsch Piercings oft auch sind: Es entstehen Narben, die die Gesundheit beeinträchtigen können.

Frauen trifft es bei den Narbenstörungen besonders hart: In manchen Kliniken kommt jedes dritte Baby durch einen Kaiserschnitt auf die Welt, ohne dass dies medizinisch notwendig wäre. Frauen werden durchschnittlich häufiger als Männer schon relativ früh in ihrem Leben, nämlich zwischen dem 30. und 40. Lebensjahr, operiert. Dabei handelt es sich oft um Bauchspiegelungen, Eingriffe an der Schilddrüse, den Eierstöcken, der Galle, Venen, denn hier liegt der Frauenanteil der Erkrankten bei 80 Prozent und darüber. Kaiserschnitte und Schönheitsoperationen kommen hinzu und – leider – auch Krebsoperationen, denn viele Brustkrebserkrankungen treten schon in jungen Jahren auf.

Gerade bei Frauen häufen sich chronische Krankheiten und seelische Störungen, die oft schon zwischen dem 25. und 45. Lebensjahr auftreten und vielfach »unerklärliche« oder diffuse Symptome mit sich bringen wie etwa chronische Schmerzen, chronische Müdigkeit, Autoimmunerkrankungen wie Rheuma und viele andere Symptome, die häufig als funktionelle oder psychosomatische Beschwerden interpretiert werden, aber trotz entsprechender Behandlungen nicht verschwinden. Besteht auch hier ein Zusammenhang? Seit über zwei Jahrzehnten beschäftige ich mich als ganzheitsmedizinische Ärztin für Allgemeinmedizin, psychotherapeutische Medizin, Naturheilverfahren, klassische Homöopathie, Akupunktur, TCM, Releasing, Hypnose, Traumabehandlung und Psychosomatik mit diesem Thema und habe dazu immer wieder spektakuläre Erfahrungen gemacht, die diese Zusammenhänge nicht nur nahelegen, sondern auch tatsächlich empirisch wissenschaftlich beweisen, denn die durch die Beobachtungen gebildeten Hypothesen werden durch den immer wiederkehrenden Erfolg der Behandlungen tagtäglich bestätigt.

Was die Erfolge der Narbenentstörung beweisen

In vielen Fällen können auch lang bestehende Beschwerden durch Narbenentstörungsbehandlungen in der gleichen Sekunde beseitigt werden. Darüber hinaus hat diese Methode häufig tief greifende und nachhaltige Auswirkungen auf die gesamte Regulationsfähigkeit und damit auf die Gesundheit. Dazu finden Sie viele Beispiele in diesem Buch, die sogar entgegen den bislang bekannten medizinischen Zusammenhängen und Annahmen immer wieder erstaunliche Behandlungserfolge zeigen. Dies beweist im Gegenschluss, dass Narben eine Krankheitsursache sind! Narben können nicht nur krank machende Wirkungen an der betreffenden Stelle, sondern auch auf den gesamten Körper haben.

Wenn lang bestehende Beschwerden durch Narbenentstörungen in Sekunden verschwinden können und sich dies immer und immer wieder bei sehr vielen Patienten wiederholt, muss dort logischerweise ein bislang unbekanntes System dahinterstecken, welches krank – und auch gesund – machen kann. Hier an Zufall oder einen Placeboeffekt zu denken ist genauso wahrscheinlich, wie einen Brand nach Blitzeinschlag auf eine zufällige Erscheinung zurückzuführen, die nichts mit dem Blitz zu tun hat.

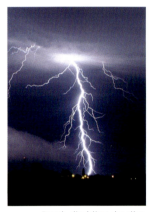

Durch die blitzschnellen Wirkungen der Narbenentstörung wird bewiesen, dass die Heilungen einem System folgen und kräftige Heilenergien dadurch freigesetzt werden.

Die entsprechende Behandlung muss also in Zusammenhang mit dem Wirkmechanismus stehen, der hier krank gemacht hat. Dieser ist an den Universitäten noch nicht bekannt. Wir sind also mit der Narbenentstörung einem Phänomen auf der Spur, das möglicherweise auch bahnbrechend für das gesamte Verständnis der heutigen Schulmedizin über weitere Faktoren der Krankheitsentstehung und medizinischer Zusammenhänge ist. Damit Sie nicht warten müssen, bis die Universitäten hier »nachgezogen« haben, erhalten Sie die Informationen über Narben anhand von vielen Praxisfallbeispielen, die Ihnen diesen Wirkmechanismus nachvollziehbar machen. Es ist sehr spannend, diese Zusammenhänge der Narbenentstörungsbehandlung zu beobachten. Da die Resultate oft in der gleichen Sekunde auftreten, zeigt dies für jeden medizinischen

Laien deutlich erfahrbar viele noch nicht allgemein bekannte gesundheitliche Zusammenhänge auf und liefert Ihnen wichtige Erkenntnisse auch für Ihre Gesundheit.

Körpereigene Regulierung und Meridiane – feine Systeme der Gesundheitssteuerung

Tagtäglich kommt es zu kleineren oder größeren Irritationen unserer Gesundheit. Wetter, Ärger, Nahrungsmittel, Chemikalien, Bakterien, Viren – es gibt eine Fülle von Faktoren, die uns und unsere Gesundheit beeinflussen (siehe Abb. S. 134). Wenn wir eine Erkältung oder Wunde haben, heilt der Körper sich selbst von innen, das heißt, er gleicht diese Störungen wieder aus – nach einem sehr differenzierten, effektiven und wunderbaren System. Das ist eine Folge der körpereigenen Regulationsfähigkeit.
Wenn diese stark und fit ist, kommt es zu weniger Krankheiten, die zudem schneller ausheilen. Ist sie hingegen verlangsamt oder unterdrückt, können sich negative Einflüsse gleichsam einnisten und uns chronisch krank machen. Die Regulationsfähigkeit ist entscheidend für unsere Gesunderhaltung und Genesung. (Lit. 54, 66, 67, 68, 69)
Zum gesamten Regulationssystem gehören verschiedene, fein aufeinander abgestimmte Systeme wie das der Hormone, das der Botenstoffe des Gehirns, das Immunsystem, aber auch unser gesamtes elektrisches System: die Nerven, das unbewusste vegetative Nervensystem und die Meridiane. Wie hier die Zusammenhänge sind, warum das relativ unbekannte und bislang nicht genügend beachtete elektrische System hier so entscheidend wichtig ist und wie es durch Narben gestört wird, erfahren Sie im III. und IV. Kapitel.
Meridiane sind die Leitungsbahnen für die Körperenergien der verschiedenen Organe und Drüsen, die in der chinesischen Medizin systematisch beobachtet und erforscht wurden. Es handelt sich dabei weder um Blutgefäße noch um Nervenstränge. Meridiane haben eine erhöhte Leitfähigkeit im Gewebe für elektrischen Strom, elektromagnetische Wellen, Wärme und Licht. Elektromagnetische Wellen und Licht transportieren Ordnungs- und Gesundheitsinformationen. Meridiane sind daher die »Datenautobahnen« im menschlichen Organismus. Sie leiten körperliche und seelische Informationen von und zu den Organen.
Ähnlich wie Informationen auf einer DSL-Leitung »reisen« auf den Meridianen Bioinformationen durch elektrische und elektromagnetische Wellen, Licht und vielleicht noch andersartige Wellen in extremer Schnelligkeit.
Diese elektrisch »reisenden« Informationen ermöglichen über die Meridiane und das vegetative Nervensystem (IV. Kapitel) die schnelle und genaue Kommunikation zwischen Seele und Körper über die Zwischenstationen Gehirn, Rückenmark und Nervensystem, wie auch die Feinsteuerung der Funktion sämtlicher Organe und des Immunsystems. Gerade das elektrische System, welches einen ganz erheblichen Teil unseres Regulationssystems darstellt, wird durch gestörte Narben sehr stark irritiert oder sogar blockiert.

Nicht jede Narbe stört gleich intensiv. Die Wirkung einer Narbenentstörung hängt ganz davon ab, an welcher Stelle die Narbe sitzt und wie die »elektromagnetischen Verschaltungen« dieser Stelle mit dem Gesamtorganismus und dem Gehirn sind, siehe dazu II., III., IV. Kapitel.

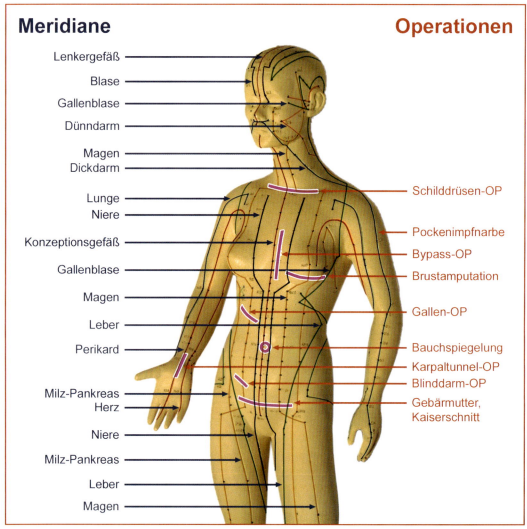

Fast alle Operationsnarben durchtrennen einen oder mehrere Meridiane, die den Körper wie ein großes Leitungsnetz durchziehen und wichtige Gesundheitsinformationen transportieren.

Können Narben krank machen? 13

Vielfältige Heilwirkungen

Es gibt eine Fülle beeindruckender Beispiele aus der Praxis, die belegen, welche tief greifenden Heilwirkungen die Narbenentstörung auf den gesamten Organismus hat. Hier nur eine kleine Auswahl, im weiteren Verlauf des Buches werden Sie noch weitere kennenlernen.

- Patienten, die unter Luftnot litten, konnten plötzlich wieder beschwerdefrei atmen, nachdem Narben oder Venenentzündungen entlang des Lungen- oder Dickdarmmeridians behandelt wurden. Der Dickdarmmeridian steht in enger Beziehung zum Lungenmeridian.
- Chronische Schmerzpatienten konnten auf alle Schmerzmedikamente dauerhaft verzichten, nachdem vernarbte Kieferhöhlen, andere Stellen des Magen- oder Gallenblasenmeridians an Unterschenkel und am Knie entstört wurden. Patienten, die wegen unerklärlicher Schmerzen oder Beschwerden als psychosomatisch oder psychisch krank eingestuft wurden, konnten nach der Entstörung von Narben ihre Psychopharmaka absetzen. Auch Schlafstörungen und Schmerzen in Beinen und Armen verschwanden in vielen Fällen durch die Entstörung verschiedener Narben, welche auf oder in der Nähe von Meridianen lagen.
- Patienten mit starken Einschränkungen der Beweglichkeit von Hals oder Hüfte, welche röntgenologisch nachgewiesen Arthrose oder Metastasen hatten, konnten diese sofort und dauerhaft wieder deutlich besser und vor allem schmerzfrei bewegen, nachdem verschiedene Narben im Kopf- oder Brustbereich (Milz-, Gallenblasen-, Leber- und Blasenmeridian) entstört worden waren.
- Weitere Patienten erlebten, dass homöopathische und andere Medikamente plötzlich Wirkung zeigten, die vorher wirkungslos blieben, nachdem verhärtete oder verdickte Narben im Bereich des Gallenblasenmeridians, zum Beispiel von Blinddarmoperationen oder am Nacken-Kopfansatz behandelt wurden.
- Patienten, die über Taubheitsgefühle und Kribbeln an Füßen und Beinen klagten, wurden beschwerdefrei, nachdem Bissstellen von Zecken, Schlangen, Hunden oder Insekten durch Narbenentstörung behandelt oder Narben von Hüft- oder Knieoperationen entstört wurden.

- Kalte und schwere, schmerzende Gliedmaßen wurden innerhalb von Sekunden wieder wohlig warm und Organbeschwerden wie zum Beispiel Magenschmerzen verschwanden, wenn Narben im entsprechenden Segment der Wirbelsäule entstört wurden.
- Andere erlebten, wie außer ihren Schmerzen auch ihre Depressivität, Energielosigkeit, chronische Verdauungsbeschwerden und ihr Schwindel verschwanden, als verschiedene Narben auf verschiedenen Meridianen entstört wurden, die in der Summe ihre körperlich-seelische Verfassung insgesamt beeinträchtigt hatten.

Sekundenschnelle Heilung

Einige Fälle aus der Praxis veranschaulichen das Phänomen der Sekundenheilung, das wegen seiner spektakulären Wirkung oft als Wunderheilung missverstanden wird. Wunder haben jedoch keine nachvollziehbare und immer neu wiederholbare Ursache. Diese Sekundenheilungen treten jedoch sehr systematisch auf, daher ist es nicht richtig, von »Wunderheilungen« zu sprechen.

Sekundenphänomen nach Huneke

Von einem Sekundenphänomen spricht man, wenn akute oder chronische Krankheiten oder Schmerzen in Sekunden durch eine neuraltherapeutische Injektion in ein Störfeld, meistens eine Narbe, verschwinden und länger als acht Stunden nicht wieder auftreten. Die genannten Beispiele sind keine Einzelfälle. Solche Phänomene treten bei etwa einem Drittel meiner – sehr oft als angeblich »austherapiert« bezeichneten – Patienten auf, oftmals bereits in der ersten Sitzung. Die Beschwerden tauchen oft über viele Tage, Wochen und Monate nicht mehr auf und verschwinden nach erneuter Behandlung der entsprechenden gestörten Narbe dann häufig dauerhaft.

Diese Heilungen in Sekunden, die so genannten Sekundenphänomene, treten häufig auf, wenn Narben geeitert hatten oder anderweitig durch Traumata und Ähnliches stark gestört sind. Diese blitzschnellen Reaktionen beweisen, dass es vermutlich elektrische Phänomene sind, die hier die Veränderungen bewirken, denn die extrem geringfügige chemische Wirkung der gespritzten Substanzen könnte zum einen nicht so schnell wirksam werden und könnte auch nicht die sehr speziellen Wirkungen erklären, die nach den Injektionen auftreten. Bis heute haben zig-tausende von Menschen ähnliche beeindruckende Erfahrungen gemacht. Im III. und IV. Kapitel lesen Sie, welche Zusammenhänge solche Sekundenheilerfolge wahrscheinlich machen und welche Erklärungen es dafür gibt.

Können Narben krank machen? ■ 15

Praxisfall: Narben als Krankheitsursache ernst nehmen

Folgendes Erlebnis aus meiner frühen Assistenzzeit hat mich in Sachen Narbenstörungen »wachgerüttelt« und war für mich der Anlass, mich intensiver mit dieser Methode zu beschäftigen: In der Praxis, in der ich als junge Assistenzärztin mitarbeitete, kam eines Tages ein älterer Patient an Krücken. Seine Hüftgelenke bereiteten ihm starke Schmerzen, so dass er seinen Haushalt und Garten nicht mehr versorgen konnte. Er war völlig resigniert, denn er hatte den Glauben an Heilung aufgegeben. Er kam nun – wie viele, die einen langen Leidensweg hinter sich haben – zur Akupunkturbehandlung, um seine heftigen Schmerzen zu lindern.

Beide Hüften waren bereits wegen starker Verschleißerscheinungen (Arthrosen) mehrfach operiert, und auf beiden Seiten waren künstliche Hüftgelenke implantiert worden. Dennoch kamen die Beschwerden kurze Zeit nach der Operation wieder, so dass die rechte Hüfte erneut ausgewechselt wurde, da man annahm, die Prothese sei dort nicht richtig eingewachsen und säße zu locker. Die rechte Hüfte war sogar schon drei Mal operiert worden, da sich keine Besserung einstellte. Schließlich fand jedoch ein sorgfältiger Operateur heraus, dass die rechte Hüfte fest im Körper angewachsen war und an der entsprechenden Stelle keine Entzündungen vorlagen, so dass er die Hüfte nicht erneut austauschte.

Bei der körperlichen Untersuchung dieses Patienten fanden sich am Gesäß im Verlauf des Blasenmeridians zwei sehr tiefe Einziehungen von Narben, die von Schussverletzungen während des 2. Weltkriegs herrührten. Diese Verletzungen hatten damals vor mehr als 40 Jahren Abszesse gebildet und lange geeitert. Ich entschied mich, da ich gerade über die Störwirkung von Narben in meiner naturheilkundlichen Ausbildung gelernt hatte und auch aus der Akupunktur über diese möglichen Zusammenhänge wusste, zunächst eine Narbenbehandlung mit Neuraltherapie durchzuführen, bevor ich mit der eigentlichen Akupunkturbehandlung beginnen wollte, zumal die Narben sich genau an den Stellen befanden, an denen ich mit Akupunkturnadeln den Hüftschmerz hätte behandeln wollen.

Nach Unterspritzung dieser beiden Schussverletzungsnarben bis in die Tiefen des vernarbten Gewebes mit einem örtlichen Betäubungsmittel, einem so genannten Lokalanaesthetikum, waren die Hüftbeschwerden des Patienten auf beiden Seiten in der gleichen Sekunde verschwunden. Der Patient verließ die Praxis schmerzfrei und mit zügigem Schritt, hielt seine beiden Krücken dabei hoch erhoben in einer Hand und wünschte allseits froh noch einen guten Tag.

Nach vier Wochen kam der Patient wieder – diesmal ohne Krücken – in meine Praxis, denn nach ungefähr drei Wochen war ein kleiner Teil der Beschwerden zurückgekommen. Erneut behandelte ich beide Narben, diesmal noch zusätzlich die Hüftoperationsnarbe rechts, und danach waren die Schmerzen dauerhaft verschwunden. Es hatte tatsächlich eine Heilung innerhalb von Sekunden stattgefunden, wie sie auch 1931 von R. Leriche und Ferdinand Huneke 1940 beschrieben wurden (Lit. 60, 61, 62, 63, 64). Diesem Patienten wären viele Jahrzehnte chronischer Hüftbeschwerden, einige Operationen und möglicherweise die gesamte Hüftgelenksarthrose (bei der das Gewebe durch Meridianstörungen schlechter ernährt wird) erspart geblieben, wenn die Narbenentstörung allen behandelnden Ärzten bekannt gewesen und frühzeitig durchgeführt worden wäre.

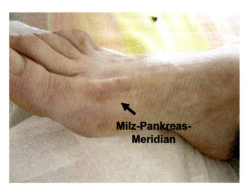

Vorher: Mit bräunlicher Verfärbung, Hinweis auf Gewebestörung.

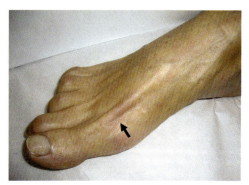

Nachher: Narbe kaum mehr zu erkennen.

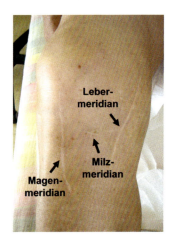

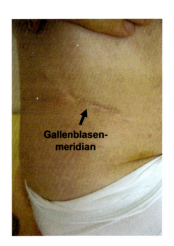

Praxisfall: Arthrose und Meridianstörungen

An einem weiteren Beispiel möchte ich Ihnen zeigen, wie verschiedene Narben eine ganze Palette an Beschwerden hervorrufen können und auch angebliche Arthroseschmerzen durch Narbenentstörung verschwanden.

Eine Patientin, die gerne Tennis spielte, klagte über Schmerzen in den Kniegelenken beim Treppabgehen. Das rechte Knie war wegen Arthrose bereits operiert worden. Dort gab es mehrere große lange Narben, die sowohl den Magenmeridian als auch den Milz- und Lebermeridian seitlich am Bauch schnitten. Des Weiteren durchschnitt eine größere Narbe von einer Nierenoperation am seitlichen Bauch den Gallenblasenmeridian. Sie litt unter typischen Leber-, Gallen-, Magen- und Milzsymptomen (nach den Erkenntnissen der Traditionellen Chinesischen Medizin äußern sich diese in chronischer Müdigkeit), unter Depressionen, häufigem Leeregefühl im Kopf, Konzentrations- und Gedächtnisstörungen, starker Wetterfühligkeit mit Kopfweh, Magenbeschwerden, Nahrungsmittelunverträglichkeiten und Ischiasbeschwerden unterhalb der Gesäßfalten.

Im Bereich des rechten Großzehs war früher eine Hallux-valgus-Operation, welche Fehlstellungen von Großzehen korrigiert, durchgeführt worden. Dort verlaufen Milz- und Lebermeridian (S. 18). Alle genannten Narben stehen in Beziehung zu Symptomen wie Erschöpfung, Magenbeschwerden und Depressivität. Am Großzeh zeigte sich zudem im Bereich des Milzmeridians

Können Narben krank machen?

eine leichte Blässe und zusätzlich gelbliche Hautverfärbungen, die nach der chinesischen Medizin auf einen chronischen Energiemangel hinweisen.

Nachdem ich zuerst nur die langen Knienarben behandelt hatte, waren die Ischiasbeschwerden sofort weg ebenso wie die Schmerzen beim Treppabgehen.

Aber das war noch nicht alles: Plötzlich konnte meine Patientin ihren Fuß wieder ganz abrollen, welches vorher wegen einer angeblichen Nervenlähmung der Fußhebermuskeln nicht möglich war. Dies wird erklärlich, wenn man weiß, dass der im Bereich des Knies gestörte Magenmeridian im Verlauf des zweiten Fußzehs endet. Die Magenbeschwerden verschwanden und auch das schlechte Selbstwertgefühl der Patientin verschwand – sie kam viel besser mit sich und ihrer Umwelt zurecht.

Der Zusammenhang mit den Meridianverläufen wurde deutlich, da die Befundverbesserung nicht durch irgendeine Nervenstruktur oder andere anatomische Verhältnisse erklärt werden konnte.

In der zweiten Sitzung wurden die Narbe der Hallux-valgus-Operation behandelt und nochmals die Knienarbe: Die gelbliche Hautverfärbung verschwand (siehe Abb. »nachher«), und der Zustand des Kniegelenkes stabilisierte sich weiter. Wetterfühligkeit und Kopfweh der Patientin besserten sich erheblich nach der dritten Behandlung, bei der eine weitere Narbe im Verlauf des Gallenblasenmeridians am seitlichen Rumpf rechts, die nach der Operation geeitert hatte, entstört wurde. Die chinesische Medizin weiß, dass der Gallenblasenmeridian stark auf Wind und Klimaschwankungen reagiert. Das Sekundenphänomen der Schmerzfreiheit von Beinen und Knie nach der ersten Sitzung hat sich im Falle meiner Patientin nachhaltig ausbauen lassen, nachdem weitere Narben behandelt wurden, die störend auf die Meridiane eingewirkt hatten.

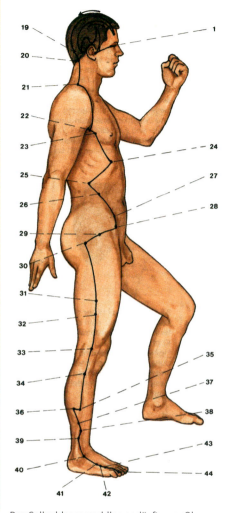

Der Gallenblasenmeridian verläuft vom Ohr über den Scheitel an der Seite des Körpers hinunter, entlang der »Hosennaht« bis zum 4. Zeh. Ohr-, Kopf-, Nieren-, Gallen-, Blinddarm-, Hüft-, Knie- und Knöcheloperationen beeinträchtigen ihn. Die mit Zahlen beschrifteten Punkte sind die Akupunkturpunkte, an denen sich Energien sammeln.

Der Milz-Pankreas-meridian verläuft an der Innenseite des großen Zehs hinter dem Innenknöchel über die Eierstöcke bis zum Bauch hinauf. Er wird durch Hallux-valgus-Operationen sehr häufig gestört. Hormonstörungen, seelische Instabilität und Verdauungsstörungen sind häufige Symptome einer Störung.

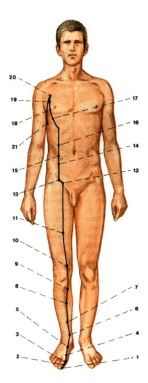

Der Verlauf des Magenmeridians. Auch chronische Kiefereiterungen, abgestorbene Zähne im Oberkiefer, Brustoperationen, Kaiserschnitt-, Eierstock- oder Knieoperationen können ihn stark beeinträchtigen.

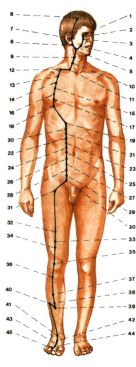

Der Lebermeridian verläuft an der Außenseite des großen Zehs zwischen dem 1. und 2. Fußzeh hinter dem Innenknöchel bis zum Bauch hinauf. Auch er wird durch Hallux-valgus-Operationen, aber auch durch Venenoperationen sehr häufig gestört. Depressionen, Immunstörungen und Energiemangel können unter anderem die Folge sein.

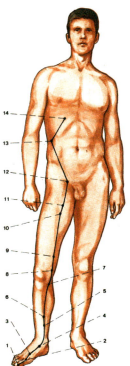

Der Dickdarmmeridian zieht sich über die Schulter bis zum Gesicht. Er wird durch Handoperationen, Oberkiefereiterungen, Kieferoperationen, Pockenimpfnarben, aber auch durch Fehlbesiedlungen im Darmbereich häufig gestört. Chronische Schmerzen, häufige Infekte, Verdauungsstörungen, Immunstörungen können unter anderem die Folge sein.

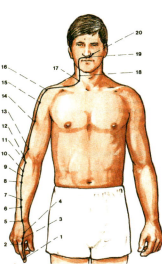

Sekundenphänomene bei Zahnstörfeldern

Das so genannte Sekundenphänomen zeigt sich auch bei der Behandlung von Zahnstörfeldern, selbst wenn dort die Zähne bereits vor langer Zeit gezogen wurden.

Praxisfall: Zahnstörfeld ohne Zähne

Das folgende Beispiel belegt dies eindrucksvoll. Eine etwa 65jährige Patientin klagte seit Jahren über starke Schmerzen im linken Schultergelenk, die in den linken Arm ausstrahlten. Sie konnte diesen Arm kaum bewegen und nachts oft vor Schmerzen nicht schlafen. Bereits drei Orthopäden hatten durch Untersuchung und Röntgen die Diagnose einer Arthrose des linken Schultergelenks gestellt. Hier hatte die bisherige Behandlung durch Orthopäden, Krankengymnasten, Herzspezialisten und auch meine naturheilkundliche Therapie mit Homöopathie, Vitaminen, Mineralen und Pflanzen nichts genützt, so dass ich nochmals intensiver nach Störfeldern fragte, weil hier bewährte Methoden keinen Erfolg gebracht hatten. Wir sprachen auch über ihre früheren Zähne, die ja bekanntlich ebenfalls häufiger als Störfeld in den ganzen Körper hinein krank machend wirken können. Die Patientin berichtete, dass sie vor der Vollprothese einige abgestorbene Zähne gehabt habe und auch lange Zeit im rechten Oberkiefer eine Kiefereiterung.

Ich fand heraus, dass der rechte Oberkieferbereich druckempfindlicher war als die anderen, vor allem an der Stelle des früheren 6. Zahnes. Die Patientin bestätigte, dass dies der Bereich sei, an dem es früher geeitert hatte. Nachdem ich dort eine neuraltherapeutische Injektion in den Wurzelbereich und den dort zugeordneten Reflexpunkt der Mundakupunktur mit einem örtlichen Betäubungsmittel, wie es auch Zahnärzte verwenden, vorgenommen hatte, waren die Schulterschmerzen auf der linken Seite sofort und gänzlich verschwunden. Diese kamen in geringerem Ausmaß nach ungefähr zwei Wochen wieder. Die Behandlung wurde ein weiteres Mal wiederholt. Seitdem ist die Patientin schon über ein Jahr im Schulterbereich beschwerdefrei.

Oft wird angenommen, dass es genügt, einen vereiterten oder toten Zahn – also einen so genannten beherdeten Zahn – nur zu ziehen, um den Herd zu beseitigen. Aber das stimmt nicht. Die chronische Störherdwirkung geht auch vom umgebenden Gewebe, dem Zahnhalteapparat, in dem sich Entzündungsabbaustoffe, Eiter und oft auch Schwermetalle abgelagert haben, aus. Dieser ist über die Reflexbeziehungen (siehe S. 70) mit den Organen und den Meridianen verbunden. Die Tatsache, dass der Störherd im Fall meiner Patientin rechts, die kranke Schulter aber links lagen, zeigt, dass Überkreuzungen von einer auf die andere Körperseite leicht möglich sind. Die Ursache dafür liegt darin, dass der Dickdarmmeridian über das Schultergelenk zieht und oberhalb der Oberlippe auf die andere Seite wechselt (siehe Abb. S. 18). Wie wichtig die Narben und Meridiane mit ihren Wechselwirkungen mit den Organen für viele Erkrankungen insgesamt sind, können Sie an vielen Praxisfällen dieses Buches nachvollziehen. Das Wissen der traditionell chinesischen Medizin wird durch diese Beobachtungen umfassend bestätigt.

Wem hilft Narbenentstörung?

Jeder Mensch hat Narben. Die erste bekommen wir unmittelbar nach unserer Geburt – den Bauchnabel. Meist kommen schon früh im Leben weitere durch Unfälle, Verbrennungen, Stürze, Operationen, Impfungen oder Behandlungen hinzu. Aber nicht jede Narbe muss sich störend auf unseren Organismus auswirken. Große Narben stören öfter, kleinere Narben seltener. Kleine Narben können aber auch – unter bestimmten Umständen – ebenfalls unser körperliches Wohlbefinden aus dem Lot bringen. Wenn aber später noch weitere Störungen oder Narben auf dem gleichen Meridian oder im gleichen elektrisch gekoppelten Segment hinzukommen, addieren sich die zunächst unterschwelligen Störwirkungen, und es kann sein, dass sich auch bei zunächst keine Beschwerden hervorrufenden Narben Symptome entwickeln. Eine Narbenentstörung kann auch helfen, wenn Ihr Behandler (noch) nicht daran glaubt, da sie nicht auf psychologischen Effekten beruht. Sie kann sich bei folgenden Beschwerden für Sie lohnen:

Wenn die Diagnose unklar ist

Vielleicht gehören Sie selbst zu den Betroffenen und haben die Situation bei einer ärztlichen Untersuchung schon erlebt: Ihre Beschwerden können nicht exakt diagnostiziert werden. Dies hängt damit zusammen, dass viele Symptome durch die gängigen Laboruntersuchungen, Röntgen und Ultraschall nicht nachgewiesen oder sichtbar gemacht, im Fachjargon nicht objektiviert werden können. Wesentliche, für Krankheiten ursächlich wirkende Zusammenhänge des Menschen wie Meridiane, Narbenstörungen, Störherde insgesamt, Körperelektrik, Statik, versteckte Allergien, Umweltgifte, Vitaminmangel, chronische Entzündungen, Darmstörungen, chronische Schwermetallvergiftungen oder geopathische Belastungen werden meist nicht genügend beachtet.

Diese häufig auftretenden und als Krankheitsursachen wirkenden Faktoren werden oft gar nicht gesucht und dann natürlich auch nicht gefunden (vgl. Lit. 22)! Einer großen Studie an der Medizinischen Hochschule Hannover zufolge betrifft das 84 Prozent aller in Allgemeinarztpraxen genannten Beschwerden (Prof. F. Lamprecht, 1995, Lit. 33). Diese Beschwerden werden dann oftmals vorschnell als »funktionell« oder als »psychosomatisch« bezeichnet, obwohl es hier durchaus körperliche Ursachenzusammenhänge gibt, die vielen nur schulmedizinisch ausgebildeten Ärzten nicht bekannt sind. Oft wird die Ursache vor allem in der Psyche gesucht, ohne selbst schulmedizinisch bekannte Sachverhalte genügend abzuklären, wie etwa Schilddrüsenautoimmunstörungen, Vitaminmängel, Allergien, Entgiftungsenzymmängel oder schädliche Umwelteinflüsse, nur weil gleichzeitig von einem seelischen Stressor berichtet wird (Reitz 2007, Lit. 22).

Ganz zu schweigen von den vielen weiteren Ursachen, die in der Ganzheitsmedizin bekannt sind und zu denen auch Narbenstörungen gehören, die aber leider sehr oft übersehen werden.

In naturheilkundlichen Praxen erfahren Patienten, wie durch Therapien, die stärker an den Ursachen ansetzen, viele gesundheitliche Probleme gelöst werden können. Der in vielen Studien nachgewiesene Erfolg von Störfeld- und naturheilkundlichen Therapien ist also keine Glaubensfrage, sondern darauf zurückzuführen, dass Narben und Störfelder häufig auftretende Krankheitsursachen sind, die oft für den Erfolg einer Behandlung entscheidend wichtig sind.

■ Viele Beschwerden werden heute vorschnell der Psyche zugeordnet, wenn Routineuntersuchungen kein Ergebnis brachten, ohne dass wichtige Ursachenbezüge wirklich abgeklärt wurden. Ursachen, die in der Ganzheitsmedizin bekannt sind, werden oft nicht genügend ernst genommen. ■

■ Nur wer suchet, der auch findet. ■

Fragen Sie selbst nach den Ursachen – es lohnt sich!

Krankheiten fallen nicht einfach vom Himmel, sondern sind auf bestimmte Ursachen zurückzuführen. Viele schulmedizinische und auch einige naturheilkundliche Therapien setzen an der Behandlung der Symptome an. Wenn die Krankheitsursachen aber weiter wirken, werden Symptome immer wieder neu auftreten, sobald das entsprechende Medikament oder die entsprechende Therapie abgesetzt wird, die Krankheit wird chronisch. Eigentlich ein einfacher Zusammenhang, der oft nicht genügend beachtet wird.

Fangen Sie an, selbst gezielt nach möglichen Ursachen für Ihre Beschwerden zu suchen. Leider bietet die heutige Medizin mit ihren Diagnosebegriffen, die vor allem die Symptome beschreiben, kaum Unterstützung bei dieser Suche. Im Gegenteil: Die Diagnosebegriffe selber verschleiern oft den Blick auf die unterschiedlichen Ursachen, da sie den Anschein erwecken, als würden sie aus sich selber heraus bestehen. So gibt es beispielsweise für die Diagnose »Depressionen« mehr als 50, für »Gastritis« mehr als 30 verschiedene Ursachen, die alle unterschiedlich behandelt werden müssten!

Daher ist es wichtig, beim Arzt oder Heilpraktiker immer wieder die Frage nach möglichen Heilungsblockaden oder anderen Krankheitsursachen zu stellen, damit die Ursachen hinter den Symptomen schneller erkannt werden und Ihr Behandler noch gezielter schaut.

Was können Sie selbst tun, um länger gesund zu bleiben? Wie können Sie Risiken verringern, die Ihre Regulationsfähigkeit einschränken oder blockieren und damit als Krankheitsursache wirken können? Als erstes sollten Sie Ihre Narben entstören lassen und nach weiteren Ursachen auch selber suchen. Wichtige Tipps dazu finden Sie in Lit. 22 und 43 und aktuell unter www.natuerlichgesundwerden.de.

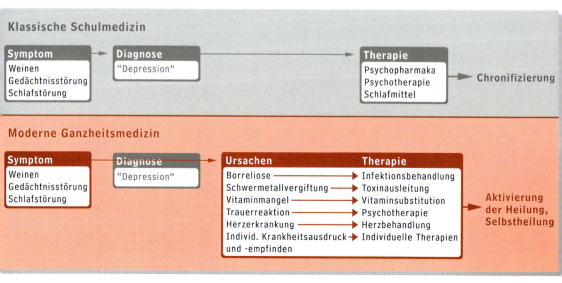

Wenn Schmerzen das Leben beeinträchtigen und Fibromyalgie

Nach Angaben der Deutschen Schmerzhilfe e. V. leiden in Deutschland ungefähr elf Millionen Menschen an chronischen Schmerzen. Circa 1,6 Millionen Menschen leiden in Deutschland an Fibromyalgie, also chronischen Schmerzen im ganzen Körper in Muskeln und Gewebe. Ein besonderes Problem ist auch hier die Bezeichnung des chronischen Muskel- und Weichteil-Schmerzerlebnisses als eigenständige Erkrankung, als »Fibromyalgie«. Das suggeriert ein klares Krankheitsbild mit eindeutiger Ursache. Genau wie bei den Depressionen gilt es jedoch zahlreiche Ursachen zu unterscheiden, die zudem individuell verschieden sind und dementsprechend auch unterschiedlich behandelt werden müssten, um den Beschwerden effektiv zu Leibe zu rücken.

Davon ist die Medizin heute jedoch weit entfernt. Auch hier werden Leitlinien für »Diagnosen« als verbindliche Richtlinien für die schulmedizinische Therapie verabschiedet, die sich nicht an den individuell unterschiedlichen Ursachen orientieren. Letztlich bewirkt dies dann logischerweise die immer häufigere Chronifizierung von Beschwerden mit allen dadurch entstehenden Kosten. Können und möchten wir es uns immer noch leisten, Krankheitsursachen nicht zu suchen?

Chronische Schmerzen, ob Fibromyalgie oder andere Schmerzzustände, machen schnell mürbe und depressiv – seelische Beschwerden und Arbeitslosigkeit, Depressionen, Sucht und sozialer Abstieg sind nicht selten die Folge. Die Betroffenen müssen deshalb häufig Schmerzmittel, antidepressive Medikamente oder Psychopharmaka einnehmen, die Magen, Gehirn oder Nieren schädigen. Schaut man hingegen genauer hin, wird man jedoch oft fündig: Viele der Beschwerden treten relativ zeitnah (0-6 Monate) nach Operationen, Impfungen oder Infektionen auf, andere auch schleichend. Viele dieser »Krankheits-Karrieren« könnten vermieden werden, wenn die Ursachen, unter anderem auch die Narbenstörungen, frühzeitig erkannt und behandelt würden, und auch Impfstellen oder alte Zecken- und andere Tierbissstellen durch Neuraltherapie mitbehandelt würden (vgl. III. Kap.).

■ Vielen Schmerzzuständen liegen durch Narben blockierte Meridianenergien zu Grunde. Millionen Menschen in Deutschland hätten weniger Schmerzen, wenn deren Narben entstört würden. ■

»Es ist nichts mehr zu machen. Nehmen Sie Schmerzmittel!«

Es gibt viele durch Röntgen, histologische Gewebs- oder Labor-untersuchungen gut objektivierte »Befunde« mit dadurch gut erklärlichen Beschwerden von schweren Krankheiten, bei denen Ärzte meinen, dass außer einer Schmerztherapie nichts mehr zu tun sei. In sehr vielen Fällen ist dies ein weiterer Irrtum der heutigen Medizin! Es wird eine Schmerzbehandlung empfohlen, die leider oft Leber, Nieren, Magen, Herz und Gehirn in Mitleidenschaft zieht und nicht selten Abhängigkeiten erzeugt.
Untersuchungen zeigen, dass die Hälfte der Röntgenbefunde bei jungen gesunden Männern ohne Bezug zu den Schmerzen oder deren Intensität sowie dem Auftreten von Beschwerden sind (vgl. Lit. 34, 35). 60 Prozent der Rückenoperationen wegen angeblicher Bandscheibenvorfälle bleiben ohne Erfolg, oft verschlimmern sich die Beschwerden sogar (vgl. Lit. 33, 34; Prof. Lamprecht 1996, 1997, Medizinische Hochschule, Hannover).

Ihr Körper kann mehr, als viele Behandler denken! Fatal ist es, wenn Sie dann selbst auch noch der Meinung sind, Sie könnten nichts anderes für sich tun, denn Ihre Gedanken können dazu beitragen, dass es Ihrem Körper schlechter, aber auch besser geht. Denken Sie an die vielen Spontanheilungen schwerer Krankheiten und an die Heilung komplexer Knochenbrüche, die der Körper von alleine zustande bringt. Warum sollte Ihnen nicht Ähnliches gelingen? Jeder Mensch hat hier weit mehr Möglichkeiten, als vielen von uns bislang bewusst ist.

> ■ Auch bei röntgenologisch gesicherten Befunden, Arthroseschmerzen, Folgen von Knochenbrüchen, Unfällen oder Krebs kann Narbenentstörung viele Beschwerden und Schmerzen reduzieren. ■

Bevor Sie sich also von der Aussichtslosigkeit Ihres Falles überzeugen lassen, bedenken Sie folgendes: Viele Patienten, deren Röntgenbilder schwerste Arthrosen und Verschleißerscheinungen der Wirbelsäule oder der Hüftgelenke belegen, haben keine oder kaum Beschwerden. Und viele Patienten mit intakten Röntgenbildern klagen über heftige Schmerzen. Die Funktion des vegetativen Nervensystems und des Gehirns sind bei der Schmerzentstehung sehr viel wichtiger als zum Beispiel der veränderte Knorpel, und diese können durch Narbenentstörung verbessert werden.

Unfälle, Knochenbrüche und Arthrose – ganzheitliche Schmerzreduktion

Lassen Sie sich auch nicht entmutigen, wenn Sie hören: »Sie haben Arthrose. Da kann ich Ihnen nur etwas gegen Ihre Schmerzen verschreiben ...«. Viele Patienten mit schwersten Arthrosen oder Verschleißerscheinungen erleben sofortige Schmerzfreiheit oder zumindest eine deutliche Verringerung und können ihre Gelenke besser bewegen, wenn dafür ursächliche Narbenstörungen beseitigt werden. Auch nach komplizierten Gelenks- oder Knochenbrüchen kommt es oft zu permanent andauernden Schmerzzuständen und Bewegungseinschränkungen, bei denen die Ärzte oft nicht weiterwissen. Schmerzen nach solchen Unfällen, Bewegungseinschränkungen und Versteifungen reagieren oft ebenfalls in Sekundenschnelle auf Narbenentstörung.

■ Narben von Unfällen oder Knochenbrüchen wirken häufig als Störherde und sollten entstört werden. ■

Praxisfall: Knöchelbruch mit Schwellung und Schmerzen

Eine Patientin konnte nach einem Knöchelbruch (siehe Abb. S. 26) monatelang nicht und dann nur unter schweren Schmerzen laufen, der Knöchel blieb trotz intensiver Krankengymnastik, Physiotherapie und Lymphdrainage sehr lange geschwollen und gerötet, es zeigte sich keine weitere Besserung. Die Patientin war zunehmend depressiv. Die Narben am Innen- und Außenknöchel und auf dem Fußrücken waren sehr berührungsempfindlich und die Haut auf dem Fußrücken taub. Die Schulmedizin wusste nicht weiter. Bereits nach der ersten Behandlung konnte die Patientin den Fuß abrollen und dann mehrere Stunden belasten, einen Umzug mit viel Belastung auf dem Knöchel unbeschadet bewältigen. Auch die Schwellungen gingen sofort deutlich zurück. Nach drei Narbenentstörungsbehandlungen sind die Verfärbungen besser geworden und die Schmerzen beim Abrollen und im Spannbereich dauerhaft verschwunden. Auch 20 km Wanderungen machen der Patientin wieder Freude.

Schmerzen bei Arthrose können zum einen auf Narbenstörungen, etwa im darüber laufenden Meridian, an weiter entfernten Stellen von der Narbe oder auf Störfelder an Zähnen zurückzuführen sein. Zum anderen liegt oft eine Stoffwechselstörung auf der Ebene der Zelle und des Zellzwischenraumes vor, die Sie

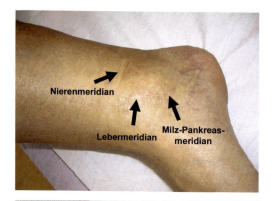
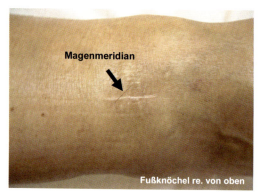
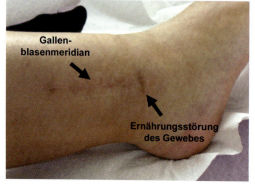
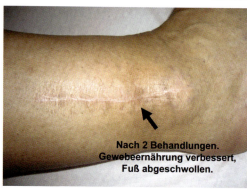

Narben einer Knöchelbruchoperation. Schnitte am Innen- und Außenknöchel und auf dem Fußrücken. (Praxisfall v. S. 25)

Bei Knöchelbrüchen sind oft mehrere Meridiane betroffen: Nieren- (S. 49), Leber- (S. 18), Milz-Pankreasmeridian (S. 18) (Innenknöchel), Gallenblasen- (S. 17), Magen- (S. 18), und Blasenmeridian (S. 55) (Außenknöchel). Oft gibt es dadurch Störungen im Unterbauch, der Blase, beim Schlaf, der Verdauung, in der Psyche, und es fehlt Lebensenergie.

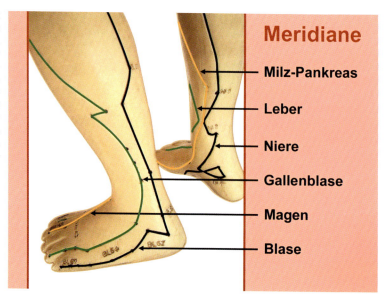

ebenfalls selbst positiv beeinflussen können, um Ihre Schmerzen zu verringern, denn Schwermetalle, Übersäuerungen und Verschlackungen spielen hier oft eine sehr große Rolle, und gegen diese Ursachen können Sie selbst einiges tun (vgl. Lit. 22). Diese Zellstoffwechselstörung kann durch regelmäßige Bewegung, Schwermetallausleitung, Homöopathie, Entsäuerung, Entschlackung, Eiweißreduktionskost, Gewichtsreduktion, Pflanzenheilkunde und Enzyme gebessert werden.

Nervenschmerzen und Polyneuropathie

Das Gleiche sollten Sie beherzigen, wenn Sie folgende Diagnose erhalten: »Sie haben Nervenschmerzen, Polyneuropathie. Dagegen helfen nur Schmerzmittel ...«.

Kribbeln, Schmerzen, Brennen, Taubheitsgefühle, die oft quälend und wechselnd in der Qualität sind: Viele dieser Beschwerden verschwinden in Sekunden, wenn ein Narbenstörfeld im Nerven- oder Meridianverlauf oder im dazugehörigen Wirbelsäulensegment die Ursache ist. Insbesondere dann, wenn diese Region durch Eiterungen oder Nervengiftabsonderungen belastet ist. Nervengifte, die oft durch Tiere übertragen werden, oder Schwermetalle spielen hier eine sehr große Rolle und scheinen Meridiane und Nerven noch nach vielen Jahrzehnten zu schädigen. Vermutlich werden dort die »Gift- und Infektionsinformationen« elektromagnetisch gespeichert, denn diese kann man mit Elektroakupunktur und Kinesiologie in vegetativen Messungen und elektromagnetischen Resonanzverfahren auch noch nach vielen Jahren feststellen.

Nicht selten habe ich Spontanheilungen solcher Nervenschmerzen erlebt, wenn Zecken-, Insekten-, Spinnen-, Schlangen- oder Hundebissstellen mit Mepivacianhydrochlorid 3 %ig unterspritzt wurden, oder ein chronischer Infektionsherd wie beispielsweise die Nebenhöhlen oder ein Zahnherd durch Neuraltherapie entstört werden konnte. Außer auf Narbenstörungen beruhen Nervenschmerzen übrigens oft auf akuten oder chronischen Vergiftungen mit Schwermetallen oder Umweltgiften, Alkoholmissbrauch oder auf Mangelernährungen des Nervengewebes durch Vitaminmangelerkrankungen (etwa durch Mangel an Vitamin B1, B2, B6, B12, Folsäure oder Vitamin D, vgl. Lit. 22).

■ Viele Nervenschmerzen und Taubheitsgefühle beruhen auf Nervengiften und gestörten Narben. Narbenentstörung sollte immer als erste Maßnahme durchgeführt werden, zusätzlich eine systematische Entgiftung. Vitamine helfen bei der Regeneration. ■

Narbenentstörung bei Krebs

Besonders bei Krebs sind viele Ärzte und Patienten davon über-
zeugt, dass gegebenenfalls auftretende Beschwerden vom Tumor
oder der Behandlung (Chemotherapie, Bestrahlungen) herrühren,
und Schmerzmittel oder symptomlindernde Medikamente, die häufig auch die Psyche beeinträchtigen, der einzige gangbare Weg der
Behandlung sind. Aber viele Krebspatienten erleben eine sofortige
Linderung ihrer Schmerzen, Übelkeit, ihres Hustens und anderer
Beschwerden, wenn Narben entstört werden, die zu den erkrankten Organen in Meridianbezug stehen, und wenn das dazugehörige
Segment mitbehandelt wird. Selbst dann, wenn sie sich bereits in einer durch Krankheitssymptome sehr belasteten Situation befinden.

■ Schmerzen bei Krebser-
krankungen beruhen oft auf
durch Narben blockierten
Meridianenergien. Durch
Narbenentstörung verschwinden auch bei Krebserkran-
kungen viele Schmerzen,
und die Selbstheilungskräfte
werden angeregt. ■

Bei Krebspatienten konnte in vielen Fällen Schmerzfreiheit oder
zumindest starke Schmerzreduktion auch von Gelenken und Organen, die von Metastasen befallen waren, erreicht werden, nachdem Narben entstört wurden, die den Energiefluss blockierten,
auch wenn diese an ganz anderen Stellen des Körpers lagen. Häufige Störfelder sind dabei die Narben der Krebsoperation selbst,
aber auch diejenigen der Portanlagen oder um die Stellen, an
denen es an den Gefäßen durch die vielen Injektionen von Gift-
stoffen zu inneren Narben kam. Dies ist oft der Fall, wenn dort
durch häufige Injektionen oder Chemotherapieanwendung Entzündungen der Gefäßwände entstanden waren, beispielsweise
auch bei Thrombosestellen. Immer wieder zeigen die Regionen
der Ports intensive vegetative Reaktionen bei Narbenentstörung –
ein sicherer Hinweis darauf, dass von hier störende Wirkungen
ausgehen können – trotzdem kann man natürlich auf Ports nicht
verzichten, denn nur so können Chemotherapien oder auch intensive Vitamin C-Therapien längerfristig durchgeführt werden.
Umso wichtiger ist es, hier regelmäßiger durch Narbenentstörung den Schaden zu begrenzen.

Ports sind eng mit der Krebserkrankung und den dafür notwendigen, aber zum Teil sehr belastenden Behandlungen verknüpft.
Dort ist ein Fremdkörper unter der Haut eingepflanzt, der einen leichten Zugang zu einem großen Gefäß ermöglicht. Sie
wirken sehr oft als Störherd und können viele Meridiane betref-

Können Narben krank machen? ■ 29

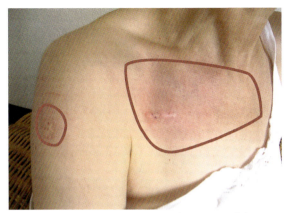

Große Rötungen nach Unterspritzung des Ports und der Pockennarbe. Betroffen sind fünf Meridiane: Perikard-, Lungen-, Magen-, Nieren- und Dickdarmmeridian.

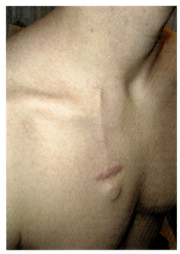

Vor Entstörung – auffällige Röte

Meridiane

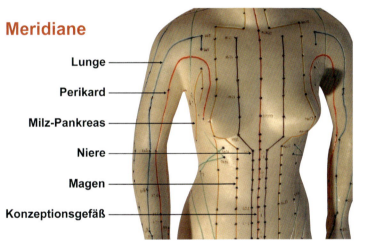

- Lunge
- Perikard
- Milz-Pankreas
- Niere
- Magen
- Konzeptionsgefäß

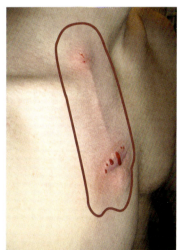

Große Reaktion, die den Magen- und Nierenmeridian erreicht.

Die großen Rötungen um die Ports nach Narbenentstörungen zeigen das Gebiet, in welchem das vegetative Nervensystem und die Meridiane durch die Narben gestört werden. Dies kann Magen-, als auch Lungen-, den Milz-, den Meister-des-Herzens (Perikard)-Meridian bis hin sogar zum Nierenmeridian betreffen. Durch Narbenentstörung wird das Gewebe elektrisch normalisiert. Bei beiden Patienten bestanden Lungenbeschwerden, und es waren Krebsbefunde an den Lungen entstanden. Bei beiden Patienten besserten sich die Lungenbeschwerden nach der Behandlung und verschwanden sogar. Ob die Verbesserung der Befunde in den Lungen auch mit der Narbenentstörung zusammenhängt, kann nicht sicher beurteilt werden, da auch weitere Therapien angewendet wurden, der direkte zeitliche Zusammenhang lässt dies aber wahrscheinlich sein. Andere Kollegen konnten bei Narbenentstörungen Ähnliches beobachten.

fen (siehe Abb S. 29). Es verwundert deshalb nicht, dass häufig Schmerzen gelindert wurden und sich Luftnot verbesserte, wenn die Stelle der Portanlage entstört wurde. Oft kann durch Narbenentstörung eine tiefe Entspannung im Körper erreicht werden, die häufig mit einem Wärmegefühl, einer Leichtigkeit oder einem gesteigerten Wohlbefinden einhergeht. Diese Reaktionen belegen, dass das gesamte unwillkürliche Nervensystem einer Körperregion als Ganzes auf die Entstörung reagiert. In einigen Fällen wurde sogar ein Rückgang der Metastasen durch Narbenentstörung in Verbindung mit Neuraltherapie im Segment berichtet (Lit. 36). Dies zeigt, wie schnell und intensiv die Narbenentstörung die allgemeine Regulationsfähigkeit verbessert und wie entscheidend dies für den Verlauf von auch schwerwiegenden Erkrankungen sein kann.

Möglicherweise gibt es sogar einen Zusammenhang zwischen Narbenstörungen und der Krebsentstehung insgesamt: Durch die Blockierungen des gesamten Regulationssystems durch Narben und der durch sie gestörten Meridiane erhalten die Zellen nicht mehr die erforderlichen Informationen und auch nicht die Kontrolle durch die Meridiane, die sie für eine gute Funktion benötigen. Dies kann chronische Krankheiten jeder Art – unter anderem auch Krebs – entstehen lassen. Da Zellen untereinander auch mit elektromagnetischen Schwingungen kommunizieren (siehe IV. Kapitel, Lit. 3, 4, 58), spielen elektrische Phänomene, Ladungen, Informationen durch Schwingungen und Wellen und Spannungszustände hier eine sehr viel wichtigere Rolle bei der Entstehung von chronischen Krankheiten, als bislang bekannt ist. Elektrische Störphänomene wie gestörte Narben haben hier wichtige Einflüsse (Lit. 66, 67, 68, 69, 7). Fehlsteuerungen sind hier nicht nur denkbar, sondern auch wahrscheinlich.

Um Missverständnisse auszuschließen: Ich behaupte nicht, dass durch Narbenentstörung allein viele Krebserkrankungen geheilt werden konnten. Das Verfahren trug aber in vielen Fällen dazu bei, dass Schmerzen, auch Metastasenschmerzen reduziert wurden, die Medikamentendosis verringert werden konnte, sich das Allgemeinbefinden steigerte und andere Therapien optimaler wirken konnten und auch vertragen wurden, da das körpereigene Regulationssystem dann wieder besser funktionierte.

■ Beobachtungen aus der Praxis legen den Verdacht nahe, dass es häufiger zu Krebserkrankungen kommt, wenn viele oder intensive Narbenstörungen bestehen, da die Informationen zur Gesunderhaltung nicht richtig geleitet werden. Um dies auszuschließen, sind Langzeitstudien und größere Forschungsserien erforderlich. ■

Krebsursachen finden

Krebs kann verschiedene Ursachen haben. Sowohl körperliche Faktoren (unter anderem geopathische Belastungen, Narbenstörungen, Umweltgifte, chronische Infektionen, genetische Disposition, Mikronährstoffmängel, Allergien), als auch seelische Faktoren (bewusster, halbbewusster oder unbewusster Todeswunsch, Resignation, Hoffnungslosigkeit) können bei der Entstehung eine individuell sehr unterschiedliche Rolle spielen. Die unterschiedlichen Krankheitsursachen und individuellen Heilungshindernisse können durch eine genaue Anamnese, die Kinesiologie oder andere vegetativ aussagefähige Methoden, die am lebenden Menschen eingesetzt werden (siehe II. Kap.), genauer bestimmt werden, und dann zu entsprechenden Therapiemethoden führen.

Die meisten vegetativen Tests bedienen sich des physikalischen Phänomens der Resonanz: Der Körper reagiert auf einen Reiz mit einer positiven oder negativen Reaktion, da die Schwingung des Reizes im vegetativen Nervensystem eine ebenfalls schwingende Reaktion erzeugt, eine Resonanz. Durch andere Verfahren können Verteilungsmuster der Hitze im Körper (Thermoregulationsdynamische Testungen, Infrarotanalysen) oder Abstrahlungen von den Meridianen (Kirlianfotografie) gemessen und dann interpretiert werden. Sie selbst können ebenfalls aktiv werden und vorbeugend oder zur Behandlung nach Krankheitsursachen für Krebs bei sich suchen. Im Anhang finden Sie Adressen und Kurse zur Ursachenfindung bei Krebs.

Narbenentstörung, Psychotherapie, Entgiftung, Releasing oder Naturheilkunde können hier oft helfen, Ursachen zu beseitigen und so Heilung von innen zu ermöglichen.

Die Kombination mit schulmedizinischen Methoden kann im Einzelfall sehr sinnvoll sein, in anderen Fällen aber negative Auswirkungen haben, da diese Methoden das Immunsystem angreifen. Das Immunsystem jedoch spielt die entscheidende Rolle bei der Elimination von Krebszellen, die vielleicht noch irgendwo im Körper schlummern oder immer wieder neu entstehen. Ein gesundes Immunsystem ist in der Lage, diese aufzuspüren und zu vernichten. Die genaue Analyse des Einzelfalles ist hier entscheidend.

■ Je mehr Narben am Körper sind, desto höher ist das Risiko von Fehlfunktionen von Zellen und chronischen Erkrankungen. Narbenentstörung hilft, Erkrankungsrisiken zu verringern. ■

Überblick: Eine Narbenentstörung kann sich für Sie lohnen, wenn Sie

- akut oder chronisch krank sind, denn Narben können Ihr Regulationssystem stark beeinträchtigen.
- wenn Sie Schmerzen haben, denn Schmerz deutet auf blockierte Energieflüsse hin.
- an seelischen Beschwerden, psychischen Krankheiten oder angeblich »psychosomatischen Störungen« leiden und sie etwas dagegen tun wollen oder sich mit der Diagnose nicht ganz wohlfühlen. Da die feinen Meridianenergien die Organe versorgen, die auch für das psychische Gleichgewicht und für die Botenstoffbildung im Gehirn (Lit. 22) wichtig sind, trägt der verbesserte Meridianfluss auch zur seelischen Stabilisierung bei. Da Meridiane zudem selbst seelische Energien transportieren und mit den anderen Organen verbinden, nimmt unsere psychische Belastbarkeit zu, wenn alle Energien wieder im Fluss sind. Sehr viele Depressionen, psychosomatische Symptome und auch Konzentrationsstörungen verschwanden, wenn die Blockaden von Leber-, Herz- oder Gallenblasenmeridian durch Narbenentstörung gelöst werden konnten.
- unter erhöhter Krankheitsanfälligkeit leiden, Energiemangel verspüren oder sich irgendwie »aus der Bahn geworfen« fühlen. Durch den verbesserten Energiefluss, den die Narbenentstörung bewirkt, kann sich dies sofort und deutlich spürbar verändern.
- Medikamente einnehmen müssen. Eine Narbenentstörung kann Beschwerden gravierend lindern und die Selbstheilungskräfte so stark aktivieren, dass die Dosis häufig verringert werden kann oder Medikamente ganz überflüssig werden.
- von guten Therapeuten mit bewährten Methoden behandelt werden und diese nicht den gewünschten Erfolg erreichen konnten. Narben können als Heilungshindernis wirken.
- Beschwerden haben, die hartnäckig immer wieder bei Wetterwechsel auftreten, oder unter ständigem Kopfweh leiden.
- Beschwerden haben, die immer wieder an einer bestimmten Stelle am Körper auftreten.
- an Ihren Narben Auffälligkeiten beobachten, wie sie im II. Kapitel beschrieben sind.
- länger gesund und leistungsfähig bleiben und den Alterungsprozess hinausschieben wollen, denn jede gestörte Narbe verringert Meridianenergien und jeder Energiemangel im Körper schwächt unsere Belastungs- und Regenerationsfähigkeit. Narbenentstörung wirkt hier auch vorbeugend.

Warum Sekundenheilungen kein Placeboeffekt sind

Wenn es zu spektakulären Heilungen durch Methoden kommt, die bislang nicht an den medizinischen Fakultäten gelehrt werden, ist immer wieder und oft allzu schnell vom so genannten »Placeboeffekt« die Rede. Man kann den Eindruck gewinnen, als wäre dieses angeblich plausible, meist von Behandlern wie auch Laien dann etwas zu unkritisch übernommene Argument ein Grund, eine sorgfältige Analyse und wissenschaftliche Erforschung des spektakulären Heilphänomens zu unterlassen. Eigentlich müssten es gerade die Auffälligkeiten und Widersprüche zu den herrschenden Theorien sein, die den wissenschaftlichen Forscherdrang beflügeln sollten. Das Gegenteil scheint der Fall zu sein, und wenn dann zu solchen Themen Studien durchgeführt werden, geschieht dies oft mit einer Methodik, die dem Gegenstand der Betrachtung nicht angemessen ist, so als würde man mit einem Mikroskop zum Beispiel nach elektrischem Strom suchen. Das ist natürlich absurd, aber ist die Wissenschaft hier wirklich weiter? Die Funktion eines menschlichen Organismus lässt sich nicht an Leichen und auch nicht an Blutwerten allein studieren. Die Anatomie und der Cholesterinspiegel einer Leiche sind zum Beispiel im Röntgen, Ultraschall oder in Blutproben mit der eines lebenden Menschen identisch. Trotzdem werden diese Befunde immer wieder als Messinstrumente herangezogen.

■ Lassen Sie Ihre Narben bereits zu Beginn einer Erkrankung oder noch besser bereits vorbeugend entstören, damit Ihre innere Gesundheitskraft von Anfang an ungehindert arbeiten kann und auch andere Therapien besser anschlagen. ■

Was ist mit dem Placeboeffekt gemeint? Wenn die Wirkung eines Medikamentes oder einer Behandlung eintritt, weil der Patient dies erwartet, selbst wenn er nur ein Scheinmedikament oder eine Scheinbehandlung bekommen hat, spricht man vom Placeboeffekt. Dieser Effekt tritt zum Beispiel bei der Einnahme eines Scheinmedikamentes gegen (Spannungs-)Kopfschmerzen in 30 Prozent der Fälle auf. Er lässt sich jedoch nicht beliebig wiederholen und ist bei schweren Schmerzzuständen, die beispielsweise durch einen Tumor hervorgerufen werden, nachweislich nicht hilfreich.

Bei der Narbenentstörung sprechen folgende Argumente gegen den Placeboeffekt:

- Viele Schmerzen oder Beschwerden verschwinden in der gleichen Sekunde, in der die Narbenentstörung durchgeführt wird. Die Geschwindigkeit, in der dies passiert, ist immer gleich, obwohl weder Patient noch Arzt dies erwartet haben.
- Bei den meisten Patienten verschwinden durch Narbenentstörungen nicht alle überhaupt vorhandenen Krankheitssymptome, obwohl sich die Erwartungshaltung ja auf alle Beschwerden erstreckte. Es reagieren nur diejenigen, die in einem energetischen oder ursächlichen Zusammenhang mit den Narben stehen.
- Bei manchen Patienten zeigt sich bei der Behandlung einiger ihrer Narben kein Resultat, bei anderen Narben hingegen tut sich sofort etwas – und dies am selben Tag, in der gleichen Situation mit der gleichen Erwartungshaltung. Dies bedeutet, dass von einer spezifischen Wirkung einer Narbenentstörung ausgegangen werden muss.
- Bei einigen Patienten verschwinden die Symptome nicht, wenn die Narbe entweder nicht gründlich genug behandelt wurde oder zunächst für die Narbenentstörung ein zu wenig wirksames Mittel benutzt wird. Die Beschwerden verschwinden jedoch bei einer anschließenden Behandlung mit einem anderen örtlichen Betäubungsmittel wie beispielsweise Mepivacainhydrochlorid. Natürlich kann der Patient darüber nichts wissen und erwartet von der ersten Behandlung deutlich mehr, da er ja noch nicht enttäuscht wurde. Erst das intensiver wirkende Medikament brachte die Wirkung im Regulationssystem – ein weiterer Beweis für die spezifische Wirkung.
- Wenn andere, weniger tiefwirkende Methoden der Narbenentstörung kein Ergebnis hatten und erst durch die Narbenunterspritzung die Besserung erreicht werden konnte. Die Erwartungshaltung gegenüber der Methode »Narbenentstörung« spielt hier keine Rolle.
- Wenn mehrere vorherige Behandlungen mit anderen Methoden von dem gleichen oder mehreren anderen Behandlern fehlschlugen, an die mindestens ebenso hohe Erwartungen geknüpft waren und der Erfolg erst mit der Narbenentstörung eintrat. Der Placeboeffekt hätte bei den früheren Behandlungen schon ausgelöst werden müssen.
- Die Anwendung mehrerer verschiedener Methoden nacheinander von einem Behandler an einem Patienten entspricht dem statistischen Reihenversuch, bei welchem am gleichen Patienten immer wieder neue Versuche unter ähnlichen Umgebungsbedingungen durchgeführt werden. Zeigt plötzlich eine einzige Methode positive Resultate, also Wirksamkeit, ist dies ein objektiver Beweis für eine spezifische Wirkung, denn der Placeboeffekt war spätestens nach der ersten Behandlung beim jeweiligen Behandler »verbraucht«.

Warum Frauen Narbenentstörung und Naturheilverfahren brauchen

Viele Frauen fühlen sich intuitiv eher zu ganzheitlichen Verfahren, Naturheilmitteln und Homöopathie hingezogen, als zu den Medikamenten der Schulmedizin. Diese häufig leicht belächelte Neigung vieler Frauen zur »Blümchenmedizin« ist aber eine sehr gesunde und berechtigte Empfindung. Sie hat einen zwar vielen Frauen und auch Männern nicht genügend bewussten und bekannten, aber dafür umso ernsteren Hintergrund: Viele schulmedizinische Methoden sind den Erkrankungen von Frauen nicht angemessen und gehen nicht besonders auf die bei ihnen häufiger auftretenden Ursachen ein. Es wäre daher nur logisch, wenn Frauen auch anders behandelt würden, denn was unterschiedliche Ursachen und unterschiedliche biologische Reaktionen hat, ist nicht gleich. Was nicht gleich ist, darf nach statistischen Grundlagen auch nicht gleichgesetzt werden, Frauen benötigen daher eine andere Medizin.

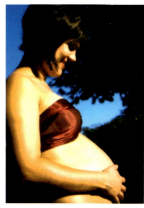

Frauen erkranken besonders oft an Narbenstörungen, da sie im Durchschnitt häufiger und früher operiert werden als Männer.

Frauen brauchen andere Medizin, weil:

Frauen haben oft andere Krankheitsursachen als Männer, wie z. B. andere Arten von Stress, Pflegearbeit, Doppelbelastung, Umweltgifte, Mobbing, mehr Operationen, Mangelerscheinungen, Entgiftungsstörungen, Hormonbelastungen und Ähnliches.
Diese Unterschiede von Männern und Frauen und die untenstehenden Fakten zeigen, dass neben Narbenentstörungen, Akupunktur und Homöopathie (vgl. Lit. 43) auch Frauen ein Stiefkind der universitären Forschung und Medizin sind. Dies ist ethisch auch auf Grund unserer Verfassung mehr als bedenklich, denn Frauen dürfen nicht als gleich behandelt werden, wenn sie nicht gleich sind. Es ist zudem unredlich, wenn die Zwangsbeiträge der Krankenversicherungen überwiegend für Behandlungen verwendet werden, die für sehr viele Frauen ungeeignet oder gar gefährlich oder während langer Phasen ihres Lebens nicht anwendbar sind. Gleichzeitig werden die Behandlungen von wichtigen und häufigen Krankheitsursachen von Frauen (Mineralmangel, Vitaminmangel, Narbenstörungen, Umwelterkrankungen) in dem Bereich der Selbstzahlermedizin gestellt, aber häufiger bei Männern vorkommende Krankheitsursachen (Alkoholismus, Nikotinabusus, Sportunfälle) von der Gemeinschaft der Versicherten getragen. Frauen wünschen sich

■ Die Logik und die ärztliche Erfahrung legen es nahe: Alle Frauen sollten ihre Narben frühzeitig entstören lassen und bei Belastungen regelmäßig Nahrungsergänzungsstoffe einnehmen, um ihre Gesundheit möglichst lange zu erhalten. ■

daher nicht etwa auf Grund romantischer Vorstellungen mehr Ganzheitlichkeit in der Medizin, sondern sie benötigen ganz real und objektiv mehr nebenwirkungsarme und natürliche Methoden und vor allem eine stärker an Krankheitsursachen orientierte Medizin. Dazu muss das derzeitige medizinische Forschungs- und Bewertungssystem stärker an die biologischen und sozialen Besonderheiten von Frauen angepasst werden. Ausführliche Informationen zu dieser Thematik finden Sie unter Lit. 76, 77 und unter www.natuerlichgesundwerden.de.

Unterschiede und Fakten:

- Die statistischen Doppel-Blind-Methoden der Schulmedizin können auf Grund der statistischen Grundlagen nur etwas über Krankheiten aussagen, die nur eine Ursache haben, Erkrankungen von Frauen liegen jedoch oft mehrere Ursachen gleichzeitig zu Grunde.
- Die Methoden der Schulmedizin ignorieren gerade die häufigen Ursachen von Frauenerkrankungen stärker als die von Männern, so kommt es oft zu vermehrten Chronifizierungen bei Frauen (Mineralmangel, Vitaminmangel, Narbenstörungen, Umwelterkrankungen, Missachtung und Ähnliches).
- Viele Medikamente werden nur an Männern getestet, da Zyklusunterschiede von Frauen »die Statistik durcheinanderbringen«. Frauen haben bekannterweise eine deutlich geringere Entgiftungsmöglichkeit für Alkohol, Medikamente und Umweltgifte. Trotzdem werden die Medikamententests von Männern auf Frauen angewendet, und es gelten für Frauen die gleichen Dosierungshinweise wie für Männer.
- Statistischen Erhebungen zufolge leiden Frauen häufiger und früher an chronischen und auch seelischen Krankheiten als Männer. Sie werden auch sehr viel häufiger und früher als Männer operiert. Operationen, die häufiger bei Frauen durchgeführt werden, sind Blinddarmoperationen (70 Prozent), Bauchspiegelungen (90 Prozent), Eierstockoperationen (100 Prozent), Kaiserschnitte (100 Prozent), Gebärmutteroperationen (100 Prozent), Schönheitsoperationen (90 Prozent), Gallenoperationen (80 Prozent), Schilddrüsenoperationen (90 Prozent), Hallux-valgus-Operationen (operative Korrektur von Fehlstellungen der großen Zehe) (90 Prozent), Nebenhöhlenfensterungen (70 Prozent), Brustkrebsoperationen (98 Prozent), Muttermalentfernungen (70 Prozent), Venenoperationen (80 Prozent).
  Sehr häufig gibt es hier Zusammenhänge zwischen den Narbenstörungen und auftretenden Beschwerden sowie der Entstehung chronischer Krankheiten. Deshalb ist es für Frauen umso wichtiger, Narben systematisch und frühzeitig entstören zu lassen, damit nicht weitere Krankheiten auftreten und der Fluss der Körperenergien möglichst wenig gestört wird.
- 7 bis 10 Prozent aller Frauen leiden an laborchemisch nachweisbaren Entgiftungsenzymdefekten und vertragen dadurch Medikamente noch schlechter.
- Während der Phase des Kinderwunsches, der Schwangerschaft und Stillzeit dürfen viele schulmedizinische Präparate nicht eingenommen werden.

2

Wie kann ich gestörte Narben erkennen? ■■

Kranke Narben stören die Zellkommunikation

Gestörte Narben weisen eine veränderte elektrische Leitfähigkeit des Gewebes und einen veränderten Hautwiderstand auf. Dadurch werden die biologisch notwendigen Informationen über die Meridiane nicht richtig an die Organe und das Gewebe übermittelt. Dies hat Folgen für den Aufbau des Gewebes und führt vor und hinter Narben oft zu sichtbaren und fühlbaren erheblichen Veränderungen im Gewebe. Es können durch die blockierte Informationsweiterleitung und durch die elektrischen Veränderungen aufgrund der Narbe auch an ganz anderen Stellen im Körper Symptome auftreten.

Stellen Sie sich ein großes Unternehmen vor, in dem die Informationen der einzelnen Abteilungen oder der Kunden nicht mehr an die Entscheidungsträger weitergegeben werden. Das Unternehmen wird nicht mehr auf die Bedürfnisse der Kunden reagieren können, denn die Unternehmensführung trifft Entscheidungen, die nicht mehr am Kunden orientiert sind und in eine falsche Richtung gehen können.

Das bedeutet, dass es nicht mehr flexibel auf veränderte Umstände, Situationen und Anforderungen reagieren kann, es kann nicht mehr richtig regulieren. Umsätze und Gewinn des Unternehmens werden rückläufig sein, und es wird vermehrt zu Fehlinvestitionen kommen. Rasch wird sich ein Chaos ausbreiten, da das Unternehmen nicht mehr richtig funktioniert. Dasselbe passiert auch im menschlichen Körper, wenn es zu Informationsleitungsstörungen durch Narbenstörungen kommt.

Damit ein komplexes System funktionieren kann, ist eine optimale Informationsweiterleitung entscheidend wichtig! Sobald die

■ Ein komplexes System kann ohne optimale Informationsweiterleitung nicht optimal funktionieren. Korrekte Informationsweiterleitung, das heißt gute Kommunikation, ist ein sehr wichtiger Schlüssel zu seelischer und körperlicher Gesundheit und führt in Betrieben – wie auch in Beziehungen – zu dauerhaftem Erfolg. ■

elektromagnetischen Gesundheitsinformation nicht mehr frei fließen können, da die Leitfähigkeit der Meridiane durch Narben blockiert wird, führt dies zu einer Schwächung der Regulationsfähigkeit (siehe S. 11). Diese Fähigkeit brauchen wir aber für unsere Anpassung an die Umwelt und für eine effektive Verteidigung, etwa gegen Infektionen oder Stress. Korrekte Informationsweiterleitung, das heißt gute Kommunikation, ist also ein sehr wichtiger Schlüssel zu seelischer und körperlicher Gesundheit und führt in Betrieben – wie auch in Beziehungen – zu dauerhaftem Erfolg. Findet dies nicht statt, verringert sich nicht nur die Energie, sondern es kommt zu Fehlsteuerungen. Diese können sich auf verschiedenen Ebenen zeigen, etwa in einer Unfähigkeit, sich zu entspannen, einer erhöhten Krankheitsanfälligkeit, in Schmerzen und Befindlichkeitsstörungen und auch in ernsthaften Erkrankungen wie Krebs.

Narben summieren sich in ihrer Störwirkung

■ Mehrere Narben können sich in ihrer Wirkung zu einem größeren Störherd aufaddieren. Einzelne Narben können besser vom Rest des Körpers kompensiert werden. Je mehr Narben vorliegen, umso größer ist das Risiko, Symptome und Krankheiten zu entwickeln. ■

Der Defekt in der Informationsleitfähigkeit eines Meridians besteht manchmal nur teilweise, so dass sie nur bei bestimmten weiteren Belastungen ausfällt, zum Beispiel bei Änderungen des atmosphärischen Drucks oder bei zunehmender Übersäuerung. Oder die Leitfähigkeit ist insgesamt verlangsamt, reduziert oder komplett blockiert, das heißt die Informationen werden dann – nur im stark verringerten Ausmaß – über Umwege durch das umliegende, weniger leitfähige Gewebe geleitet. Das wirkt sich darauf aus, wie stark die Störwirkung der Narbe insgesamt ist.

Je mehr Narben im Körper gestört sind, je größer diese sind, je mehr Infektionen dort existierten und je mehr Meridianleitungsbahnen diese durchtrennen, umso eher kann es zu einem Summationseffekt kommen, bei dem die Summe der verschiedenen, vielleicht nur kleinen Narbenstörungen von noch nicht Beschwerden erzeugenden Störwirkungen über die Entwicklung einfacher Beschwerden bis hin zum Ausbruch fast jeder chronischen Krankheit führen kann. Da sich auch elektrische Widerstände in Schaltkreisen zu einem Gesamtwiderstand addieren, wird deutlich, dass die Funktionsweise und auch die Funktionsstörung hier den »elektrischen Körper« betrifft.

Elektrische Absicherungen des Körpers

Man kann die Regulationsfähigkeit mit einem elektrischen Sicherungskasten vergleichen, bei dem es Untersicherungen, Segmentsicherungen und Hauptsicherungen gibt, die unterschiedlich viel »Spannungen«, das heißt Belastungen aushalten können, bevor sie »rausfliegen«, das heißt, bevor der Körper »Symptome entwickelt«. Die Segmentsicherungen fliegen umso eher heraus, je mehr Untersicherungen des Segmentes ausgefallen sind – es treten Symptome auf. Je mehr Segmentsicherungen aber ausfallen, umso eher bricht die Hauptsicherung zusammen – es treten lebensbedrohliche Ereignisse auf.

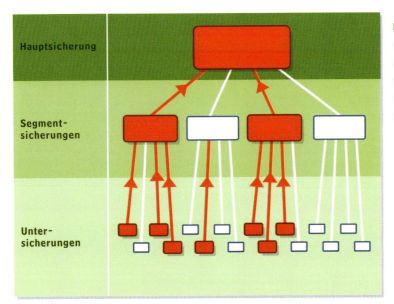

■ Die Grundregulation unserer Gesundheit funktioniert ähnlich wie ein großes elektronisches Netz, in welchem Belastungen die »elektrischen Widerstände« sind. ■

Natürlich sind nun nicht alle Untersicherungen gleich wichtig und nicht alle Segmentsicherungen gleich stark, und manche Untersicherungen sind auch gleich über mehrere »Segmentsicherungen« doppelt und dreifach abgesichert, aber das Bild hilft, die Funktionsweise des Menschen besser zu verstehen. Auch diese »Segmentsicherungen« stehen wiederum miteinander in elektrischer Verbindung, im Körper existiert also ein riesiges elektronisches Netz. Meist sind es nicht Einzelereignisse, sondern mehrere Faktoren gleichzeitig, die Untersicherungen oder Segmentsicherungen dazu bringen, »herauszufliegen«. Etwa wenn unterschwellige Störungen, die noch keine Symptome erzeugen, durch eine neue Narbe plötzlich erhebliche Beschwerden hervorrufen. Jede Narbe bedeutet daher eine Schwächung des Sicherungssystems. Und die kleineren Narbenstörungen können sich zu erheblichen Beschwerden aufaddieren, wenn sie alle in einem Segment liegen oder wenn mehrere Segmente mehrfach betroffen sind. Sie können dann zum Problem werden, wenn noch andere gesundheitliche Störfaktoren die gleiche »Segmentsicherung« belasten.

■ Je mehr Narben in einem Körperabschnitt liegen, umso eher werden in diesem Bereich Symptome durch Narbenstörungen auftreten, da die Belastungen für die jeweilige »Sicherung« zu hoch sind. ■

Da die Zellen untereinander auch elektrisch, elektromagnetisch und mit Schwingungen kommunizieren (siehe IV. Kapitel) und auch die Immunzellen nachweislich stark auf elektrische Spannungen reagieren und zum Beispiel auch auf Grund von elektrischen Phänomenen genau wissen, wohin sie zu wandern haben oder wohin nicht (Lit. 19, 20, 58, 4), spielen elektrische Phänomene, Ladungen, Informationen durch Schwingungen und Wellen und Spannungszustände hier eine sehr viel wichtigere Rolle bei der Entstehung von chronischen Krankheiten, als bislang bekannt ist. Elektrische Störphänomene wie gestörte Narben haben dort einen großen Einfluss.

Narbenstörungen lassen sich messen

Da der Hautwiderstand von Narben wie auch die elektrische Leitfähigkeit des Gewebes sowie die vegetativen Reaktionen verändert sind, kann man Narbenstörungen durch Kinesiologie aber auch mit technischen Messgeräten feststellen.

Die elektrischen und biophysikalischen Messmethoden werden oft von ganzheitsmedizinischen Behandlern verwendet; zum einen, um Ursachen von Krankheiten herauszufinden und Narbenstörungen zu diagnostizieren, da die Methoden präzise die Reaktionen des Körpers auf Narben oder andere Reize zeigen. Die Testergebnisse weichen bei Narben, die als Störfeld wirken, stark von der Norm ab. Sie normalisieren sich, wenn die Narben entstört wurden (Lit. 7, 67, 68, 55, 56). Diese Messungen sind möglich, da das vegetative Nervensystem mit seinen feinen elektrischen Strömen und seinem weit verzweigten Netz im Körper

Verbindungen zu allen Organen hat und wie eine riesige elektronische Einheit funktioniert. Es ist wichtig, dass diese Messungen am lebenden Menschen, mit seinen ganzheitlichen Reaktionsmöglichkeiten über das vegetative Nervensystem, die Meridiane und die anderen Körperfunktionen durchgeführt werden, sonst kann man über die Regulationsfähigkeit keine Aussage treffen. Diese Testungen können damit Abweichungen von den normalen Funktions- und Reaktionsweisen *eines Individuums* erfassen und orientieren sich nicht an statistischen Durchschnittswerten, die für den Einzelfall oft wenig aussagekräftig sind. Sie können dadurch (anders als Blutuntersuchungen oder Untersuchungen anhand eines Bildes wie Röntgen oder Ultraschall) Aussagen treffen, die auch die elektrischen und vegetativen Abläufe und vor allem die **individuelle** Beeinträchtigung durch Belastungen betreffen, die ja für verschiedene Menschen sehr unterschiedlich sind.

Diese feineren vegetativen Messmethoden werden heute in der Regel von der Schulmedizin und von vielen Krankenversicherungen immer noch nicht anerkannt, obwohl sie bei gut ausgebildeten Therapeuten sehr verlässlich sind, das heißt 90 Prozent der kinesiologischen Untersucher finden bei gleicher Fragestellung die gleichen Ergebnisse bei einem Testpatienten (vgl. Lit. 37, 55, 56). Diese Testungen sagen auch statistisch signifikant die Wirksamkeit bestimmter Arzneimittel voraus (Lit. 74, 75) und können helfen, die individuell am besten passenden Therapiemethoden herauszufinden.

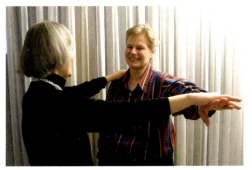

Kinesiologische Testung am Arm: Durch Kinesiologie können Ungleichgewichte im Körper und auch Narbenstörungen sehr früh und vergleichsweise sicher diagnostiziert werden.

Immer mehr wissenschaftlich ausgebildete Ärzte, die sich auch mit anderen Diagnosemöglichkeiten beschäftigt haben und deren eingeschränkte Aussagefähigkeit kennen, wenden sich diesen feineren Methoden zu, die die individuellen vegetativen Reaktionen des Patienten berücksichtigen. Dies nicht zuletzt, weil damit viele Krankheitsprozesse schon in der Entstehungsphase entdeckt werden können und weil die Behandlungserfolge die Aussagekraft dieser Tests immer wieder bestätigt haben. Die am häufigsten verwendeten vegetativen Messmethoden finden Sie in der folgenden Tabelle »Methoden zur Narbendiagnostik«

Methoden zur Narbendiagnostik

Kinesiologie

In der Kinesiologie werden Veränderungen des vegetativen Nervensystems im Körper, die durch Narben hervorgerufen werden, durch Veränderungen der Muskelkraft an einem Testmuskel oder an mehreren überprüft. Das vegetative Nervensystem steht in engem Austausch mit dem Energiefeld des Menschen und leitet seine Informationen in Millisekundenschnelle an die bewusst einsetzbare Muskulatur weiter und erzeugt dort unterschiedliche Reaktionen, je nachdem, ob die Narbe gestört oder nicht gestört ist. Dieses Verfahren wird weltweit von Tausenden von Ärzten und Therapeuten angewendet und ist sehr verlässlich, wenn es von erfahrenen und qualifizierten Therapeuten durchgeführt wird (Lit. 37, 56, 74, 75). Im Rahmen der Kinesiologie gibt es verschiedene Schulen, welche körperliche und auch seelische Heilungshindernisse sehr genau herausfinden können.

Bioelektrische Messverfahren

Zu den bioelektrischen Messverfahren gehören gleich eine ganze Reihe von Methoden, die sich seit Jahrzehnten mit der detaillierten Analyse der Zusammenhänge von Meridianen, Hautwiderständen, Vegetativum und Gesundheit beschäftigen: Dazu gehören zum Beispiel die

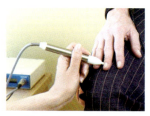

Die Testung der Hautwiderstände an den Endpunkten der Meridiane an Händen und Füßen gibt Hinweise auf Blockierungen, zum Beispiel durch Narben im Verlauf des Meridians.

- Elektroneutraldiagnostik nach Dr. Croon
- Elektroakupunktur nach Voll
- Vegetative Funktionsdiagnostik wie zum Beispiel Biofunktionsdiagnostik, Mora, Vega Test
- Meridian- und Terminalpunkt-Diagnosesysteme wie zum Beispiel Prognos, Victor

Es werden dabei an vielen verschiedenen Punkten an Händen und Füßen, teilweise auch an wichtigen Meridianpunkten, nach den jeweiligen Systemen etwas unterschiedlich, Hautwiderstände gemessen und dabei Abweichungen von der Norm festgestellt, wenn Störungen an Narben oder auch andere Störherde mit Beziehungen zu diesem Messpunkt oder Messpunkten vorhanden sind. Wenn diese dann entstört werden, normalisieren sich die

Testergebnisse. Durch diese biophysikalischen Testmethoden am lebenden Menschen lassen sich oft auch individuell besonders belastende Allergene oder unverträgliche Medikamente finden, die sich in Labortests nicht zeigen. Bei der Gerätetestung können die Ergebnisse immer nur so gut sein, wie das zu Grunde liegende Analyseprogramm, das heißt, die Schwachstelle dieser Methoden liegt in der dem System zu Grunde liegenden Vergleichsgruppe. Auch sind die Möglichkeiten, differenzierte seelische Krankheitsursachen, die ja in vielen Fällen zumindest eine wichtige Mitursache der Erkrankung darstellen, zu ermitteln bei der Anwendung technischer Geräte reduziert. Die Geräte können jedoch deren Auswirkungen auf die Meridiane anzeigen.

Infratrotanalysen

Eine besonders interessante Methode zum Nachweis der Auswirkungen von Narbenstörungen auf das Meridiansystem ist die Infrarotanalytik, die in den letzten Jahren durch Dr. med. K.-P. Schlebusch, Essen, ZDN-Institut, weiterentwickelt und beforscht wurde. Durch die gezielte Anwendung thermischer Reize am Körper können durch die bei Narbenstörungen gestörten Leitungsbahnen mit einer besonderen Infrarotkamera Störungen im Meridianleitsystem und auch Krankheitsherde und damit auch gesundheitliche Bedrohungen im Körper frühzeitig sichtbar gemacht werden.

Man kann in der Abbildung rechts deutlich erkennen, dass es im Unterbauch durch die Narbe zu einer starken Unterversorgung mit Energie gekommen ist (hellblauer Bereich) und die Energieverteilung auch im Verlauf des Nierenmeridians (S. 49) (innere Brusthälfte rechts) stark vermindert ist. Der dunkle Bereich dort zeigt eine starke Kühle, das heißt in diesem Fall eine Energieleere, einen so genannten Yin-Zustand. Auch der Magenmeridian (S. 18) läuft durch das Narbengebiet. Dieser hat mit Ernährung, Stimmung und Durchblutung des Körpers zu tun.

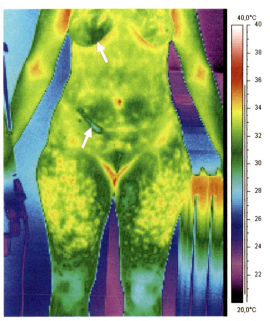

Gestörte Meridianenergie durch Unterbauchnarbe mit Herdentwicklung in der rechten Brust (dunkle Zone)

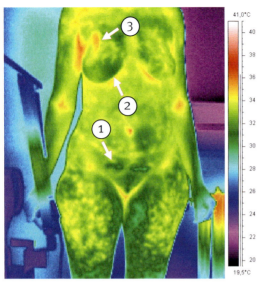
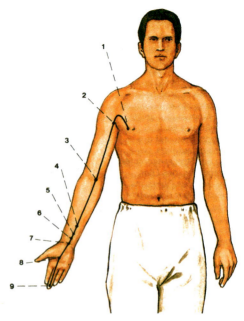

Außer dem Energiemangel an der Narbe selbst (1) treten auch Fernwirkungen auf (2+3), die durch die Meridianlehre erklärt werden können.
Infrarot-Abbildungen S. 43 und S. 44 mit freundlicher Genehmigung von Dr. Schlebusch, ZDN, Essen

Pericardmeridian
»Meister des Herzens«

Durch das Fehlen ausreichender »kühlender« Nierenenergien im oberen Körperbereich in der Abbildung links oben kommen durch die Narbenstörung im Unterbauch auch andere Meridiane im Oberkörper wie auch im Unterkörper ins Ungleichgewicht. Man kann hier eine Hitzeentwicklung ausschließlich auf der rechten Seite im Bereich des Brustkorbs sehen, welche sich auf den rechten Arm hin ausdehnt. Dies ist genau das Ausbreitungsgebiet des Pericardmeridians (rechts oben), welcher normalerweise durch die Energie des Nierenmeridians »gekühlt« wird.

Gestörte Narben selbst erkennen

Viele Menschen fühlen sich durch Narben nur belastet, wenn diese entstellend aussehen. Doch eine auffällige Narbe ist weit mehr als nur ein ästhetisches Problem. Sie weist oft auf eine energetische Störwirkung hin.

Sie können eine gestörte Narbe in den meisten Fällen ohne jegliches Hilfsmittel selbst erkennen, da sie sich in aller Regel deutlich von anderen Hautregionen und von ungestörten Narben unter-

Fehlerquellen bei technischer Diagnostik

Messungen der Meridianenergien und des vegetativen Nervensystems am lebenden Menschen – möglicherweise auch noch durch einen anderen lebenden Menschen – unterliegen natürlich auch Störfaktoren. Diese sind jedoch nicht wirklich höher, als zum Beispiel bei herkömmlichen schulmedizinischen Untersuchungen. Die Ergebnisse solcher Messungen sind dafür aber sehr viel genauer und früher anzeigend, das heißt es können auch Vorstufen von Erkrankungen oftmals lange voraus festgestellt werden, wie man zum Beispiel auch an den Infrarotaufnahmen sehen konnte. Auch die bislang universitär anerkannten technischen Methoden – Labor, Röntgen, CT, Kernspin, Ultraschall oder histologische Untersuchungen – haben ihre Fehlerquellen und Fehlerquoten. Diese können von der angewendeten Technik, der Probenmaterialaufbereitung oder auch vom Untersucher abhängig sein. Die Fehlerquoten bei den anerkannten Messmethoden wie Ultraschall, CT und Kernspin liegen zwischen 20 und 50 Prozent (Lit. 33, 34, 35). Bei der Borreliendiagnostik im Blut liegen diese bei 20 Prozent. Gleichzeitig zeigen diese Methoden oft nur »Spätstadien« von Erkrankungen an, wenn bereits große Anteile von Organen nicht mehr funktionieren. Sie sagen nichts über die individuellen Ursachen, die vegetative Situation, die lebendige Funktion oder die Reaktionsweise des Menschen aus. Doch ist die Funktion des vegetativen Nervensystems für die Gesunderhaltung des Menschen entscheidend. Daher sind vegetative Testmethoden oft sicherer und besser in ihrer Aussagekraft.

---

scheidet. Oft kann man direkt fühlen, dass sich dort die Energie staut und nichts richtig »durchfließen kann« oder dass dort eine Gewebeauflockerung besteht, eine Delle, ein Taubheitsgefühl, ein Energiemangel oder ein deutlicher Temperaturunterschied zur Umgebung herrscht. Wenn Sie mit Ihren Fingerkuppen auf Entdeckungsreise gehen, werden Sie leicht die Unterschiede zum Nachbargewebe fühlen können.

Veränderte Farbe und Empfindungen

Schmerz an der Narbe, Rötung, eine erhöhte Empfindlichkeit gegen Berührung, Wärme oder Kälte oder bei Wind oder Wetterwechsel sind ein guter Indikator für einen Narbenstörherd. Die Narbe oder die Umgebung sind dann oft auch verhärtet oder verdickt und gegenüber dem umgebenden Gewebe leicht wärmer. Dieser Stau der Energie ist ein Überfluss an Yang-Energie und wird als Yang-Symptomatik bezeichnet.

■ Schmerz an einer Narbe oder im Bereich des darüberziehenden Meridians weist immer auf einen Energiestau hin. Die Traditionelle Chinesische Medizin sagt dazu: »Der Schmerz ist der Schrei des Gewebes nach dem Fluss der Energie«. ■

Eine Yang-Symptomatik entsteht auch bei einer Stressreaktion des Organismus, wenn dabei die Einstellung oder Erwartung besteht, noch etwas erreichen zu können.

Taubheit, Blässe, Minderdurchblutung, Unempfindlichkeit oder Kühle einer Region sind hingegen immer ein Zeichen dafür, dass dort nicht genügend Lebensenergie fließt: Es herrscht Energiemangel an dieser Stelle, das heißt eine Yin-Symptomatik. Eine Yin-Symptomatik entsteht auch, wenn ein Stress als so überwältigend groß erlebt wird, dass die Einstellung/Erwartung besteht, dagegen nichts mehr ausrichten zu können. Diese innere seelische oder auch körperliche »Resignation«, das heißt maximale Überforderung geht einher mit dem Funktionsverlust (»Abschalten«) von Nerven oder Organen oder auch schweren seelischen Symptomen. Dieser komplette Funktionsverlust zeigt einen kompletten Energiemangel (Qi-Mangel) an und führt oft in degenerative Erkrankungen.

> ■ Überempfindlichkeit oder Taubheit und andere gestörte Empfindungen bessern sich oft rasch durch Narbenentstörung mittels Neuraltherapie. ■

Ab und zu findet sich auch auf der einen Seite der Narbe eine Röte und eine Yangsymptomatik, auf der anderen Seite eine Blässe oder Taubheit und eine Yin-Symptomatik. Dies kann darauf hindeuten, dass sich die Energie vor der Narbe staut, dort also eine Fülle von Energie besteht (die sich auch in Schmerzen äußern kann). Hinter der Narbe befindet sich jedoch eine energetische Leere, die oftmals mit Kältegefühlen oder Taubheit der Region einhergeht. Man kann also gleichzeitig Energieüberfluss und Energiemangel im Körper an verschiedenen Stellen antreffen, wie man auch in der Infratrotabbildung S. 44 sehen konnte. Keine seltene Kombination, wie vor und hinter einem Staudamm!

> ■ Vielen Menschen, für die das Leben zum Spießrutenlaufen durch optisch störende Narben geworden ist, konnte durch eine Entstörungsbehandlung schnell und ohne große Nebenwirkungen geholfen werden. ■

Sowohl Yin- als auch Yang-Zeichen der Empfindungsstörung verbessern sich meist innerhalb weniger Wochen nach ein bis drei, in schweren Fällen vielleicht auch fünf Narbenbehandlungen. Die Beschwerden, die dadurch verursacht werden, verschwinden meistens sogar noch schneller. Wenn die optischen Veränderungen und Empfindungen an einer Narbe trotz Narbenentstörung weiterbestehen, ist dies ein Zeichen dafür, dass die Energie noch nicht frei fließen kann und es weitere Maßnahmen der Narbenbehandlung braucht, wie zum Beispiel zusätzliche Injektionen oder Magnetfeldtherapie, die tiefer in das Gewebes reicht.

Wie kann ich gestörte Narben erkennen? 47

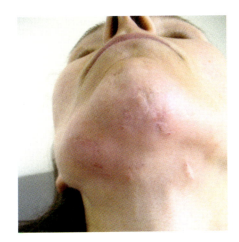 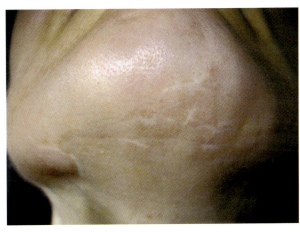

Praxisfall: Kinnnarben mit Magen-Darm-Störungen

Die Narben am Kinn, viele Jahre nach einen Autounfall, waren dauerhaft gerötet, geschwollen, berührungsempfindlich (Abb. links). Sie sind bereits nach der ersten Behandlung nach vier Wochen deutlich ebener und weniger auffällig, »besser als Schönheitschirurgie«, meint die Patientin (Abb. rechts). Die über Jahre bestehenden massiven Beschwerden der Patientin im Magen-Darm-Bereich haben sich allein dadurch zu 70 Prozent gebessert. Über die Narbenregion läuft der Magenmeridian (S. 18), das Konzeptionsgefäß (S. 49) und der Dickdarmmeridian (S. 18). Sie betreffen alle die Ernährung.

Tabelle 1.1: Symptome einer Narbenstörung an der Narbe nach den energetischen Prinzipien von Yin und Yang

Zeichen	YANG-Symptome	YIN-Symptome
Farbe	Röte	Blässe
Empfindung	Berührungsempfindlichkeit	Taubheit
	Schmerz	Kribbelgefühl
	Angst beim Denken an Narbenberührung	
Gewebe Struktur	Schwellung	Delle
	Verhärtung	Gewebsdefekt
	Keloidbildung	Ödem (Wasseransammlung)
Temperatur	Überwärmung	Kältegefühl
Allgemein	Wetterfühligkeit	Wetterfühligkeit

Praxisfall: Schmerzen und Juckreiz nach Gebärmutterentfernung

Bei einer Patientin bestanden noch sechs Monate nach der Gebärmutterentfernung (wegen erheblicher Blutungen, Myome und Schmerzen) starker Juckreiz und ein »entzündetes Gefühl« an der Narbe sowie Stechen im rechten Unterbauch, vor allem rechts.

Nach einmaliger Behandlung waren sowohl der Juckreiz, das Stechen im rechten Unterbauch als auch das Entzündungsgefühl nach drei Tagen komplett verschwunden – und dies bis heute. Innerhalb von drei Wochen wurde die Narbe deutlich flacher und auch blasser. Direkt nach der Unterspritzung bildete die Narbe einen größeren rotblauen Hof, welcher das Gebiet anzeigt, in dem die Region durch die Narbenstörung vegetativ blockiert und gestaut war und die Energie nicht durchfließen konnte.

Als willkommene Fernwirkung verschwand eine Dornwarze ohne jede weitere Maßnahme, die sich seit Jahren am rechten Fuß befunden hatte. Eine Reaktion, die zeigt, wie Narbenentstörung die körpereigene Regulierungskraft fördert.

Gebärmutter- oder Eierstockentfernungen, Kaiserschnitte und Blasenoperationen durchtrennen in der Regel mehrere Meridiane auf einmal und führen so häufig zu Störfeldentwicklungen. Betroffen sind sehr oft Leber-, Milz-Pankreas-, Magen- und Nierenmeridian und das Konzeptionsgefäß, welches in der Mitte des Körpers nach oben zieht (vgl. S. 54 und S. 49)

Abweichende Gewebestruktur

Manche gestörten Narben sind dicker, wulstig und härter als die umgebende Haut und hindern den Fluss der Energie. Andere wiederum führen – das ist häufiger Fall – zu erheblichen Einziehungen, Einsenkungen, Dellen und Schrumpfprozessen, die ebenfalls auf Störungen hinweisen.

Manche Narben sehen auf den ersten Blick relativ unauffällig aus, wenn man sie aber mit den Fingern abtastet, fällt man in »Gewebelöcher« unterhalb des Hautniveaus. Dabei handelt es sich um Defekte im Unterhautfettgewebe, im Bindegewebe oder sogar Defekte in der unterliegenden Muskelschicht. Auch hier kann die Energie nicht ungehindert fließen, da die Gewebeleitung im Unterhautfettgewebe oder in der Muskulatur nicht funktioniert.

Diese Einziehungen, Erhöhungen oder Gewebelöcher regulieren sich bereits nach der ersten Behandlung und werden unauffälliger. Der Effekt wird durch mehrfaches Narbenentstören verbessert. Oft sind bei tieferen Einziehungen oder starken Gewebelöchern jedoch drei bis acht Sitzungen notwendig, um ästhetisch

Wie kann ich gestörte Narben erkennen? ■ ■   49

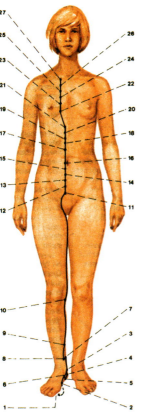

Nierenmeridian

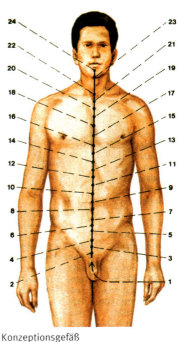

Konzeptionsgefäß

Abb. 1: Der Nierenmeridian steigt von der Mitte der Fußsohle am inneren Bein nach oben bis zum Schlüsselbein. Er ist häufig betroffen bei Bauchspiegelungen, Unterbauch-, Knöchel- und Venenoperationen.

Abb. 2 (re): Das Konzeptionsgefäß steigt auf der vorderen Mittellinie am Körper auf bis zum Kinn. Es sammelt Yin-Energien und ernährt viele Organe. Es wird oft verletzt bei Bauch- und Herzoperationen.

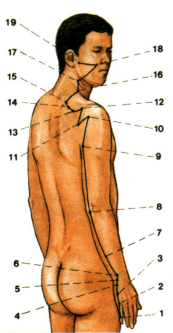

Dünndarmmeridian

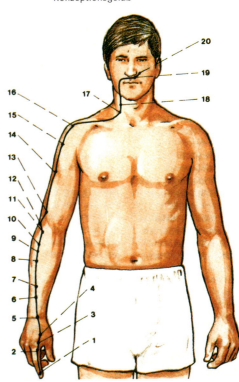

Dickdarmmeridian

Abb. 3 (li): Der Dünndarmmeridian ist oft mitbetroffen bei Schleudertraumen, Schulter- und Ellenbogenverletzungen oder Nebenhöhlenentzündungen.

Abb. 4 (re): Der Dickdarmmeridian zieht vom daumenseitigen Zeigefingernagel über Ellenbogen, Schulter, Hals zum Nasenflügel der Gegenseite. Er ist oft betroffen durch Pockenimpfungen, Schulterbeschwerden und Zahnentzündungen.

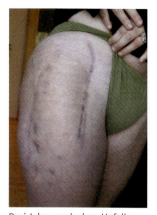
Drei Jahre nach dem Unfall, ohne Narbenbehandlung: Verfärbungen, Verhärtungen, Einziehungen, Schmerzen

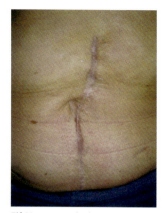
Elf Monate nach der Operation, ohne Narbenentstörung: starke Verfärbungen, Dellen und Verhärtungen

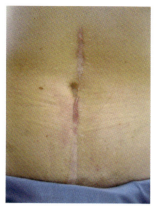
Zwölf Monate nach der Operation nach zwei Injektionsbehandlungen: Narbengewebe unauffälliger, weicher, blasser. Es zeigt sich weiter ein »gestörter« Bereich unterhalb und oberhalb des Bauchnabels

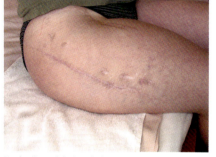
Nach vier Injektionsbehandlungen: Haut und Gewebedurchblutung verbessert, weicher, blasser, schmerzfrei, ebener, »normaler«.

befriedigendere Lösungen oder eine normalisierte Unterhautstruktur zu erreichen. Die verbesserte Funktion ist dabei meist bereits nach der ersten bis zweiten Sitzung spürbar und nach fünf Behandlungen meist dauerhaft vorhanden.

Nicht nur die Narbe selbst, auch ihre Umgebung kann in Farbe oder Form verändert sein – insbesondere bei Bauchnarben. Vor allem bei Blinddarmnarben fällt auf, dass oft der gesamte Bauch oder das umgebende Gewebe einseitig eingezogen oder schief geworden ist. Häufig hat sich die Haut in der Umgebung oder im weiteren Meridianverlauf verfärbt, und es treten dort Beschwerden auf. Es können dann zum Beispiel die Narben in tieferen Gewebsschichten sein, die diese Verziehungen und Fehlfunktionen bedingen, wenn zum Beispiel nach einer Bauchoperation verschiedene Gewebsschichten nicht wieder ganz genau aneinandergenäht wurden. Dies erfordert dann tiefere Injektionen ins Gewebe, die nur von erfahrenen Narben-Therapeuten durchgeführt werden sollten.

TIPP: Wenn die Störungen sehr weit im Körperinneren liegen oder sogar Organe betreffen (Darm, Leber, Niere etc.), sollten außer neuraltherapeutischer Narbenentstörung im zugänglichen Bereich noch weitere Methoden eingesetzt werden: Osteopathie, Segmenttherapie am Rücken, pulsierende Magnetfeldtherapie, Jin Shin Jyutsu. (siehe V. Kapitel).

Narben an der »falschen Stelle«

Auch wenn Narben optisch unauffällig sind, können sie über ihre elektrischen Verbindungen, durch ihre Vernetztheit mit dem Meridiansystem und dem vegetativen Nervensystem, Störwirkungen im gesamten Körper oder an einer weit entfernten Stelle erzeugen, wenn sie zum Beispiel eine oder mehrere Meridianbahnen durchschneidet. Dadurch kann eine Vielzahl unterschiedlicher Beschwerden bei unterschiedlichen Menschen ausgelöst werden, da jedes Energiesystem individuell »konfiguriert« ist (vgl. Lit. 79).

Eine gestörte Narbe kann auch allgemeine Symptome auslösen, wie zum Beispiel Wetterfühligkeit, allgemeine Schmerzen im ganzen Körper oder Schweregefühl, Schwindel und Müdigkeit. Wetterfühligkeit bedeutet, dass im elektrischen System des menschlichen Körpers elektrische Ladungen und Spannungen nicht richtig transportiert und verarbeitet werden können. Wetterfühligkeit geht oft einher mit Reißen und Ziehen in den Gliedern, Kopfweh, Schweregefühl im Körper, dumpfes Gefühl im Kopf, das Gefühl, nicht mehr klar denken zu können, Launenhaftigkeit und Reizbarkeit bei Wetterwechsel oder einer schnell wechselnden Tagesverfassung. Nach Narbenentstörung bildet sich die Wetterempfindlichkeit oft deutlich zurück. Wir stehen in einem engeren »elektrischen« Austausch mit der Umwelt, als wir gemeinhin annehmen, denn Wellen und Ladungen strömen permanent auf uns ein und müssen verarbeitet werden. Die Energieleitung auf den Meridianen und im vegetativen System, die ja durch die Narbenstörungen bereits beeinträchtigt ist, wird dadurch zusätzlich belastet. Es entstehen Beschwerden, welche durch Narbenentstörungsbehandlungen sehr häufig verschwinden.

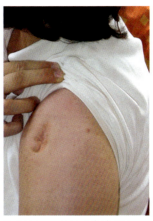

Tief eingezogene, sehr harte Narbe mit dem Knochen »verbacken« im Bereich des Dickdarmmeridians – ohne Behandlung.

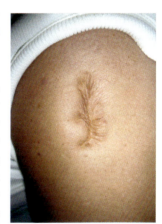

Narbe deutlich weniger eingezogen, weicher, durchlässiger nach sechs Injektionsbehandlungen. Gleichzeitig hatte sich eine massive Verstopfung gebessert.

Was sind Störfelder?

Störfelder sind Zonen im Körper, die plötzlich oder allmählich entstehend weit entfernt von den Narben oder im gesamten Körper Beschwerden hervorrufen. Sie gehen einher mit einer elektrischen Veränderung des Gebietes. Sie treten oft nach bakteriellen Entzündungen im Gewebe, an Narben oder an Hohlorganen des Körpers (Kiefer, Galle, Darm) auf oder gehen von Verletzungen von Reflexzonen aus, wie beispielsweise den Zähnen oder auch am Rücken. Sie können auch nach der Einwirkung von Nervengiften auf Meridiane und die feinen vegetativen Nervenfasern auftreten, wie sie oft durch Umweltchemikalien, Schwermetalle und Tierbisse verursacht werden. Auch durch seelische Einwirkungen und Schocks können Störherde an Narben oder Organen entstehen, zum Beispiel die Unterbauchorgane einer Frau nach einer Vergewaltigung oder Narben, die während einer schweren seelischen Erschütterung, zum Beispiel einer Verlusterfahrung oder bei einem schweren Unfall entstanden sind. Wenn es zur Ausbildung von Störfeldern im Körper kommt, sind die elektrischen Verhältnisse auf der Haut, den Meridianen und im vegetativen Nervensystem durch Kinesiologie oder andere vegetative Testmethoden messbar gestört.

Diese allgemeinen Wirkungen treten besonders häufig auf, wenn starke Nervengifte oder Infektionen einwirken konnten, die weit über die Stelle hinaus die Leitungsfähigkeit von Nerven und damit das gesamte elektrische System – Meridiane, vegetatives Nervensystem und große Nerven – beeinträchtigen, wie zum Beispiel nach Zeckenbissen, Tierbissen oder Eiterungen.

■ **Wetterfühligkeit:** Wetterfühligkeit ist ein sehr häufiger Hinweis auf das Vorliegen einer Narbenstörung. ■

Oftmals zeigt sich die Beschwerde im gleichen Meridian oder einem Meridian, der in einer sehr engen energetischen Beziehung steht, wie viele der Praxisfälle in diesem Buch zeigen und wie Sie auch anhand der Infrarotaufnahme auf S. 44 sehen konnten. Diese Zusammenhänge sind meist sehr verblüffend für Patienten und immer wieder auch für die Behandler. Sie bestätigen in vollem Umfang die Theorien der Traditionellen Chinesischen Medizin wie auch der Erkenntnisse der Neuraltherapie über die vegetativen Zusammenhänge.

»Kritische« Stellen für Narben können zum Beispiel sein:

- an oder in der Nähe eines wichtigen Akupunkturpunktes
- an einer Kreuzungsstelle von zwei Meridianen
- Im Halsbereich, in welchem viele vegetative Zentren liegen, große Nerven und viele Meridiane verlaufen
- an einem wichtigen Reflexpunkt an Händen, Füßen, Ohren, Nase, Mund
- an einem Beeinflussungspunkt für ein ganzes Organ oder eines gesamten Wirbelsäulensegmentes am Rücken
- an Zehen oder Fingern, an denen Meridiane enden oder beginnen
- in der Nähe großer vegetativer Nervenschaltzentren tief innen im Bauchbereich
- im Zahnbereich, wo viele Reflexbezüge zu den Organen bestehen
- wenn gleichzeitig mehrere Meridiane von der Narbe durchschnitten sind.

Meridianverlauf und Beschwerden

Sie selbst können viele Beschwerden zuordnen, wenn Sie die Verläufe der Akupunkturmeridiane aufmerksam mit Ihren Narben abgleichen. Auf S. 12 sehen Sie, welche Meridiane durch welche Operationen durchschnitten werden und auf S. 56 finden Sie eine Tabelle von häufigen Operationen und dadurch betroffenen Meridianen. Folgende Zusammenhänge sind dabei neben den geschilderten Praxisfällen sehr häufig:

- Wenn ein Bänderriss am Außenknöchel oder ein Unterschenkelbruch operiert wurde, kann es oft zu Nacken- und Schultersteifen kommen, da der Gallenblasenmeridian (Abb. S. 17) und dadurch auch der Dreifache Erwärmer-Meridian (Abb. S. 95) betroffen sind.

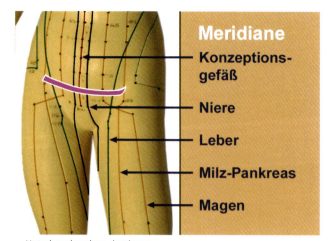

- Bandscheiben-Operationen und Punktionen oder Operationen an der unteren Wirbelsäule führen häufig zu Schwindel und Kopfschmerzen oder Schmerzen im Nackenbereich. Dabei wird oft das Lenkergefäß (Abb. S. 140) am Rücken beeinträchtigt. Diese Meridianbahn ist wichtig für unsere Leistungsfähigkeit und unsere Fähigkeit zu entspannen.

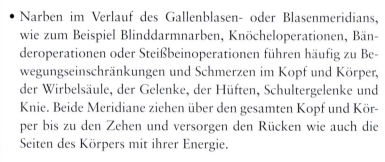

Unterbauchnarben durchtrennen oft viele Meridiane auf einmal. Schwäche, Schmerzen und Depressionen können unter vielem anderen die Folge sein.

- Unterbauch- und Kaiserschnittnarben durchtrennen bis zu fünf große wichtige, die Ernährung mitbetreffende Meridiane: Nieren-, Leber-, Magen-, Milzmeridian und Konzeptionsgefäß. Diese Meridiane an der Vorderseite des Bauches sind wichtig für die energetische Ernährung der entsprechenden Organe und die Aufnahme der Nahrung. Oft kommt es dadurch unter anderen, zu Energiemangel, Schwächezuständen, depressiven Entwicklungen, Schmerzen, Sexual- und Schilddrüsenstörungen, kalten Füßen oder Rückenbeschwerden.

- Narben im Verlauf des Gallenblasen- oder Blasenmeridians, wie zum Beispiel Blinddarmnarben, Knöcheloperationen, Bänderoperationen oder Steißbeinoperationen führen häufig zu Bewegungseinschränkungen und Schmerzen im Kopf und Körper, der Wirbelsäule, der Gelenke, der Hüften, Schultergelenke und Knie. Beide Meridiane ziehen über den gesamten Kopf und Körper bis zu den Zehen und versorgen den Rücken wie auch die Seiten des Körpers mit ihrer Energie.

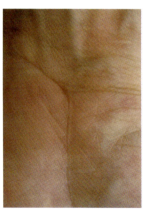

Handinnenfläche mit Narbe nach Carpaltunneloperation genau im Verlauf des Pericard-Meridians. Bei diesem Patient war ein Bluthochdruck Monate nach der Operation aufgetreten. Der Blutdruck sank durch Narbenentstörung um 40 mmHg auf Normalwerte.

- Carpaltunnelsyndrom-Operationen an der Handwurzel können zur Entwicklung von Bluthochdruck oder Herzrhythmusstörungen führen, da dort genau der Meridian »Meister des Herzens« (siehe S. 44) verläuft, welcher eine enge Beziehung zur Herzfunktion, zum Blutdruck und zu den Herzkranzgefäßen hat. Durch Narbenentstörung kann sich ein erhöhter Blutdruck normalisieren.

Wie kann ich gestörte Narben erkennen? 55

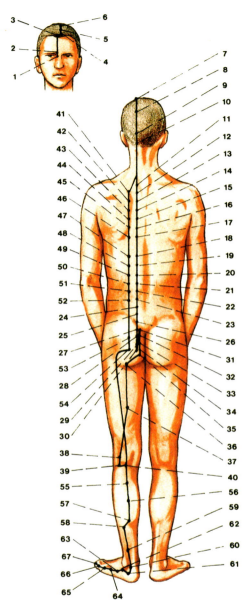

Der Blasenmeridian läuft vom Kopf bis zum Außenknöchel und kleinen Zeh. Hier liegen die Aktivierungspunkte für die Organe am Rücken, siehe S. 59

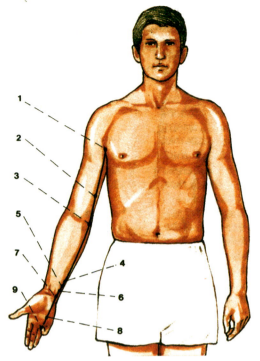

Herzmeridian: Er zieht von der Achselhöhle bis zur Innenseite des Kleinfingernagels

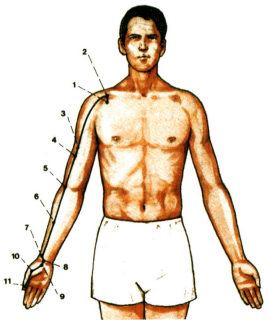

Lungenmeridian: Er zieht vom seitlichen Brustkorb vorne über die Ellenbeuge zum Daumen

Überblick: Häufige Operationen und ihre Beziehungen zu den Meridianen

Weibliche Unterleibsoperationen Kaiserschnitt-/Gebärmutter-/ Eierstocksentfernung:	Nierenmeridian, Konzeptionsgefäß, Magenmeridian, Milzmeridian, Lebermeridian, Zusammenhänge mit dem Blasenmeridian
Brustamputation	Magen-, Nieren-, Pericard-, Milzmeridian,
Bauchspiegelung (Bauch-nabel, re+li Unterbauch)	Konzeptionsgefäß, Magenmeridian plus ggf. Galleblasen-/Leber- Nierenmeridian
Blinddarmoperation	Galleblasen- (plus ggf. Magenmeridian)
Bypassoperation, Herzoperationen	Konzeptionsgefäß, Nierenmeridian, Zusammen-hänge mit Herz-, Lungen und Perikardmeridian
Schilddrüsenoperation	Dickdarm-, Magen-, Nierenmeridian
Gallenblasenoperation	Gallenblasen-, Leber-, Magenmeridian
Carpaltunneloperation	Pericardmeridian (plus ggf. Herz- und Lungenmeridian)
Venenoperation (Babcock-Operation)	Leber-, Milz-, Magen-, Nierenmeridian
Kieferhöhlenoperation	Magen-, Dickdarmmeridian, Dünndarmmeridian
Darmoperationen	Konzeptionsgefäß, Nieren- Magen-, Milz-, Gallenblasen-, Lebermeridian
Bandscheibenoperation	Lenkergefäß, Blasenmeridian
Nierenoperation	Gallenblasenmeridian, Zusammenhänge mit dem Nierenmeridian
Knieoperationen	Innen: Leber, Milzmeridian; Außen: Magen-Gallen-blasenmeridian; Hinten: Blasenmeridian
Innenknöcheloperationen (auch bei manchen Venenoperationen)	Leber-, Milz-, Nierenmeridian
Aussenknöcheloperation (auch Bänderrisse ohne Operation)	Galleblasen-, Blasenmeridian
Hallux-valgus-Operation	Milzmeridian, Lebermeridian, Magenmeridian
Nasenkorrektur	Lenkergefäß, Dickdarmmeridian,
Face Lifting (Schnitte hinter/über den Ohren und am Hinterkopf quer)	Lenkergefäß, Blasen-, Gallenblasen-, Dünndarm-, 3-facher Erwärmer,
Steissbeinoperation	Lenkergefäß, Blasenmeridian
Hüftgelenksoperationen, Hüftge-lenksersatz, Umstellungsoperationen	Gallenblasenmeridian, Magenmeridian
Portanlagen für Chemotherapie	Pericard-, Lungen-, Magen-, + ggf. Nierenmeridian
Ohroperationen	Dünndarm-, Dreifacher Erwärmer, Gallenblasenmeridian
Leistenbruch	Leber-, Nieren-, Milz-, Magenmeridian

Organuhr, eigene Gesetze und Vernetzungen der Meridiane

Narbenstörungen müssen sich nicht immer im Verlauf des betroffenen Meridians zeigen. Sie können auch in den eng verwandten Meridianen auftreten, denn die Meridiane leiten sich gegenseitig Energien weiter und sind vielfältig miteinander vernetzt. Auch für Fachleute ist es nicht immer einfach, die Zusammenhänge einwandfrei zuzuordnen. Daher ist es sehr sinnvoll, im Zweifelsfall durch Narbenentstörung auszuprobieren, ob sich ein vermuteter Zusammenhang bestätigt.

■ Wenn Zweifel über Zusammenhänge von Narben mit Meridianverläufen bestehen, lohnt es sich immer, diese »zur Probe« entstören zu lassen. Wenn es hinterher besser geht, bestand ein Zusammenhang! ■

Meridiane tauschen nach bestimmten Gesetzmäßigkeiten die Energien aus und funktionieren auch nach einer eigenen inneren Uhr. Jeweils zwei Meridiane sind energetisch in einem Element sehr eng miteinander verbunden (in der Abbildung haben Sie die gleiche Farbe) und leiten ihre Energien an die danach folgenden weiter, sie bilden so die so genannten Energieumläufe.

Die Abbildung der Organuhr zeigt Ihnen eine Übersicht über die Zeiten, in den die Energie des jeweiligen Meridians maximal und gegenüberliegend davon dann minimal ist. Sie können daraus able-

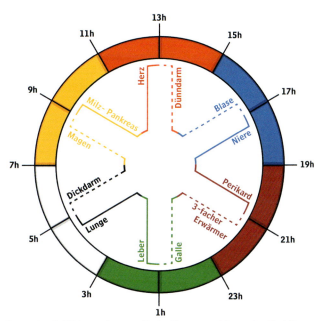

Organuhr: Zeitliche und energetische Zusammenhänge der Meridiane

sen, zu welcher Stunde des Tages welcher Meridian am meisten Energie erhält oder am meisten Energie abgibt. Wenn ein Meridian geschwächt ist, können Beschwerden auch zu bestimmten Tageszeiten auftreten. Fließt gerade weniger Energie auf dem geschwächten Meridian, kommt es zu Symptomen. Oder umgekehrt: Ein eigentlich schwacher Meridian erhält während seines Tages-Hochs mehr Energie – Sie fühlen sich während dieser Zeit besser!

Wenn Sie sich also gegen 12 Uhr besonders schlecht fühlen, können Sie einen Mangel an Gallenenergie haben – oder einen Überschuss an feuriger Herzenergie, denn der Gallenblasenmeridian erhält zwischen 23 Uhr nachts und 1 Uhr morgens die größte Energiemenge und zwischen 11 Uhr morgens und 13 Uhr mittags die geringste Energiemenge, beim Herzmeridian ist es umgekehrt. Wenn Sie sich um 11 Uhr schlecht fühlen, kann dies eine Schwäche des Milz-Pankreas-Meridians bedeuten, der dann gerade seine Energie abgibt und sich das Abgeben als weitere Schwächung dann störend bemerkbar macht.

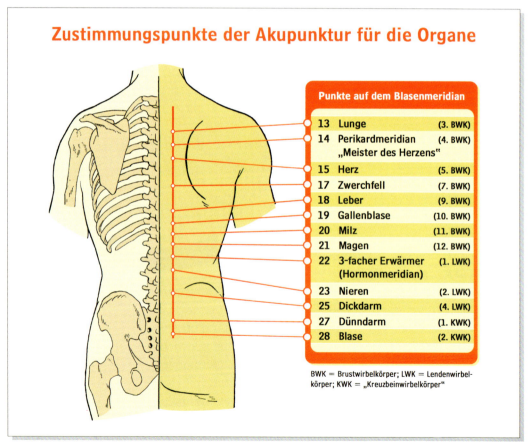

Die Punkte befinden sich ca. 2 Patienten-Querfingerbreit seitlich der Unterkante des Dornfortsatzes des entsprechenden Wirbels.

Reflexzonen des Rückens

Der Blasenmeridian hat viele Akupunkturpunkte am Rücken, die den Organen und Wirbelregionen direkt zugeordnet werden können. Er versorgt viele Organe mit der ihre Funktion unterstützenden Yang-Energie. Dies entspricht den in der westlichen Medizin bekannten, von der Wirbelsäule ausgehenden sympathischen Aktivierungsnerven des vegetativen Systems. Er nimmt damit auf alle Organe einen aktivierenden Einfluss. Wenn er gestört ist, kann es zu vielen verschiedenen Funktionsstörungen kommen. Narben im Bereich des Zustimmungspunktes des Magens (Höhe 12. Brustwirbel) können zum Beispiel eine chronische Gastritis auslösen. Hier entsprechen sich die Beobachtungen der Traditionellen Chinesischen Medizin mit der Anatomie und Funktion des vegetativen Nervensystems. Wenn der Blasenmeridian eine Funktionsschwäche hat, kann es auch im CT/Kernspin zu sichtbaren Bandscheibenvorfällen kommen, deren Beschwerden sich innerhalb von Sekunden auflösen können, wenn Narbenentstörungen durchgeführt werden.

■ Narben am Rücken können hartnäckige chronische Beschwerden im Bereich des zugeordneten Organs hervorrufen, wie zum Beispiel Magenschmerzen, wenn eine Narbe in Höhe des 12. Brustwirbels liegt. ■

Weitere Reflexzonen

An Fußsohlen, Händen, Nase, Mund, Zähnen und Ohren sowie am Kopf gibt es so genannte Mikrosysteme, die wie eine Miniatur des gesamten Körpers diesen reflektorisch abbilden. Die Fußreflexzonen-, Hand- oder Kopfmassage macht sich diese Zusammenhänge in der Regel zum Wohle der Menschen zunutze. Wenn sich aber Narben im Bereich der Fußsohle, Knöchel oder der Zehen befinden, können sich diese störend auf die Ernährung oder Funktion des zugehörigen Organs auswirken. Haben Sie also eine Narbe in einer Reflexzone und Symptome an anderer mit dieser Reflexzone im Zusammenhang stehenden Stelle, könnte hier ein Zusammenhang bestehen! Wenn Sie zum Beispiel Kopfschmerzen oder Schwindel haben, könnte dies mit einer Narbe im Zehenbereich zusammenhängen, und wenn Sie Hormonstörungen der Eierstöcke haben, kann dies durch einen Bruch oder eine Narbe im Innenknöchelbereich hervorgerufen werden – siehe dazu die Abbildungen der Fußreflexzonenkarten auf S. 60.

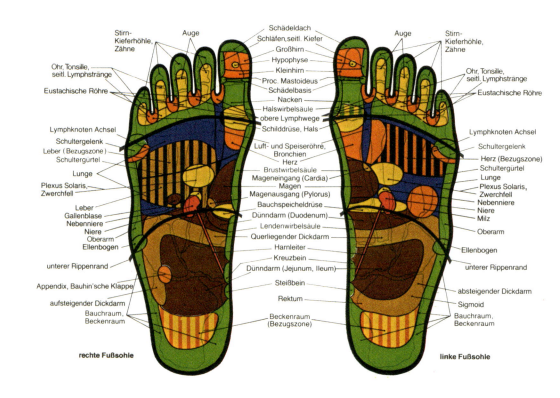
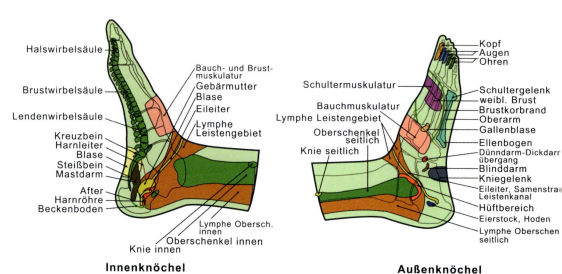

Häufige allgemeine Beschwerden bei Narbenstörungen

Muskel- und Bindegewebsschmerzen: Fibromyalgie

Allgemeine, diffuse und auch wechselnde Schmerzen im Körper haben häufig Narbenstörherde zur Ursache. Sie werden oft als »Fibromyalgie-Syndrom« bezeichnet. In über 70 Prozent der Fälle liegt gleichzeitig auch eine schwere Müdigkeit vor. Solche Störherde entstehen oft nach Impfungen, Entzündungen und auch bei Nervengiftbelastungen wie zum Beispiel durch Quecksilber, anderen Schwermetallen, Chemikalien, Wirk- oder Konservierungsstoffen, Impfstoffen oder toten Zähnen mit deren »Leichengiften«. Auch die Nervengifte von Bakterien und Viren können bei chronischen Entzündungen solche Symptome auslösen. Durch Zeckenbisse werden zum Beispiel nicht nur Borrelien, sondern auch Babesien, Bartonellen oder Ehrlichien übertragen und auch andere Gifte von Tierbissen und Insektenstichen sind häufige Übeltäter. Durch diese Nervengifte werden oft sogar die Enzyme für unsere Körperentgiftung blockiert, so dass weitere chronische Folgeerkrankungen entstehen können. Die elektrischen Verhältnisse der Bissstelle sind auf Jahre hinaus gestört, das heißt, sie lösen nachhaltige Meridianstörungen aus. In diesen Fällen wirken die Biss-, Impf- oder Stichstellen als Narbenstörherde.
Von Narben und Störfeldern, die von diesen Nervengiftstoffen herrühren, geht eine besonders starke elektrisch blockierende Wirkung auf das vegetative Nervensystem und die Meridiane aus, auch wenn die Stellen nur sehr klein sind.

Häufig treten dabei Schmerzen und neurologische Beschwerden auf. Auch kleine Narben können sehr stark als Störherde fürs gesamte System wirken. Insbesondere, wenn sie von Entzündungen, Impfungen, Tierbissen, Insektenstichen oder Zeckenbissen herrühren. Kleine Ursachen haben hier oft große Wirkungen. So ist erklärlich, dass Missempfindungen der Nerven, Schmerzen, Lähmungs- und Kraftlosigkeitsgefühle der Muskulatur oft innerhalb von Sekunden zurückgehen, wenn zum Beispiel die Zahnwurzeleiterung, die Stelle des Insektenstiches, des Zecken-, Hunde- oder Schlangenbisses entstört wurde.

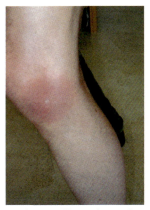

Frische Borrelliose mit Wanderröte. Zeckenbissstellen sollten auch Jahre später unbedingt entstört werden.

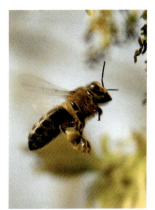

Narben von Insektenstichen sollten entstört werden, wenn diese entzündet waren.

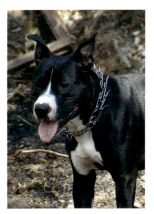

Hundebisse wirken oft als Störfeld, auch wenn alles gut verheilt ist.

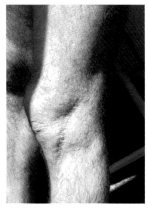
Tief eingezogene und mit dem Knochen »verbackene« Narbe

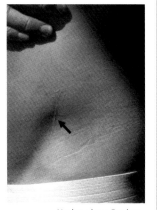
Narbe einer Beckenkamm-Biopsie

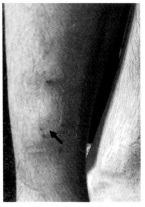
Region des Schlangenbisses im Verlauf des Magenmeridians

Praxisfall: Erschöpfung, Schmerzen, Knochen- und Muskelabbau.

Ein circa 50jähriger Mann klagte über Erschöpfungsgefühle in den Beinen, die sich vom rechten Unterschenkel bis in die Lendenwirbelsäule zogen und dann bis in den linken Fußbereich abstiegen. Er reagierte empfindlich auf Chemikalien in der Raumluft, wie zum Beispiel Klimaanlage und Tabakrauch, welches eine Funktionsstörung der Entgiftungsenzyme anzeigt. Er klagte auch über erhebliche Schmerzen beim Gehen. Nur mit Mühe konnte er ein Stockwerk hochsteigen. Diese Beschwerden hatten innerhalb von vier Jahren zugenommen, seitdem war er auch zunehmend kälteempfindlich. Er konnte das Haus immer seltener verlassen, weil er sofort massive Schmerz- und Erschöpfungszustände bekam. Er litt an starker Osteoporose, und das Blutbild zeigte erhöhte Enzymwerte für Knochen- und Muskelabbau an: Ein schwerer degenerativer Knochen- und Muskelabbau hatte sich entwickelt, daneben eine Multiple Chemikalien-Sensitivität (MCS) und verschiedene Nahrungsmittelallergien, die wiederum Aufnahmestörungen für verschiedene Vitamine und Minerale nach sich zogen.

Vor etwa vier Jahren hatte ihn im Urlaub in einer tropischen Region eine Schlange in den rechten Unterschenkel gebissen, außen im Verlauf des Magenmeridians (siehe Abb S. 18). Die Verletzung verlief jedoch relativ harmlos. Der Patient hatte weitere Narben auf dem Magenmeridian des anderen Beines: Ein komplizierter Knochenbruch vor langer Zeit hatte im Kniebereich links Spuren hinterlassen. Die Narbe war zwar gut verheilt, jedoch sehr fest und hart – und sie war fest mit dem Untergrund, dem Knochen, verbacken. Sie ließ sich nicht verschieben, war also nicht gleitfähig auf dem Untergrund und nicht ausreichend elektrisch durchlässig. Zusätzlich gab es noch eine Narbe im Beckenkammbereich, die sowohl mit dem Magenmeridian als auch mit dem Gallenblasenmeridian und dem Dickdarm in energetischer Beziehung stand.

Bereits nach der ersten Behandlung der Region des Schlangenbisses verschwanden die ziehenden Schmerzen des Patienten, die an der rechten Seite auf- und links wieder abstiegen sowie die Lahmheitsgefühle in den Beinen zu 90 Prozent innerhalb einer Sekunde. Dieser

sofort einsetzende Erfolg hielt circa drei Tage an. Die Schlangenbiss-
stelle wurde erneut behandelt und zusätzlich die Knienarbe links und
die Narbe einer Beckenkamm-Biopsie unterspritzt: Die Beschwerden
besserten sich abermals sofort um circa 90 Prozent.

Dieser Erfolg hielt nun ungefähr sechs Wochen an. Bei der dritten
Unterspritzung der Narben, die alle drei im gleichen Wirbelsäulensegment des 3., 4. und 5. Lendenwirbels lagen, stabilisierten sich die
Symptome weiter: Der Patient erträgt jetzt auch kältere Witterung und
kann seit über zwei Jahren seinen Alltagsaufgaben wieder nachgehen,
und seine Verdauung funktioniert wieder besser. Die Osteoporose-
werte des Patienten haben sich zwischenzeitlich normalisiert, ebenso
die Werte für Muskel- und Knochenabbau. Auch diese Krankheit, die
als unheilbar gilt, konnte durch Narbenentstörung gestoppt werden.

Schwindel, Kältegefühl, Tinnitus – vegetative Beschwerden

Vegetative Erscheinungen wie Schwindel, Durchfälle, Verstopfung, übermäßiges Schwitzen, Ohrensausen (Tinnitus), Kältegefühle an Körperteilen und chronischer Energiemangel können allgemeine Folgeerscheinungen von Narbenstörungen sein, da diese
auf Veränderungen des vegetativen Nervensystems beruhen, welches durch Narbenstörherde elektrisch verändert reagiert. Damit
wird auch die Feinregulation des emotionalen Gehirns im Zwischenhirn, die Energiespeicherung in den Zellen und die Eng-
und Weitstellung der Blutgefäße beeinträchtigt, und es kann zu
extrem vielen unterschiedlichen Beschwerden kommen.

Die Informationen von Tiergif-
ten und auch von Impfungen
bleiben lange an der Bissstelle
gespeichert, auch wenn die
chemische Giftwirkung längst
aufgehört hat.

Praxisfall: Tinnitus verschwand nach Narbenentstörung

Ein Arzt verlor seinen 20 Jahre alten Tinnitus, nachdem ihm während
eines Ausbildungskurses für Narbenentstörung seine Narben im Kopf-
und äußeren oberen Kniebereich entstört wurden. Hier waren Gallen-
blasen- und Magenmeridian betroffen (siehe Abb. S. 17 und Abb. S. 18).
Beide Meridiane haben eine enge Beziehung zur Eng- und Weitstellung von Gefäßen, und der Gallenblasenmeridian zieht eng um das
Ohr herum.

Müdigkeit, Schlafstörungen und seelische Symptome

Durch die Verbindungen des durch Narbenstörherde gestörten vegetativen Nervensystems zum emotionalen Gehirn wie auch auf Grund der Auswirkungen der gestörten Meridianenergien auf die den Organen zugeordneten seelischen Empfindungen können Narbenstörherde natürlich auch einen Einfluss auf das Seelenleben nehmen (Lit. 22). Eine Vielzahl von seelischen Symptomen, Müdigkeit, Depressivität, ein unspezifisch erscheinender Energieverlust, Schlafstörungen, Ängste, eine schwere Krankheit zu haben, Unlust, Antriebsarmut können auf eine Narbenstörung hinweisen. Nachweislich kommt es auch durch schwere Verletzungen – auch zum Teil durch Operationen – und Traumatisierungen zu Störungen der Hormonproduktion der Nebennierenrinde und der Botenstoffe im Gehirn. Durch Narbenentstörung können hier oft erstaunliche Erfolge erzielt werden, da auch die in den Narben gespeicherten Trauma-Erinnerungen (siehe IV. Kapitel) reduziert oder aufgelöst werden können. Dadurch steht dem Körper dann mehr Energie zur Verfügung.

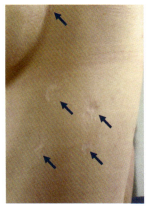

Abb. 1: Linke Achsel der Patientin mit erhobenem Arm mit Narben einer Lungenoperaton. Die Narben sind deutlich blasser, schmerzempfindlich, eingezogen und verhärtet, eine so genannte Yin-Symptomatik.

Praxisfall: Lungenoperation – Schlafstörungen – Depression – Schmerzen

Eine ungefähr 30jährige Patientin hatte nach einer Lungenoperation Schmerzen im Operations- und gesamten Thoraxbereich entwickelt, die nur mit stärksten Schmerzmitteln in Kombination mit starken Psychopharmaka erträglich waren. Starke Schlafstörungen und schwerste Depressivität kamen dazu. Auch diese wurden mit Psychopharmaka behandelt, die Patientin fühlte sich zunehmend als »wandelnde Apotheke«. Die Schmerzen breiteten sich mehr und mehr in den ganzen Körper aus und erfassten nach zwei Jahren auch Arme und Beine. Hier entwickelten sich Nervenschmerzen und Kribbelgefühle, ähnlich wie bei einer Multiplen Sklerose. Die Narben waren sehr verhärtet, schmerzempfindlich und deutlich blasser als die Umgebung, welches auf die Störherdsituation, eine Yin-Symptomatik, hinwies.
Nach der ersten Behandlung verspürte die Patientin eine deutliche Besserung über fünf Tage, nach der zweiten Behandlung, die eine Woche später stattfand, blieb sie zwei Monate beschwerdefrei, die 3. Be-

handlung brachte den Dauererfolg. Sämtliche Schmerzmittel wurden bereits nach der ersten Behandlung abgesetzt, die Schlafmittel nach der zweiten Sitzung. Die Patientin konnte nach drei Wochen an ihren Arbeitsplatz zurückkehren und ist heute bei bestem Wohlbefinden und voll leistungsfähig als berufstätige Mutter.

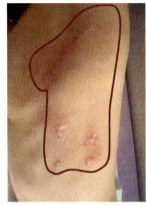

Bei der Narbenunterspritzung kam es wieder zu den für gestörte Narben sehr typischen rötlichen beziehungsweise rotbläulichen Verfärbung weiter Hautbereiche um die Narben herum, die deren Auswirkung auf die Lungen (Segmentbezug) zeigt, welche ursprünglich erkrankt waren. Diese Verfärbungen zeigen die massiven elektrischen und vegetativen Blockierungen, die durch die Narben entstanden waren. Diese waren bei der zweiten Behandlung sehr viel weniger ausgeprägt, welches zeigt, dass das Ausmaß der Störwirkung bereits deutlich nachgelassen hatte. Betroffen waren bei dieser Patientin der Herz-, Milz- und Gallenblasenmeridian (siehe Abb. Seite 55, 18 und 17), die in Beziehung zu Depressionen und zu Schlafstörungen stehen.

Abb. 2: Große Rötung direkt nach der Injektion. Dies zeigt die weitreichende Blockierung, die von den Narben ausgehen kann.

Zusammenhänge in der Krankengeschichte finden

Zusammenhänge zwischen Narben und Krankheiten lassen sich anhand einiger Punkte erkennen, etwa an den

- Meridianbeziehungen
- Zuordnungen zu Reflexzonen oder
- Zuordnungen zu Wirbelsäulensegmenten.

In sehr vielen Fällen ist es aber auch die Krankengeschichte, die den Hinweis auf das Vorliegen eines Narben- oder Zahnstörfeldes liefert – und diese kennen Sie selbst besser als jeder Behandler! Im oben geschilderten Fall mit Schlangenbissverletzung waren die Narben bis auf die Einziehungen am Knie unauffällig. Nur das Wissen um die Giftwirkung von Schlangenbissen und Neurotoxinwirkungen auch nach sehr langer Zeit, so wie sie zum Beispiel auch von Borrelien – bei Zeckenbiss – bekannt sind, gab hier den Hinweis auf die Zusammenhänge.

Überblick: Fernwirkungen von Narbenstörungen

- Schmerzen an anderer Stelle als der der Narbe: zum Beispiel im Verlauf des Meridians, auf dem die Narbe liegt, oder eines eng verwandten Meridians, des Wirbelsäulensegmentes, der Reflexzone am Rücken
- Bewegungseinschränkungen der Halswirbelsäule oder von Schulter- und Hüftgelenken; es können auch andere Gelenke betroffen sein
- Taubheitsgefühle und Lähmungserscheinungen von Nerven, die mit der Narbenstelle über das vegetative System oder einem Meridian verbunden sind
- Allgemeine Muskulatur-, Gelenks- oder Weichteil-Schmerzen, Fibromyalgie, Weichteilrheumatismus
- Immunstörungen, erhöhte Krankheitsanfälligkeit, wiederkehrende Infekte
- Schmerzen am Reflexort, zum Beispiel an Rücken, Füßen, Händen, Nase
- Auftreten chronischer Organkrankheiten verschiedener Art
- Neurologische Symptome, Taubheit, Kribbeln oder andere Empfindungsstörungen
- Energiemangel, Müdigkeit, unklare und nicht klar zuzuordnende Depressivität, fehlende Belastbarkeit
- Reduzierte Entgiftungs- und Regulationsfähigkeit des Körpers wegen gestörter Meridian- und Organenergien
- Gestörte Temperaturregulation: Kältegefühle in Teilen oder im ganzen Körper, fehlende oder zu massive Schweißbildung
- Wetterfühligkeit im ganzen Körper, Windempfindlichkeit
- Intoleranz gegen Licht oder Sonneneinstrahlung
- Schweregefühl im Körper, in den Beinen, Armen oder im Kopf
- Schlafstörungen
- Unklare vegetative, scheinbar »psychosomatische« Symptome wie zum Beispiel Tinnitus, Verdauungsbeschwerden, Herzrasen, Reizblase, Schwindel

Oft kommt es erst zu Symptomen durch die Störungen der Regulation, wenn die Narbenbildung nach ein bis acht Monaten abgeschlossen ist. Solange sich der Körper noch aktiv mit der Wunde beschäftigt scheinen elektrische und hormonelle Prozesse das Auftreten der blockierenden Wirkung zu überbrücken. Wachstumshormon für die Wundheilung erforderliche Entzündungsreaktionen und Stresshormone auf Grund der Verletzung aktivieren den Körper in dieser Zeit, damit Heilungsvorgänge möglich sind. Erst nach deren Abschluss ist das Ausmaß einer Narbenstörung feststellbar. Dieses verzögerte Auftreten von Störungen nach Verletzungen ist ein natürlicher Prozess bei der Verarbeitung von Traumatisierungen, sowohl im körperlichen als auch im seelischen, denn auch bei seelischer Traumatisierung treten die Langzeit- Folgeschäden einer Traumatisierung oft erst nach ein bis acht Monaten auf.

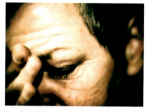

Auch Migräne und Spannungskopfschmerz können mit gestörten Narben zusammenhängen. Nicht selten liegen hier Störungen auf dem Blasen-, Gallenblasen- oder Magenmeridian vor.

Oft stellt man diese zeitlichen Zusammenhänge zwischen Unfällen oder Operationen und Beschwerden nicht ohne Weiteres gedanklich her, weil wir es nicht gelernt haben, hier nach Zusammenhängen zu suchen. Es ist daher hilfreich, wenn man sich eine Liste macht, in der man die verschiedenen Ereignissen direkt im Zusammenhang zu den Zeitpunkten des Auftretens der Beschwerden bringt. Es lohnt sich, hier sowohl körperliche als auch seelische Beeinträchtigungen aufzuzählen und auch nur befürchtete Beeinträchtigungen (Bedrohungssituationen) in Ihre Liste mitaufzunehmen, denn auch seelische Faktoren können Narben zu Störherden werden lassen. Unser Körper reagiert nicht nur auf real erlebtes, sondern genauso stark auch auf Vorstellungen. Das emotionale Gehirn ist eng mit dem Körper verbunden und reagiert auf Vorstellungen. Diese seelischen Eindrücke werden – genauso wie auch die real erlebten- in Narben gespeichert und können diese zum Störfeld werden lassen. (mehr Informationen dazu, wie Narben Erinnerungen speichern, finden Sie in V. Kapitel).

Die folgende Checkliste soll Ihnen helfen, Zusammenhänge klarer zu sehen, so dass Sie die Ursachen Ihrer Beschwerden besser zuordnen können. Nehmen Sie sich ein bisschen Zeit, und füllen Sie diese Liste sorgfältig aus – schließlich geht es um Ihr Wohlbefinden!

Checkliste: Finden Sie Zusammenhänge!

Zeitpunkt (Jahr)	Verletzung/Kummer	Intensität 1 bis 10 (1 = sehr gering, 10 = extrem hoch)	Zeitpunkt Auftreten von Beschwerden (Jahr)	Welche Art von Beschwerden?

Verletzung/Kummer: Bitte tragen Sie alle Operationen/Eiterungen/Zahnbehandlungen/Unfälle/Traumata/Tierbisse/auffällige Insektenstiche/Infektionen/Zeckenbiss/Bedrohungssituation/chemische Belastung/Sorgen/länger andauernde oder sehr intensive Ängste ein
Intensität: Tragen Sie hier bitte das empfundene Ausmaß der körperlichen oder seelischen Belastung, einer Infektion oder Erkrankung ein mit einer Bewertung von 1 bis 10 (1 = sehr gering, 10 = extrem hoch)

WICHTIG: Narben, die vereitert waren, sollten Sie zuerst behandeln lassen, da von diesen die größte Störwirkung ausgeht. Je häufiger sie in der Checkliste für seelische Belastungen hohe Belastungswerte (also Werte zwischen 8 und 10) eingeben, umso wahrscheinlicher ist es, dass Ihre Narbe aus dieser Zeit Erinnerungen abgespeichert hat, die zunächst Ihrem Schutz dienten. Diese durch elektrische Veränderungen im Gewebe gespeicherten Erinnerungen stellen aber später eine energetische Blockierungen dar, da die biologische Information nicht frei fließen kann, das heißt, dass die Informationsübermittlung im Körper nicht stimmt, was krank machen kann, vgl. IV. Kapitel. Sprechen Sie in solchen Fällen mit Ihrem Behandler über diese Zusammenhänge, suchen Sie sich therapeutische Unterstützung und nutzen Sie die Möglichkeiten der Unterstützung der Verarbeitung solcher Ereignisse, die Sie im V. Kapitel finden.

Zusammenhänge mit den Zähnen finden

An den Zähnen sind es nicht immer nur Narben, die als Störherde wirken, wie zum Beispiel von Kieferresektionen, Parodontosebehandlungen oder Wurzelspitzenresektionen. Auch eitrige Prozesse oder Schwermetallbelastungen im Kiefer selbst können bis in die entferntesten Körperbereiche Störherdwirkung entwickeln, da sie auf die feinen vegetativen Fasern einwirken und von dort aus das gesamte elektrische System stören können.

■ Zähne wirken als Sicherungen für zugeordnete Organsysteme. ■

Tote Zähne und Entzündungen im Kiefer können das Immunsystem lähmen, führen zu wiederkehrenden Entzündungen im Körper, Schwächezuständen, chronischen Schmerzen, Rheuma und neurologischen Erkrankungen oder sogar zu Krebs, da die körpereigene Regulation beschädigt wird. Auch das Durchschneiden von Meridianen und Reflexbeziehungen im Kieferbereich (Magen- und Dickdarmmeridian) (S. 18) können ohne weiter hinzukommende Eiterungen schwere Störfeldwirkungen erzeugen.

An den Zähnen liegen – wie an Händen und Füßen – sehr wichtige Reflexzonen zu allen Organen. Jeder einzelne Zahn wirkt hier wie eine Sicherung für ein bestimmtes Organsystem oder einen Meridian. Diese Sicherung kann herausfliegen, wenn dort die Belastungen zu hoch sind. Im Gegenzug kommt es schneller zu Organbelastungen, wenn die Sicherungen an sich nicht gut funktionieren und schnell schadhaft sind. Hier gibt es keine Hierarchie, sondern Wechselbeziehungen! (Zuordnung siehe S. 70)

■ Vorsicht Mundbatterie! Verschiedene Metalle im Mund bilden eine »Mundbatterie« und lösen durch Elektrolyse über 24 Stunden täglich an 365 Tagen im Jahr Metallionen aus den Verbindungen – auf diese Weise kann der Körper chronisch vergiftet werden. Vermeiden Sie, mehr als ein Metall im Mund zu haben! ■

Sie können durch Entzündungen an den Zähnen oder im Zahnfleischbereich sehr stark blockiert werden, ebenso durch elektrische oder chemische Reizungen, die durch Zahnmaterialien entstehen und die sich häufig um den betreffenden Zahn herum im Kieferknochen in sehr hohen Konzentrationen ablagern, wie in vielen Gewebsproben nachgewiesen werden konnte (Titan, Quecksilber, Palladium, Platin, Indium, Silber, Zinn und andere). Umso mehr noch dadurch, dass im Mund vielleicht sogar verschiedene Metalle als Zahnfüllung, Brückenmetalle oder Kronenbefestigungen vorliegen, die untereinander auf Grund ihrer unterschiedlichen elektrischen Potenziale Spannungen bilden, zwischen denen dann Mundströme fließen, hier spricht man von der

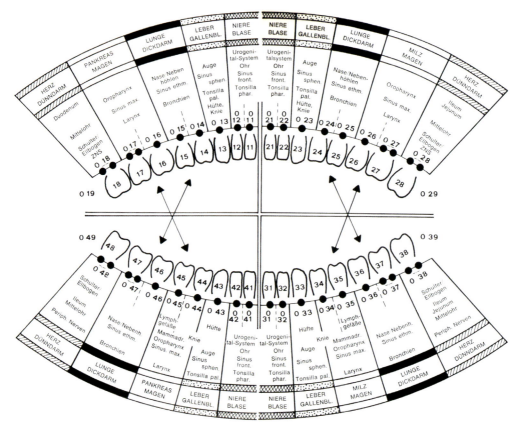

Die Abbildung zeigt eine Übersicht der Zahnreflexzonen nach J. Gleditsch. Sie können erkennen, welcher Zahn für welche Körperregion bzw. welches Organ steht.

so genannten »Mundbatterie«. Diese Mundströme und Spannungen bewirken eine verstärkte Herauslösung von Metallionen aus den Legierungen und Gemischen, eine so genannte Elektrolyse. Diese bedeutet zum einen eine erhöhte chemisch-toxische Belastung, zum anderen aber auch einen chronischen elektrischen Reiz auf die mit dem Zahn in Verbindung stehenden Reflexzonen, die jeden einzelnen Zahn mit bestimmten Organen verbinden und dort dann auch Beschwerden hervorrufen können.

Zähne sind gerade im Wurzelbereich, aber auch im Zahnhalteapparat von einem dichten Geflecht von Nerven und Gefäßen umgeben. Dieses nimmt Metallionen aus den Zahnfüllungen oder Elektrolyse vermehrt auf und lagert diese vor Ort ab und schwemmt diese auch in den Körper. Das in diesem Prozess vom

Mögliche Störfaktoren an den Zähnen:

- Amalgamfüllungen an Zähnen – chemisch toxische Belastung des Zahnhalteapparates
- Entzündungen an den Wurzelkanälen
- alte wurzelbehandelte Zähne und tote Zähne
- chronische Kiefereiterungen und chronische Nebenhöhlenentzündungen, die durch die Kieferknochen zu den Zähnen durchgewandert sind
- Operationsnarben im Kiefer
- Parodontose und Parodontosenarben
- entzündete Zahntaschen
- unverträgliche Zahnmaterialien – Nervengiftwirkungen am Zahnhalteapparat und in den ganzen Körper
- erhöhte Schwermetallbelastung durch Ausgasen und Ausströmen von Schwermetallen, wenn unterschiedliche Metalle als Zahnfüllung eingesetzt wurden (Elektrolyse)
- Fehlstellungen der Zähne und vor allem auch der Kiefergelenke führen zu unausgeglichenen Belastungen der Zähne und Reflexzonen und gegebenenfalls der zugeordneten Organe.
- Die Zähne werden durch vegetative Schaltzentren im Halsbereich versorgt und »gesichert«.
- Folgen von Irritationen der Halsnervenzentren (zum Beispiel durch Halswirbelschleudertraumata oder Verletzungen) können die elektrischen Sicherungen der Zähne ebenfalls stark schwächen, da sie die gleiche »Segmentsicherung« benutzen und so auch Wechselwirkungen auf die Zähne haben.

Folgende Symptome weisen auf Zahnherde hin:

- Verfärbungen am Zahnschmelz – dies kann auf abgestorbene Zähne hinweisen
- wenn Zähne nach einer Wurzelbehandlung noch länger Beschwerden machten
- Ziehen oder Beschwerden in den Zähnen bei Wetterwechsel oder bei Grippe
- sofortiges Schmerzen der Zähne bei Belastung
- häufige Zahnschmerzen an einer Stelle (diese können aber auch im gesamten Kiefer wandern, da Nervengifte sich innerhalb des Nervennetzwerkes sehr schnell verteilen können)
- wenn Beschwerden im Körper nach einer Wurzelbehandlung begonnen haben
- Druckempfindlichkeit der Region genau oberhalb der Zahnkrone im Zahnfleisch im Bereich der Wurzelspitze oder in der Mundschleimhaut direkt am Umschlagpunkt zwischen Wangenschleimhaut und Kieferleiste.

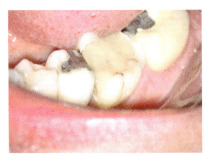

Auch eine Entstörung von Zähnen mit Quecksilberfüllungen kann lohnend sein, da Quecksilber im Zahnhalteapparat abgelagert wird und dort Nerven schädigen kann.

Körper aufgenommene Quecksilber der Füllungen und die Ablagerungen anderer Schwermetalle können weit in den Körper hinein die elektrische Vernetzung stören, denn Schwermetalle können die Reizleitung in den Nerven lähmen oder sogar zerstören und Stoffwechselprozesse beeinträchtigen. So entstehen im Zahnhalteapparat Beschwerden wie Entzündungen, und Zahnnerven sterben ab. Dadurch werden so genannte »Leichengifte« (Eiweißabbauprodukte: Thioäther und Mercaptane) erzeugt, die selbst als Nervengifte wirken und die Region und die dieser zugeordneten Organe stören.

Praxisfall: Ödeme am Fuß durch Wurzeleiterung

In einem Fall reduzierten sich erhebliche Lymphödeme des rechten Fußes und Unterschenkels nach Entfernen eines vereiterten Zahnes im rechten Unterkieferbereich, Region 4.5. Der Zahn hatte eine Eiterung des gesamten Nervenkanals des Unterkiefers bis unters Ohr hin ausgelöst. Die Beschwerden verringerten sich nach der Entfernung zunächst nur um circa 30 Prozent. Sowohl die Zahnhöhle als auch die Operationsnarbe dieses Zahnabszesses wurden drei Mal neuraltherapeutisch behandelt. Erst danach waren die Beschwerden am Fuß dauerhaft verschwunden. Die Region 4.5 ist nach der Zuordnungstabelle den Lymphgefäßen und dem Milz-Pankreas- und Magenmeridian zugeordnet. Auch in der chinesischen Medizin haben Lymphödeme mit Stauungen im Milz-Pankreas-Bereich zu tun.

Erstellen Sie Ihre eigene Zahntabelle!

Tragen Sie alle Befunde der Zähne in die Zahntabelle auf der nächsten Seite ein und notieren Sie das Jahr, in welchem hier etwas passierte.
Dazu gehen Sie nach folgendem Muster vor: Tasten Sie vorsichtig mit den Fingerspitzen die Region zwischen den Zahnwurzeln und der Wangenschleimhaut ab. Fühlen und betrachten Sie jeden Zahn, beginnen Sie mit dem rechten Oberkiefer (in der Tabelle links oben »I«), und fahren Sie fort mit dem linken Oberkiefer (in der Tabelle rechts oben, »II«). Danach gehen Sie nach unten

Wie kann ich gestörte Narben erkennen? 73

zum linken Unterkiefer (in der Tabelle rechts unten, »III«) und weiter zum rechten Unterkiefer (in der Tabelle rechts unten) »IV«. Tragen Sie in das Feld »Was« ein, welche Befunde oder Behandlungen Sie an den Zähnen haben oder hatten. Nehmen Sie die folgenden Abkürzungen:

E = Eiterung   K = Krone (G = Gold, E = Edelmetall, T = Titan)

Z = Zahn fehlt   WF = Wurzelfüllung   WR = Wurzelspitzenresektion

T = Toter Zahn   I = Implantat (T = Titan,

K = Keramikstift/Glasmonomerstift)   P = Paradontose

S = Sensibel, schmerzempfindlich

D = Druckschmerz im Gaumenbereich gegenüber dieser Region

Tabelle: Ihre persönliche Zahntabelle

Diese Zahntabelle hilft Ihnen, sich genauer zu erinnern und Verbindungen zwischen scheinbar nicht zusammenhängenden Ereignissen und Beschwerden herzustellen. Die Nummern der Zähne orientieren sich an denen, die Sie in der Abbildung auf Seite 70 finden.

Rechter Oberkiefer (I)   **Linker Unterkiefer (III)**

Zahn	18	17	16	15	14	13	12	11	21	22	23	24	25	26	27	28
Was																
Jahr																
Was																
Jahr																
Zahn	48	47	46	45	44	43	42	41	31	32	33	34	35	36	37	38
Was																
Jahr																
Was																
Jahr																

Rechter Unterkiefer (IV)   **Linker Oberkiefer (II)**

Vergleichen Sie die Jahreszahlen der Zahntabelle mit dem Auftreten von körperlichen oder seelischen Beschwerden aus Tabelle Seite 68. Finden Sie Hinweise auf aktuelle Beschwerden an anderen Stellen Ihres Körpers?

Was tun bei Problemen im Zahnbereich?

Falls Sie Zähne mit einem Störherd oder mit Amalgambelastungen oder mit Elektrolysefolgen bei mehrmetalliger Versorgung im Mund haben, sollten Sie einen ganzheitlichen Zahnmediziner aufsuchen und nach den Behandlungsmöglichkeiten fragen (Adressen finden Sie im Anhang). Grundsätzlich gilt: Zähne mit Amalgamfüllungen sind besonders gefährdet, und Amalgam wirkt als Nerven- und Stoffwechselgift bei jung und alt.

Auf jeden Fall ist es sinnvoll und oft im wahrsten Sinne notwendig, diese Zähne oder nach dem Ziehen den Zahnhalteapparat beziehungsweise die Reflexpunkte nach J. Gleditsch (siehe Abb. Seite 70) durch Neuraltherapie mit einem örtlichen Betäubungsmittel, (dreiprozentigem Mepivacainhydrochlorid) mehrfach anspritzen zu lassen. Dieses dringt in den Zahnhalteapparat ein und löst dort elektrische Blockierungen durch Nervengifte, die etwas weiter innen liegen. Denn die krank machende Herdwirkung geht oft nicht vom Zahn selber, sondern vom umgebenden und eitrig oder mit Nervengiften durchsetzten Zahnhalteapparat aus. Vieles reguliert sich danach besser, jedoch leider nicht immer alles, denn eine Störwirkung wird durch weiter fortbestehende hohe Schwermetallkonzentrationen immer wieder neu auftreten. Schwermetalle sollten daher gerne parallel oder im Anschluss ausgeleitet werden (vgl. Lit. 22). Oft verschwinden jedoch Knie-, Schultergelenks- und Hüftschmerzen in der gleichen Sekunde, manchmal benötigt man bis zu drei Behandlungen, bevor sich Resultate zeigen. Gleichzeitig sollten weitere Narbenstörfelder am Körper mitbehandelt und Schwermetalle entgiftet werden, damit die Regulationsfähigkeit insgesamt besser wird (Lit. 22). Damit steigen auch die Chancen, solche Zähne erhalten zu können. Zusätzlich ist es dann oft sinnvoll, auch weitere Sicherungssysteme des vegetativen Nervensystems neuraltherapeutisch entstören zu lassen: die Schaltzentren im Kopf- und Halsbereich, die so genannten Kopfganglien, die ebenfalls durch die Nervengifte blockiert werden.

Idylle mit Nebenwirkungen. Quecksilber ist nicht nur als Folge von Zahnfüllungen eine Bedrohung für den Menschen, sondern in vielen Fischen, Fischölen und Waldpilzen enthalten. Küstennahe Fische sind besonders belastet.

TIPP: Ölziehen

Reduzieren Sie die Nervengiftbelastung im Mund- und Kieferbereich, indem Sie ein- bis zweimal täglich sieben Minuten mit Sonnenblumen- oder Rapsöl »Öl ziehen«. Sie ziehen dabei das Öl zwischen den Zähnen und im Kiefer hin und her und lösen so mehr und mehr meist fettlösliche Nervengifte aus deren Bindungen. Das Öl wird nach einigen Minuten dick und hat eine Mayonnaise ähnliche Konsistenz. Spucken Sie dieses Öl immer aus, und spülen Sie den Mund gründlich mit Wasser nach oder auch mit Thymiantee, der eine gute antientzündliche Wirkung hat.

Störherd Amalgam – Quecksilber und andere Schwermetalle

Quecksilber ist neben Silber, Zinn und Kupfer ein Hauptbestandteil der in Deutschland immer noch verwendeten Amalgamfüllungen. Die wissenschaftliche Studienlage zu Quecksilber ist klar: Es wirkt als Nervengift und erzeugt neben schweren Schmerzsyndromen und chronischer Müdigkeit viele chronische, neurologische, immunologische Erkrankungen und auch Krebs. Es führt zu früherer Alterung und erzeugt in vielen Fällen psychische und psychiatrische Störungen (Lit 38, 39, 40, 41). Die Irrtümer der Medizin füllen nicht nur die Krankenhäuser, sondern leider auch die Friedhöfe: So hat Quecksilber etwa den frühen Tod von Mozart verursacht, der wegen einer angeblichen »Syphilis« damals mit diesem Schwermetall behandelt wurde und höchstwahrscheinlich sogar an einer akuten Quecksilbervergiftung gestorben ist (damals »Goldstandard« der medizinischen Behandlung). Auch der damalige behandelnde Arzt hat dies seinerzeit für notwendig und wahrscheinlich sogar für ungefährlich gehalten. Auch andere Schwermetalle, die als Zahnwerkstoffe verwendet werden wie Palladium, Silber, Zinn und Titan wirken oftmals sehr gesundheitsschädigend, ganz besonders, wenn noch zusätzlich ein Entgiftungsproblem vorliegt (Enzymschaden) oder eine individuelle Empfindlichkeit. Dieses können Sie durch Laboruntersuchungen oder mit vegetativen Testmethoden herausfinden lassen (siehe Lit. 22).

Hierbei wirkt nicht nur das metallische Quecksilber als Nervengift, sondern vor allem auch die organischen Verbindungen wie Methyl-Quecksilber und Äthyl-Quecksilber. Diese sammeln sich dann vorwiegend im menschlichen Herz, Gehirn, der Leber und den Nebennieren an. Von dort aus können sie nicht nur das elektrische System im Körper, sondern auch die Hormone, den Kreislauf, die Gefäße, das Immunsystem und die Psyche schädigen. **Verwenden Sie für Ihre Zahnfüllungen am besten so wenig Metall insgesamt wie möglich, und vermeiden Sie, mehr als ein Metall im Mund zu haben (Elektrolysegefahr, s. o.).** Metall stört immer durch die elektrischen Felder, die sich in ihm und an ihm bilden. Keramik und immer höherwertige Kunststoffe bieten für die allermeisten Menschen gute Alternativen.

Amalgam wirkt als Störherd erzeugender Faktor, denn jeder Zahn kann zum Störherd werden, wenn sich im Zahnhalteapparat Quecksilberionen ansammeln. Nachweisen lassen sich solche Belastungen durch Schleimhautproben, die in Speziallabors (siehe Adressen) untersucht werden können oder durch Kinesiologie oder Elektroakupunktur.

Viele Zahnärzte stellen das Problem Amalgam kleiner dar, als es ist, oder sehen es als individuelles Problem. Viele Zahnärzte wissen nicht um die Gefährlichkeit von zwei verschiedenen Metallen im Mund und lassen solche gesundheitsgefährdenden Zustände über Jahre und Jahrzehnte bestehen. Lassen Sie sich davon nicht beirren, lesen Sie gegebenenfalls selbst zum Thema Amalgam, es gibt genügend verständliche Literatur (Lit. 38, 39, 40, 41), die über die wissenschaftlichen Forschungsergebnisse berichten.

3

Sekundenheilung – »Wunderheilung mit System« ■■■

Sekundenheilungen haben immer etwas Wunderbares. Sie sind jedoch keine »Wunder« – deren Ursache man ja nicht kennt, sondern folgen logischen und biophysikalischen Gesetzen, von denen Sie die wichtigsten kennen sollten, damit Sie diese Zusammenhänge auch für sich selbst nutzbar machen können. In diesem Kapitel erfahren Sie anhand von vielen lehrreichen Praxisfällen einiges über die Systeme hinter diesem »Wunder« und darüber hinaus, welche Narben am häufigsten stören. Narbenentstörung hat sofortige und meist auch dauerhafte Auswirkungen auf das vegetative Nervensystem, das Meridiansystem und damit auf Ihre gesamte Regulationsfähigkeit. Sie verbessert die Stabilität Ihrer Gesundheit, wenn Sie krank sind, aber auch, wenn Sie vielleicht noch gar keine Beschwerden haben.

■ Durch Narbenentstörung füllen sich Gewebedefekte wieder auf, und auch Unterhautgewebe bildet sich neu. Die Farbe der Narbe gleicht sich der umliegenden Haut meist innerhalb weniger Wochen an. ■

Narben mit Gewebeveränderungen

Wenn Narben optisch verändert sind, weist dies auf deren Störfeldwirkung hin. Wenn Sie stark eingezogen oder mit dem darunter liegenden Gewebe sehr verbacken sind, weist auch dies darauf hin, dass dort die Ernährung des Gewebes nicht mehr richtig funktioniert und die Meridianenergien schlechter fließen. Bei Narben direkt über Knochen, wo nicht viel Unterhautfettgewebe zur Ernährung zur Verfügung steht, zum Beispiel am Steißbein, Ellenbogen oder Kniegelenk, gibt es daher häufig Störfelder. Am folgenden Beispiel können Sie deutlich die Auswirkungen auf die Meridianenergien erkennen:

Praxisfall: Hüftoperation nach Unfall. Narbeneinziehung und Nervenlähmung

Sandra hatte mit 13 Jahren einen schweren Unfall, bei dem es zu einer Zertrümmerung des rechten Hüftkopfes, einem Oberschenkel- und einem Unterschenkelbruch kam. Die Hüfte musste mehrfach operiert und in ihrer Richtung umgestellt werden, damit die Hüftfunktion erhalten werden konnte. Der Oberschenkel und auch der Unterschenkel waren längere Zeit mit einem so genannten Fixateur externe ruhiggestellt gewesen, damit der sehr komplizierte Bruch heilen konnte. Ein Fixateur externe (siehe. S. 86) gibt – wie der Name schon sagt – dem gebrochenen Knochen von außen eine Stabilität während der Heilphase, indem dort mehrere Metallstangen an verschiedenen Stellen in den Knochen gebohrt und dann außerhalb des Körpers mit Metallstäben miteinander verspannt werden. Die Metallstäbe, die durch den Knochen verlaufen, hinterlassen sowohl an der Knochenhaut, im Knochen, als auch im Gewebe Narben, die oftmals optisch sehr auffällig heilen und nicht selten auch mit Bakterien infiziert werden. Meist sind sie eingezogen und sehr verhärtet, häufig bilden sie Störherde.

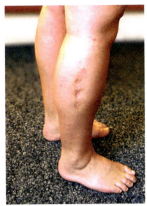

Die Narben am Unterschenkel liegen im Verlauf des Gallenblasenmeridians, der auch über das Hüftgelenk zieht bis auf den seitlichen Fußrücken (Abb. S. 17). Das Taubheitsgefühl im Unterschenkel beruhte auf einer »Abschaltreaktion« der Unterschenkelnerven, der auch die Fußmuskulatur versorgt.

Sandra hatte Monate in Kliniken verbracht. Als sie mit circa 15 Jahren zur Behandlung kam, konnte sie nur mit Schmerzen in der Hüfte an Krücken einige Meter humpeln, weder den rechten Fuß abrollen, noch das Knie durchstrecken. Sie hatte keine Kraft im Bein und ein Taubheitsgefühl am rechten Ober- und Unterschenkel.

Am Ober- und Unterschenkel befanden sich starke, mit bloßem Auge deutlich sichtbare Gewebedellen und Einziehungen an den Narben. Die großen Narben waren sehr entstellend, blaurot verfärbt und insgesamt extrem hart, so dass man auch mit der Nadel kaum hineinstechen konnte (Siehe Abb. S. 50). Einige Stellen des Fixateur externe am Oberschenkel hatten auch geeitert und waren sehr berührungsempfindlich. Von der Hüftoperation hatte Sandra eine Unterschenkel-Nervenlähmung davongetragen: Sie konnte ihre Ferse nicht aufsetzen, den großen Zeh nicht heben und das Knie nicht durchstrecken. Auf der Rückseite des rechten Unterschenkels war es während einer der mehrstündigen Operationen zu einer kleinen Verbrennungsnarbe im Verlauf des Blasenmeridians gekommen. Diese kleine Narbe war mir zunächst

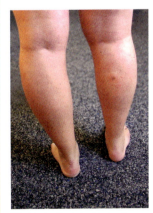

Die Narbe liegt im Verlauf des Blasenmeridians (Siehe S. 55) der über das Gesäß, die Kniekehle bis zum seitlichen Fußrand zieht. Die Beschwerden in der Kniekehle beruhten auf einer Meridianstörung.

nicht richtig aufgefallen, erschien in Anbetracht der anderen Narben als Bagatelle. Sie war aber für das Laufen der Patientin sehr wichtig, wie sich später herausstellte.

Nach der ersten Behandlung der Fixateur-externe- und Oberschenkelnarben, die auf dem Magen- und Gallenblasenmeridian lagen, konnte Sandra sofort feststellen, dass die Berührungsempfindlichkeit der alten Eiterungsstelle deutlich geringer wurde, das taube Gefühl am Oberschenkel nachgelassen hatte und ihr das Gehen deutlich weniger Beschwerden machte.

Nach der zweiten Behandlung auch an den Unterschenkelnarben konnte sie besser und ohne Krücken laufen. Der Nerv für den Fußrücken galt seit der Operation als durchtrennt, und seit zwei Jahren war dort keine Besserung erfolgt. Dies hatten auch die Messergebnisse eines Neurologen bestätigt, der hier keine Nervenimpulse am Fuß messen konnte. Das Gefühlsempfinden auf dem rechten Fußrücken kehrte dort jedoch sofort nach der Injektion zurück, sie konnte den rechten Fuß wieder anheben und in der Folge besser abrollen. Der Nerv war also nicht durchtrennt oder abgetötet, er war nur »abgeschaltet« gewesen und durch die Narbenentstörung wieder »geweckt« worden.

Nach einer Behandlung der kleinen Verbrennungsnarbe am Unterschenkel hinten (!) konnte sie auch sofort das Knie wieder richtig durchdrücken und somit das Bein besser belasten. Diese Wirkung der Stelle des Blasenmeridians auf das Knie ist aus der Akupunktur bekannt. Bei dieser Patientin sind gleich drei Sekundenphänomene an unterschiedlichen Körperstellen und immer im Zusammenhang mit den Meridianverläufen eingetreten. Der Blasenmeridian, der durch die Kniekehle, über die Wade bis zur Ferse und zum seitlichen Vorfuß zieht, konnte plötzlich den Fuß wieder mit Energie versorgen. Der Energiestau im Knie konnte dadurch abfließen.

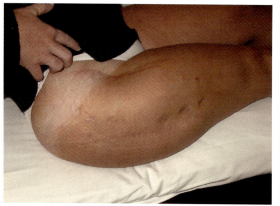

Wegen der Größe und Tiefe der Narben waren mehrere Behandlungen erforderlich. Die Narben im Leisten- und Hüftbereich sowie die Narben des Fixateur externe sind nach der dritten Behandlung (siehe Abb.) bereits deutlich verblasst und nach weiteren zwei Behandlungen nochmals gebessert (vgl. II. Kap. S. 50). Sie sind weniger eingezogen, deutlich weicher, nicht mehr berührungsempfindlich und optisch nicht mehr so auffällig.

»Abgeschaltete« Nerven schalten sich wieder ein

Anhand von Sandras Fall und dem plötzlichen Wiederfunktionieren von vorher angeblich toten Nerven können – ebenso wie in einigen anderen Fällen – die gleichen Beobachtungen gemacht werden, und dadurch noch weitere Erkenntnisse für das Wirksystem der Sekundenheilungen gewonnen werden:

Bei drei weiteren Fällen aus meiner Praxis bildeten sich die nach Hüftoperationen eingetretenen Lähmungen der Fußheber wegen angeblicher Unterschenkel-Nervendurchtrennungen im betroffenen Bein nach der Unterspritzung der Hüftoperationsnarbe in der gleichen Sekunde zurück. Hüftoperationsnarben liegen meist direkt auf dem Gallenblasenmeridian. Man muss davon ausgehen, dass auch hier die Nerven nicht durchtrennt, sondern lediglich traumatisiert und eben »abgeschaltet« waren.

Wie kann es zu solchen »Abschaltreaktionen« kommen?

Bekannt ist das »Abschalten« von ganzen Hirnarealen, wenn zum Beispiel größere Traumatisierungen erfolgen. Jeder von uns weiß, dass es die Möglichkeit gibt, »die Ohren auf Durchzug« zu stellen, um gezielt Außenreize abzublocken oder einfach nicht mehr wahrzunehmen. Operationen sind ganz erhebliche Traumatisierungen für das Gewebe und natürlich auch für die dort verlaufenden Nerven.

Zum Beispiel kann sich dieser Nerv einfach »abgeschaltet« haben, weil er durch Operationshaken zu stark gedrückt, das heißt schockiert wurde, oder weil er durch den Unfall selbst überdehnt wurde oder weil vielleicht der Fixateur externe des Unterschenkels ihn berührt und damit zu stark oder dauernd gereizt hat. Darauf hat der Nerv mit »abschalten« reagiert. Dies hat sogar die Leitungsfunktion des Nervs für Impulse ausgesetzt, da der Neurologe ja am Fuß keine Nervenimpulse mehr messen konnte. In der Chirurgie sind solche Phänomene bekannt und werden als so genanntes Numming (»Taubwerden«) bezeichnet.

■ Nerven sind oft nicht durchtrennt, sondern nur »geschockt« und reagieren »abgeschaltet«. Taube Stellen können sich in Sekunden zurückbilden, und angeblich tote Nerven können durch Narbenentstörung wieder normal funktionieren. ■

Eiternde und schlecht heilende Wunden

Wunden, die während der Heilungsphase eiterten oder wieder aufbrachen, erzeugen Narben, die nach dem Abheilen sehr oft als Störfeld wirken. Infektionen an Wunden wirken meist nicht

TIPP: Wenn Wunden schlecht heilen: Wenn (auch eiternde!) Wunden schlecht heilen, sollten Sie fachkundige Berater um Hilfe bitten und Heilungshindernisse wie z.B. Zink- und Vitaminmangel abklären lassen. Zusätzlich kann das örtliche Betäubungsmittel Procainhydrochlorid einprozentig (rezeptfrei erhältlich) direkt auf die offene Wunde aufgeträufelt oder unter die Wundsalbe gemischt werden. Es fördert die Wundheilung.

nur an der infizierten Stelle, sondern können noch über viele Jahre hinweg auf den ganzen Körper Einfluss nehmen, auch wenn die Infektion selbst längst abgeklungen ist und vergessen scheint (vgl. II. Kapitel, Fernwirkungen). Dies lässt sich durch Elektroakupunktur und Kinesiologie auch noch Jahrzehnte später als Belastung messen, das heißt, dass sie auch so lange stören können! Diese elektromagnetischen »Prägung« durch die Infektionen neutralisieren sich durch Narbenentstörung, und es verschwinden selbst Jahrzehnte bestehende Schmerzen auch im ganzen Körper oft im Sekundenbruchteil. Eine »Narbengeschichte«, die Sekundenheilerfolge wahrscheinlich macht!

Praxisfall: Schienbeinbruch und Steißbein-Operation

Nach einer Steißbein-Operation eiterte eine Wunde über ein Jahr und heilte nur sehr langsam zu, auch weil dort ja sehr wenig Unterhautfettgewebe vorhanden ist. Die Narbe war anfangs sehr druckempfindlich, stark verhärtet, mit dem darunter liegenden Knochen komplett verklebt. Sie wurde durch achtmalige Narbenentstörung immer weicher und baute Unterhautfettgewebe auf. Sie wurde dadurch viel weniger berührungsempfindlich, wenn auch immer noch nicht so strapazierfähig wie das restliche Gewebe.

Durch mechanische Belastungen bildeten sich dort immer wieder schnell Risse in der Haut, die nässten, sich entzündeten und als Störfeld weiterwirkten. Der Patient entwickelte nun über Monate zunehmend sowohl sehr spitze als auch dumpfe Kniebeschwerden im rechten Knie-Innenbereich, nachdem er sich das Knie dort gestoßen und leicht verdreht hatte. Die innere Seite des Knies ist dem Segment der Steissbeinwirbel zugehörig. Die Beschwerden bildeten sich dort trotz intensiver orthopädischer Behandlung nicht zurück und machten dem Patienten das Gehen zur Qual, im Röntgenbild war nichts zu sehen, aber die klinische Untersuchung zeigte es: Das Knie des Patienten war um den Schienbeinkopf und an den Ansatzpunkten der großen Oberschenkelmuskel sehr druckschmerzhaft und schmerzte wie die Kniescheibe bei Druck und beim Treppabgehen. Darüber hinaus war die Region leicht geschwollen. Am Knie befanden sich weitere Narben eines Schienbeinbruches aus der Kindheit, welcher unter traumatischen Umständen passiert und behandelt worden war, so dass im gleichen Segment und im gleichen Meridiangebiet (Leber- und Milzmeridian) wie die neuen Kniebeschwerden eine zweite Schwachstelle existierte. Bereits nach der ersten Injektion an der akut verletzten Stelle am Knie verschwanden die intensiven »spitzen« Schmerzen für circa acht Stunden. Am nächsten Tag wurde die gleiche Stelle erneut behandelt, zusätzlich die alte Narbe direkt daneben. Diese ließ den hohen Schmerz erneut verschwinden, es kam aber zu Schwindel und seelischen Schockreaktionen – **wie damals** beim Schienbeinbruch als Kind, welcher traumatisch verlaufen war. Wie Sie im V. Kapitel noch näher erfahren, können an Narben alte Erinnerungen gespeichert werden. Der Patient führte sofort Selbsthilfemaßnahmen durch (wie sie im V. Kapitel beschrieben werden), erhielt Notfalltropfen (Bachblüten) und ein homöopathisches Mittel (Symphytum C 30) für die Knochenheilung. Diese Mittel wurden für die Situation »von damals« eingesetzt, als er den traumatischen Schienbeinbruch erlitten hatte. Nachdem sich sein allgemeines Wohlbefinden wieder hergestellt hatte, ging er (nur noch mit leichten Restbeschwerden – dieses Mal an der Kniescheibe) nach Hause und brauchte nicht mehr zu humpeln. Nach weiteren drei Tagen wurde die verletzte Stelle erneut behandelt und zusätzlich die Steißbeinnarbe, welche über die Akupunkturmeridiane Beziehungen zum gesamten Knie hat und von der Nervenversorgung Beziehungen zur Innenseite des Knies, also eine weitere Schwachstelle mit energetischen Bezügen zum Geschehen darstellt. Dadurch verschwanden in Sekundenschnelle die restlichen Schmerzen im Kniescheibenbereich und im gesamten Bein. Nach einer vierten Behandlung der Knienarbe verschwand auch das Gefühl der Unsicherheit im Kniegelenk, und der Patient konnte jetzt seit über einem Jahr dauerhaft wieder fest und schmerzfrei auftreten. Dieser Fall zeigt deutlich, wie die Häufung von Schwachstellen von störenden Narben im gleichen Segment zu immer weiteren Erkrankungen und zum Teil zu schulmedizinisch nicht nachweisbaren und von dieser (bislang) dann auch nicht heilbaren Beschwerden führt.

■ Narbenentstörung verbessert auch die Durchblutung der Haut und den Heilungsverlauf von Narben. Harte Narben werden weicher, weiche Narben bekommen eine bessere Zugfestigkeit. ■

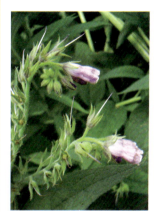

Beinwell-Symphytum. Sehr hilfreich als homöopathische Potenz bei Verletzungen von Knochen, Sehnen, Bändern

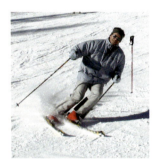

Sportunfälle können durch Narbenstörungen Langzeitfolgen haben. Auch Bänderrisse und Knochenbrüche ohne Operationen können als Störherde wirksam werden.

Praxisfall: Langzeit-Trauma vor mehr als 50 Jahren

Ein weiterer Fall zeigt, dass es für die Erfolge durch Narbenentstörung fast egal ist, wie lange die Beschwerden schon bestehen, wenn es sich um eine gestörte Narbe handelt: Eine etwa 60jährige Patientin konnte nur unter Schmerzen an Krücken laufen, da sie sich als kleines Mädchen mit vier Jahren bei einem Unfall beide Beine gebrochen und bis zum achten Lebensjahr immer wieder an Knocheneiterungen zu leiden gehabt hatte. Sie war deswegen mehrfach operiert worden und hatte Jahre ihrer Kindheit und Jugend im Krankenhaus verbracht. Beide Beine waren im Ober- und Unterschenkelbereich stark verformt und von sehr stark eingezogenen Narben durchzogen, die zudem blaurot verfärbt waren. Die Narben waren außerordentlich berührungsempfindlich.

Allein der Gedanke an eine Narbenentstörung ängstigte die Patientin sofort und verursachte ihr Stress. Die Abwehrreaktionen zeigten, wie sehr diese Verletzungen die Patientin traumatisiert hatten. Sie konnte sich zunächst nicht vorstellen, sich im Narbengebiet Spritzen setzen zu lassen. Sie entschied sich aber dann doch dafür, da sie Erfolge bei Mitpatienten in der Klinik, in der ich damals arbeitete, gesehen hatte.

Es wurden drei Behandlungen jedes Abschnittes der sich an beiden Beinen über die ganze Beinlänge ziehenden Narben über insgesamt drei Wochen durchgeführt: Schon nach der ersten Behandlung reduzierten sich die Schmerzen der Patientin beim Laufen sowie ihre Übelkeit und Ängste beim Anfassen der Narben. Dieser Anfangserfolg machte der Patientin Mut für den weiteren Behandlungsverlauf, und sie ertrug den einige Sekunden lang auftretenden Schmerz beim Einstich mit der feinen Nadel. Die Schmerzen nahmen weiter ab, und auch das Gewebe erholte sich, ein Zeichen dafür, dass sich außer den körperlichen Narben auch die seelischen Narben durch die Injektionen »entstört« hatten. Die Einziehungen gingen zurück, und die Verfärbung glich sich langsam der normalen Hautfarbe der Patientin an. Noch in der Klinik konnte sie ihre Krücken beiseitelegen und schmerzfrei laufen! Nach drei Monaten teilte sie mir auf einer Postkarte mit, dass sie sich zum ersten Mal im Leben einen ihrer sehnlichsten Träume erfüllt hatte: Sie hatte schmerzfrei Walzer tanzen können!

Wundeiterungen verhindern

Es ist wichtig, das Eitern von Wunden zu verhindern, damit keine Störherde entstehen. Dafür ist es notwendig, die verschiedenen Gründe zu kennen, die zu Entzündungen und zu Störungen der Wundheilung führen können. Dies tritt besonders oft auf, wenn etwa Vorerkrankungen wie Durchblutungsstörungen oder eine Zuckerkrankheit vorliegen, wodurch das Gewebe schlecht ernährt wird. Auch kommt es sehr viel häufiger zu Eiterungen, wenn jemand stark übergewichtig ist oder auch sonst Entzündungen im Körper vorliegen. Eine häufige Ursache ist ein instabiles Immunsystem, welches durch seelische oder körperliche Ursachen bedingt sein kann, denn die Botenstoffe des Gehirns wirken auch (positiv oder negativ!) auf unser Immunsystem. Menschen mit depressiven Verfassungen neigen nachweißlich stärker zu chronischen Entzündungen. Auch wenn die Baustoffe des Immunsystems fehlen, Eiweiß-, Vitamin B-, C- oder D-, Zink-, Selen- oder Eisenmangel vorliegen, kann das Immunsystem nicht genügend funktionieren. Es ist also zur Vermeidung von Narbenstörherden sehr wichtig, dem Körper gerade vor und nach Operationen viele Vitamine und Nährstoffe zuzuführen, möglichst keine Aufregungen zu erleben und sich häufiger einmal einfach zu entspannen, da ihre seelische Verfassung ganz entscheidend wichtig für Ihr Immunsystem ist. Auch wenn die Umstände belastend sind, können Sie selbst hier eine Menge für sich tun. Hilfestellungen und unterstützende Maßnahmen finden Sie in Lit. 22 und im V. Kapitel.

TIPP: Nehmen Sie vor und nach Operationen viele Vitamine und Mikronährstoffe zu sich und entspannen Sie sich, das beugt Wundheilungsstörungen vor.

Aber auch dann, wenn eine bakterielle Verunreinigung einer Wunde durch eine Verletzung oder während einer Operation entstanden ist, wird diese sehr oft zum Störherd. Dies ist zum Beispiel häufig der Fall, wenn in einem Operationsgebiet operiert werden muss, welches durch die Verletzung von außen oder aber auch durch das Organ selbst bakteriell verunreinigt wird, da es zum Beispiel im Darm und in der Galle sehr viele Bakterien gibt, mit denen dann auch das Körperinnere und das Narbengebiet bei entsprechenden Operationen in Kontakt kommt. Solche Narben sind sehr häufig Störfelder, auch wenn sie klein sind.

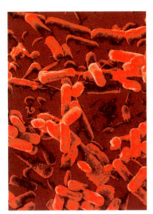

Bakterien siedeln sich im Körper vor allem an Stellen an, an denen eine energetische Schwäche oder eine Stoffwechselstörung besteht. Das »Milieu« ist entscheidend für deren Wachstum. (Louis Pasteur)

Häufige Störherdentwicklungen durch bakterielle Verunreinigung

- Narben nach eiternden Wunden
- offene Knochenbrüche, Fixateur externe (siehe Abb. S. 86)
- Darmoperationen, künstlicher Darmausgang
- Blinddarmoperationen
- Mandeloperationen, Polypenentnahme
- Narben von Drainagerohren, die nach einer Operation das Wundsekret nach außen führen
- chronisch eitrige Kieferhöhlen, Nebenhöhlenfensterungen
- Narben von Gallenblasenoperationen
- Narben von Abszesseröffnungen
- operierte Mittelohrinfektionen

Kleine Narben nicht vergessen!

Wenn Eiterungen vorlagen oder Nervengifte einwirken, ist die Größe der Narbe nicht entscheidend dafür, ob sie als Störfeld wirkt oder nicht. Kleine Narben, wie zum Beispiel nach Abszessen, Piercings, Tierbissen und Insektenstichen und Impfnarben geraten besonders leicht in Vergessenheit, da man sie für unbedeutend hält. Dabei können auch kleinste Narben (wie Sie am Beispiel des Schlangenbisses im II. Kapitel, S. 62 f., gelesen haben) fatale Konsequenzen für die Gesundheit haben.

Nervenschäden, Kraftlosigkeit und schwere chronische Schmerzen sind oft die Folge. Die Eintrittspforten für die Infektion (beispielsweise Bissstellen von Tieren) müssen dabei entstört werden, damit das gespeicherte elektromagnetische Gedächtnis für die Infektion »gelöscht« wird und die Grundregulation die Gesundheit wieder verbessern kann. An Händen und Füßen wirken sich diese kleinen Narben noch intensiver aus, da dort viele Meridiane verlaufen, die dadurch in Mitleidenschaft gezogen werden. In diesen Fällen ist das richtige Präparat für die Narbenentstörung besonders wichtig. Zwei- bis dreiprozentiges Mepivacainhydrochlorid hat sich bei der Behandlung infizierter kleiner Wunden sehr bewährt. (siehe auch V. Kapitel)

Sekundenheilung – »Wunderheilung« mit System ■ ■ ■ 85

Praxisfall: Asthma und chronische Bronchitis

Auch kleinste Narben können größte Wirkungen haben. Diese Narben stammten von einer Furunkulose, die vor circa 50 Jahren operativ behandelt worden war. Mittlerweile waren sie längst vergessen. Der Patient hatte eine Lungenfibrose mit einer starken Einschränkung seiner Atemfunktion, dazu eine chronische Bronchitis und einen akuten Asthmaanfall mit erheblicher Luftnot. Als diese Narben durch Unterspritzung entstört wurden, konnte er während einer Asthmaattacke sofort besser atmen. Bei einer zweiten Unterspritzung konnte er ohne Atemnot sofort die Treppe einer ganzen Etage in einem Stück heraufgehen, wo er direkt vor Beginn der Behandlung dort nur drei Stufen am Stück mit Atemnot hatte gehen können. Hier war der Dreifache Erwärmer betroffen S. 95, der einen Bezug zur hormonellen Stressbewältigung und zum Immunsystem hat.

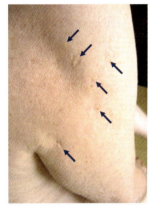

Narben einer 50 Jahre alten Furunkulose beeinträchtigten die Funktion der Lunge.

Kleine Narben, die häufig als Störfeld wirken

- Furunkelnarben, Abszessnarben
- Narben nach Warzenentfernungen (oft viral belastet)
- Narben von Muttermalentfernungen
- Bauchnabeleiterungen
- Ohrlochnarben, Piercings
- Tonsillennarben (nach Mandeloperationen)
- Hundebissnarben
- Narben nach stark reagierenden Insektenstichen oder Zeckenbissen
- Narben nach Schuss- und Stichverletzungen
- Schnittverletzungen an Händen und Füßen
- Narben nach »Knopfloch-Chirurgie«, Bauchspielgelungen
- Narben nach Untersuchung der Rückenmarksflüssigkeit

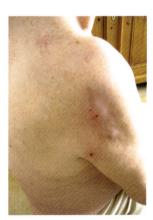

Durch Unterspritzung der Narben verbesserten sich die Beschwerden in der gleichen Sekunde.

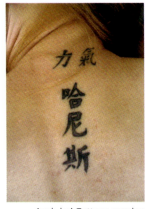

Auch bei Tattoos werden Chemikalien in die Haut eingebracht. Möglicherweise können auch diese Stellen als Störherd wirksam werden. Diese können ggf. mit Lasertherapie beseitigt werden.

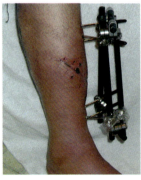

Fixateur-externe Narben wirken fast immer als Störherde, da es hier außer zu bakteriellen Verunreinigungen auch zu Metallwirkungen an Knochen-, Weichteil- und Hautregionen kommt.

Metallimplantate, Splitter, Fremdkörper und Chemikalien

Ähnlich wie Bakteriengifte können auch Metallimplantate und Chemikalien in einer kleinen Verletzung eine Blockierung am elektrischen System des Körpers bewirken. Sie wirken sehr oft als starke Störherde. Insbesondere nach Knochenbrüchen mit Metallplatten müssen oft mehrere Narbenentstörungsbehandlungen durchgeführt werden. Dabei sollten die Narbenentstörungen auch direkt bis an die Knochenhaut durchgeführt werden, damit dort die Energien entlang der sensiblen und stark leitfähigen Knochen und Knochenhäute wieder möglich wird. Gepulste Magnetfeldtherapie zum Beispiel mit Magnetfeldmatten, die den Körper bis in die Tiefe durchfluten und Einfluss auf die elektromagnetische Leitfähigkeit (siehe V. Kapitel) haben, sind hier oft eine sehr gute Ergänzung.

Belastungen durch Metalle oder Chemikalien oder auch Leichengifte

- Metallimplantate, zum Beispiel künstliche Hüften, Knochenbruchplattungen
- Klammerungen des Brustbeins (nach Herzoperationen)
- Fixateur-externe-Austrittsstellen
- Piercings
- Tatoos (chemische Störwirkung möglich)
- Narben aus der Kindheit mit Verätzungen, Teer, Schmutz
- Amalgamtätowierungen im Mundbereich (dunkler Fleck in der Schleimhaut)
- Amalgam, vgl. II. Kapitel
- Tote Zähne mit ihren Nervengiften im Zahnhalteapparatbereich (vgl. II. Kapitel)
- Kieferentzündungen, die Ablagerungen von Leichengiften (Thioäther, Mercaptan) im Kieferknochen erzeugen können
- Impfnarben (Konservierungsstoffe, Quecksilberverbindungen etc.)

Praxisfall: Störung der Wundheilung durch Knochensplitter im Kieferknochen

Eine Patientin klagte über große Erschöpfung und Abgeschlagenheit und Schwindel seit circa sechs Monaten. Seit einer Weisheitszahnextraktion vor ebenso circa sechs Monaten war zudem die Zunge halbseitig ohne Geschmack, das heißt der Zungennerv war beschädigt oder hatte sich »abgeschaltet«. Die Zahnoperation war schwierig verlaufen: Der Zahn hatte in vier Teile geschnitten werden müssen, um entfernt werden zu können. Über Wochen war eine starke Schwellung mit Schmerzen im Operationsgebiet aufgetreten.

Durch eine Injektion am Reflexpunkt des Weisheitszahnes und einem »Ableitungspunkt« in der Haut des Halses kam der dort noch sitzende und bis dahin nicht bekannte Knochensplitter aus dem Weisheitszahnbereich des Kiefers ins Wandern. Einen Tag später wurde er durch die Kieferschleimhaut hindurch schmerzfrei »geboren«. Schwindel und Abgeschlagenheit verschwanden innerhalb von drei Tagen völlig, und die Schwellung im Zahnbereich verschwand innerhalb von zwei Wochen. Die Geschmacksempfindungen auf der Zunge kamen ebenfalls nach ungefähr zwei Wochen wieder. Der Splitter hatte in der Wunde das Störfeld bewirkt. Ähnliche Beobachtungen wie bei diesem Weisheitszahn habe ich bei meinen Patienten auch an anderen Stellen des Körpers gemacht, in denen sich noch Splitter oder andere kleine Fremdkörper versteckt hielten.

■ **WICHTIG: Splitter und Fremdkörper können im ganzen Körper als Störherde wirken.**
Narbenentstörung aktiviert die natürliche »Absonderung« dieser Splitter, das heißt das innere Wissen des Körpers, wie er Splitter nach draußen befördern kann. Eine Meisterleistung der inneren Feinsteuerung. ■

Traumaerfahrung während der Narbenentstehungsphase

Negative Gefühle und Bedrohungserlebnisse während der Verletzungsphase können eine Störfeldentwicklung begünstigen oder überhaupt erzeugen.

Wer sich während einer Verletzungs- oder Operationsphase geborgen fühlt, entwickelt wissenschaftlich nachgewiesen sehr viel weniger Wundheilungsstörungen und Infektionen und damit auch weniger Narbenstörfelder (Lit. 47, 48, 49, 50).

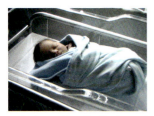
Insbesondere für Kinder und Säuglinge sind Krankenhausaufenthalte sehr traumatisch.

Wer sich hingegen als Opfer einer feindseligen Handlung erlebt und intensive Gefühle von Ausgeliefertsein, Isolation, Wut und Hass entwickelt oder Schuldgefühle in sich trägt, hat erhöhte Stresswerte im Blut und häufiger Entzündungen. Diese Studien zeigen sehr deutlich den Zusammenhang zwischen unserem Immunsystem und unserem seelischen Erleben auf.

In der Praxis konnte ich folgende Zusammenhänge immer wieder beobachten: Wann immer eine Verletzung oder Operation im Kindesalter im Zusammenhang mit Gefühlen von Alleinsein, Verlassenheitsgefühlen, Hilflosigkeit, Todesfurcht oder intensiver Schmerzerfahrung stand, entwickelten sich stärkere Störfelder an den Narben, die in dieser Zeit durch Operationen oder Verletzungen entstanden sind. Ebenso, wenn Diagnosen genannt wurden, welche den Patienten schockierten oder sofort das Gefühl von Lebensbedrohung erzeugten, etwa im Fall von Krebs, welches ja sehr häufig auch seelische Traumafolgereaktionen auslöst. Auch Unfälle, die zumindest kurzfristig das Gefühl einer Lebensgefahr erzeugen, lösen diese extremen Stressreaktionen im Körper aus, die sich in Form von elektrischen Veränderungen oft nicht nur im Seelischen, sondern auch an den entstehenden Narben »festsetzen«. Intensivmedizinische oder Nahtod-Erfahrungen, stärkste Schmerzen und zu schwache, zu spät einsetzende oder zu früh beendete Narkosen sind weitere Faktoren, die das Stressabwehrsystem im Körper so aktivieren, dass Narben elektrische Speicherungen aufnehmen. Regelmäßig werden auch Panikzustände und Todesängste bei Unfällen oder Operationen mit der dazugehörigen seelischen Not nicht nur im Gehirn, sondern auch in den verletzten Körperzellen abgespeichert.
Folgende Beispiele zeigen, wie Narben viele Erinnerungen aus der Narbenentstehungsphase speichern und wie die Entstörung von Narben zur Heilung auch der seelischen und körperlichen Traumafolgen beitragen:

Praxisfall: Trauma einer Brustamputation

Eine Patientin klagte seit ihrer Brustamputation auf der linken Seite wegen einer Krebserkrankung über wiederkehrende Schwellungen und einem Spannungsgefühl im linken Arm, starken Verspannungen im linken Nackenbereich und häufige linksseitige Migräne. Sie verspürte ein Taubheitsgefühl mit gleichzeitiger Berührungsempfindlichkeit im Bereich der Narbe und dem Gefühl, dass der linke Arm wie »nicht zu ihr gehöre«, »wie abgetrennt« sei. Die Narbe sowohl der Brustoperation selbst, als auch der Lymphknotenausräumung in der linken Achsel war stark verhärtet, stellenweise stark gerötet, das Gewebe zusammengezogen. Es zeigten sich optische wie auch mit dem Tastsinn erfahrbare Störungen der Narbe und zudem die Empfindungsstörungen, so dass die Diagnose »Narbenstörherd« sicher gestellt werden konnte.

Durch die zweimalige Unterspritzung der Narbe kam es zu einem ausgeprägten angenehmen Wärmegefühl in der Region, begleitet von der vegetativen Begleitreaktion circa sechs Zentimeter ins Gewebe hinein, die eine Entblockierung des Herzmeridians, des Milzmeridians und des Pericardmeridians bewirkten. Dadurch besserten sich sofort ihre Nackenverspannungen, die Migräne und das Gefühl, dass der Arm nicht zu ihr gehöre.

Während der Narbenentstörung kam es zu intensiven Gefühlserinnerungen von Anspannung, Ängsten und Befürchtungen vor und nach der Operation und zu Herzklopfen und Druckgefühl in der Brust, **wie damals** in der Phase des Beginns der Narkose, als diese noch etwas zu schwach war und unbewusst der Schnitt in die Haut zumindest vom Gehirn aktiv miterlebt wurde (Gefühl, der Arm werde abgetrennt) und **wie damals** bei den Bestrahlungen nach der Operation, die eine Entzündungen des Herzbeutels bewirkt hatten und wochenlang zu Herzklopfen und Herzrasen geführt hatten. Diese Angstgefühle und vegetativen Stress- Reaktionen waren eine Verbindung mit der Narbe eingegangen und dort abgespeichert. Die Reaktionen ebbten mit den im V. Kapitel geschilderten Methoden nach ungefähr 15 Minuten ab, und die Patientin fühlt sich seitdem deutlich entspannter und wohler als vorher. Durch die Narbenentstörung hat sich die Beweglichkeit des Armes gebessert und das Gefühl, dass dieser nicht zu ihr gehöre, ist verschwunden.

■ **WICHTIG:** Narbenentstörung ist auch für alle Krebspatienten aus mehreren Gründen sehr wichtig. Die Frage der Krebsentstehung hängt möglicherweise eng mit den vorhandenen Störungen der Meridiane zum Beispiel durch Narben zusammen. Vielen Patienten mit Schmerzen bei Krebs konnte durch Narbenentstörung geholfen werden. An Narben von Krebsoperationen sind oftmals traumatische Erinnerungen geknüpft, die durch Narbenentstörung besser behandelt und aufgelöst werden können, die Selbstheilungskräfte werden aktiviert. ■

Praxisfall: Unfall mit Beinbruch – tiefe Traumaheilung durch Narbenentstörung

Ein junger Mann hatte durch einen Autounfall im 18. Lebensjahr einen Oberschenkelbruch erlitten. Nach der Krankenhausentlassung war er buchstäblich auch seelisch nicht wieder auf die Beine gekommen. Es fehlte ihm plötzlich an Antrieb und Ausdauer. Er brach eine Ausbildung nach der anderen ab, obwohl er vorher ein eher zielstrebiger und leistungsfähiger Schüler gewesen war.

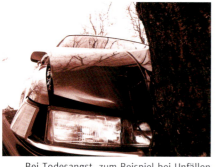

Bei Todesangst, zum Beispiel bei Unfällen oder vor Operationen, werden Panikgefühle in den verletzten Körperzellen abgespeichert, dies kann Narbenstörherde erzeugen. Auch schwere Schmerzzustände können diese Störherdbildungen auslösen.

Bei der ersten Narbenbehandlung am Oberschenkel hatte er plötzlich eine Rückerinnerung **wie damals**: Er sah sich von oben, wie er an der Unfallstelle neben dem Auto lag. Dieser Patient war für viele Minuten wieder komplett in seiner damaligen Erfahrung und konnte seine reale Situation in der Behandlungssituation für einige Minuten nicht fühlen. Ein Teil seiner Seele hatte sich durch das Schockereignis abgetrennt, welches in der medizinischen Fachsprache auch »Dissoziation« genannt wird. Diese fehlte ihm jetzt zu seiner Kraft. Er hatte sich zum Unfallzeitpunkt durch das unerwartete, unbekannte Gefühl der so genannten »Out-of-body-Erfahrung« so erschreckt, dass er befürchtete, er sei wohl schon gestorben. Der Patient benötigte zwei Tage, um diese Erinnerungen wieder vollständig in seine gegenwärtige Situation zu integrieren; die intensive Änderung seiner Wahrnehmung ebbte jedoch bereits nach drei Stunden ab. Dabei waren traumatherapeutische Unterstützungen aus Hypnose und klassischer Homöopathie hilfreich. Nach dieser Reintegration des Unfallschocks war er wieder »ganz der Alte« und fühlte sich deutlich kräftiger. Er konnte seine angefangene Ausbildung zügig beenden.

Der volle Schock des Unfalls, seine Abspaltung der Todesangst aus seinem Bewusstsein, hatten sich im Narbengewebe gespeichert und ihn geschwächt. Diese konnten durch die Narbenentstörung aktiviert und dann besser verarbeitet werden. Das Trauma konnte damit zum größten Teil innerhalb weniger Tage aufgelöst werden.

The first cut is the deepest

Viele Traumatisierungen finden in einen Alter statt, an das wir uns oft nicht bewusst erinnern können, etwa in die Zeit um die Geburt herum (zum Beispiel Todesangst wegen Geburtskomplikationen, Saugglocke, Abtrennungsschmerz der Nabelschnur, Halswirbelsäulen-Nerven-Quetschungen und Weiteres) oder aus den ersten drei Lebensjahren. Denken Sie dabei auch an die vielen kleinen und großen Stürze, Unfälle, Verletzungen oder Verbrennungen Ihrer Kindheit. Auch Impfungen werden oft als erhebliche Verletzung erlebt, wenn Injektionen gesetzt werden müssen. Anders als Erwachsene empfinden Kinder und Jugendliche Verletzungen einschneidender. Sie erleben diese Ereignisse zum ersten Mal und haben noch keine »Einstellung« dazu. Für sie handelt es sich dabei um eine unmittelbare schmerzhafte Erfahrung, auf die sie mit Angst und Panik reagieren, wenn ihnen nicht nahe Bezugspersonen die Normalität solcher Ereignisse vermitteln und sie trösten und unterstützen.

■ Wenn Eltern bei Unfällen oder Operationen ihrer Kinder ruhig bleiben oder dem Kind bei medizinisch erforderlichen Maßnahmen die Normalität und den Sinn dieser Maßnahme vermitteln, wirkt sich dies weniger traumatisierend auf das Kind aus, als wenn Eltern oder Erwachsene dabei ihre eigene Angst deutlich zeigen. ■

Häufig entwickeln sich Störfelder auf den Narben aus solchen Erfahrungen, auch wenn die Narben sonst unauffällig aussehen wie beispielsweise alte Knienarben.

Insbesondere bei der Narbenentstörung des Bauchnabels werden oft große Blockierungen gelöst, und es werden viele Erfahrungen aus der Zeit um die Geburt herum im Körper aktiviert, die sich meist nur als unbewusste vegetative Körperreaktionen zeigen, wie zum Beispiel Atemnot, Herzklopfen, Schmerzen am Bauchnabel und Ähnliches. Diese können dann mit den im V. Kapitel beschriebenen Methoden aktiviert, besser verarbeitet und neu in das Körpergefühl integriert werden. Sehr vielen Menschen hat dies bislang geholfen, auch chronische seelische Störungen besser bewältigen zu können und Angststörungen zu überwinden. Störherde aus solchen Kindheitsverletzungen sind häufig am Nabel das Geburtstrauma, die Pockenimpfnarben, Verbrennungsnarben, Knieverletzungen, Kopfverletzungen, Schnitt- und Unfallverletzungen, Mandeloperationen, Blinddarmnarben. Oftmals sind Krankenhauserlebnisse in der Kindheit einschneidende traumatisch wirkende Erlebnisse, da sich die Kinder nicht selten allein gelassen fühlen, Ängste allein aushalten und Schmerzen ertragen müssen mit für sie ungewissem Ausgang.

■ Die Entstörung des Bauchnabels sollte nur von erfahrenen Trauma-Therapeuten durchgeführt werden, da Geburten auch lebensgefährlich gewesen sein können. Es können hier bei der Entstörung Trauma-Reaktionen auftauchen können, vgl. Kap. V. ■

Impfungen – Mehrfrontenkrieg fürs Regulationssystem

Pockenimpfnarben sind nicht nur optisch manchmal sehr auffällig, sondern auch von ihrer Wirkung her sehr bedenklich: Sie wirken nach meiner Erfahrung in mindestens 80 Prozent der Fälle als Störfeld. Dies ist so, da sie gleich auf viererlei Weise die Regulationsfähigkeit des Menschen beeinträchtigen und sozusagen einen auch zum Teil lebenslang wirksamen Mehrfrontenkrieg für jeden Geimpften darstellen. Eine zum Teil massive Störherdentwicklung ist die Antwort des Körpers auf diese Überforderung. Meist macht man sich nicht klar, wie viele Angriffe der Körper bei Impfungen auf einmal verarbeiten muss, es kann jedoch sehr nützlich sein, sich damit etwas näher zu beschäftigen.

■ Pockenimpfnarben wirken sehr häufig als Störfelder und sollten immer sehr sorgfältig, am besten mit dreiprozentigem Mepivacainhydrochlorid, entstört werden, da dieses tief ins Gewebe eindringt und damit mehr gespeicherte Informationen »löschen« kann. ■

Mehrfachimpfungen – Mehrfachangriffe

Die Mehrfachimpfungen mit mehreren Impfstoffen gleichzeitig lösen häufig negative Reaktionen für den Organismus aus, da jeder einzelne Impfstoff mit abgetöteten oder abgeschwächten Erregern ja das Immunsystem anspricht und als Infektionsbelastung erlebt wird. Damit wird der Körper noch stärker überfordert als durch Einfachimpfstoffe. Sie bedeuten also einen infektiösen Mehrfachangriff aufs Immunsystem, der nicht selten schon allein zur Überforderung, das heißt zur Störherdentwicklung führt.

Diese Aktivierungen des Immunsystems (auch wenn es sich um abgetötete Erreger handelt) führen oft zu Entzündungen und Reaktionen, die das Gehirn und auch den ganzen Körper erheblich beeinträchtigen können. Bereits nach Einfachimpfungen wie zum Beispiel gegen Hepatitis B, Masern, Frühsommermeningoenzephalitis, Polio oder Gelbfieber treten nicht selten schwere Schwächezustände, Hirnhautreizungen, multiple Sklerose, Nerven- und Gehirnschäden und Depressionen auf. Wenn der Körper sich gleichzeitig mit mehreren Erregern beschäftigen muss, kommt es auch hier zu den bereits von den Nerven her bekannten Stressreaktionen: Es steigen die Chancen, eine komplette Überforderung des Immunsystems zu erreichen und damit ein »Abschalten« (Infektanfälligkeit, Krebsneigung) oder eine Überreaktion (Allergieneigungen) zu provozieren. Hier fehlen Langzeitstudien,

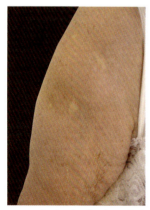

Pockenimpfnarben stark eingezogen, bei einer Krebspatientin mit Dickdarm- und Hormonproblemen. Die Narben liegen auf dem Dickdarm- und dem Hormonmeridian, dem Dreifachen Erwärmer.

die ungeimpfte Kinder, einfach geimpfte Menschen und »mehrfach geimpfte« Menschen in Hinblick auf ihre Entwicklung chronischer Erkrankungen und Krebs zu untersuchen.

Immunreaktionen durch Impfungen erzeugen in sehr vielen Fällen Blockierungen der Enzyme und Auswirkungen auf Botenstoffe im Gehirn (neurologische und psychiatrische Folgen wie beispielsweise Selbstwertstörungen, Depressionen, Erschöpfungssyndrome) sowie auf das Immunsystem (Allergieentwicklung, Infekte, Anfälligkeit für Autoimmunstörungen). Selbst die Entwicklung gutartiger oder auch bösartiger Tumore kann damit in Verbindung stehen, da das Immunsystem nicht mehr richtig funktioniert. Durchgeimpfte Kinder erkranken nachweislich häufiger an Allergien als Kinder, die zum Beispiel die Masern durchgemacht haben (Lit. 43, 44, 45, 46).

■ Die Langzeitfolgen von Impfungen auf die Gesamtgesundheit sind unzureichend erforscht. Die Dokumentation des Auftretens allgemeiner Erkrankungen nach den Impfungen erfolgt nicht lange und nicht vollständig genug. Wissenschaftlich hinlänglich sichere Behauptungen zur Impfsicherheit können somit nicht wirklich getroffen werden. ■

Es reicht keinesfalls aus, nur zu beobachen, ob es direkt innerhalb der nächsten 14 Tage nach Impfungen zu »grippeähnlichen« Symptomen oder anderen akuten Nebenwirkungen der Impfungen an der Impfstelle kommt. Wenn eine Neurodermitis, ein Asthma, eine chronische Erschöpfung oder chronische Schmerzentwicklung zum Beispiel erst drei bis sechs Monate nach der Impfung auftreten, wird dies von den Impfärzten nicht mehr als »Nebenwirkung« der Impfung erfasst und nicht entsprechend dokumentiert. Messungen mit Elektroakupunktur und kinesiologische Testungen stellen hier jedoch sehr häufig Zusammenhänge fest. Die klinischen Erfolge von entsprechend ausgerichteten Therapien in Tausenden von Fällen beweisen letztlich auch hier den Zusammenhang.

Chemikalien und Fremdeiweiße – Gefahren fürs Immunsystem

Einen weiteren Beitrag zur Überforderung des Immunsystems durch Impfungen leisten die Chemikalien und Fremdeiweiße in den Impfstoffen. Viele Impfstoffe enthielten früher Formaldehyd, heute sind es andere Konservierungsstoffe, die aber ebenfalls schädigend wirken können. Auch heute findet sich noch Formaldehyd in Chargen, die zum Beispiel im Ausland hergestellt wurden und die bei Impfstoffknappheit dann ja auch in Deutschland eingesetzt werden dürfen.

■ Geimpfte Kinder erkranken häufiger an Allergien als nichtgeimpfte. Fremdeiweiß im Körper kann Allergien und neurologische Erkrankungen auslösen. Hühnereiweiß ist der häufigste Trägerstoff bei Impfungen und die häufigste Allergie im Kindesalter. ■

Viele Impfstoffe enthielten und enthalten Quecksilberverbindungen oder andere Chemikalien, die ebenfalls als Nervengifte die Körperelektrik und Biochemie des Körpers auch von kleinen Stellen aus sehr negativ beeinflussen können. Des Weiteren enthalten sehr viele Impfstoffe Hühnereiweiß – welcher Qualität auch immer – als Trägereiweißstoff. Vielen Ärzten ist bekannt, dass es sehr schlimme Folgen haben kann, wenn man Fremdeiweiße mit dem Blut von Menschen in Kontakt bringt, da dieses dann Abwehrkörper bildet und Allergien entwickeln kann. Wissenschaftlich nachgewiesen ist, dass das Zusammentreffen von Infektionserregern mit Schwermetallen oder Umweltgiften und Allergenen in sehr vielen Fällen überhaupt erst zur Allergieentwicklung führt. Die häufigste Allergie im Kindesalter ist im Hauttest interessanterweise die auf Hühnereiweiß!

Unreifes Immunsystem – Zu frühe Überforderung?

Impfinjektionen erfolgen häufig – meist auch noch mit mehreren Impfstoffen gleichzeitig – im vorsprachlichen Alter, zu einem Zeitpunkt, in dem auch das Immunsystem noch unreif ist. Zu den Wirkungen von Impfstoffen auf das unreife Immunsystem liegen keine wirklichen wissenschaftlichen Grundlagen zur Wirkungsweise vor, es wird nur von der Harmlosigkeit der Anwendung der Impfstoffe ausgegangen, ohne die Langzeitfolgen fürs Immunsystem als Ganzes zu kennen oder auch nur zu erforschen. Von Erwachsenen ist jedoch bekannt, dass Impfungen in sehr vielen Fällen zu Befindlichkeitsänderungen, chronischer Müdigkeit, seelischen Reaktionen, Fibromyalgieentwicklung, Konzentrations- und Denkstörungen und auch zu schweren neurologischen Störungen wie zum Beispiel zum Ausbruch einer multiplen Sklerose führen können. Solche Beschwerden bleiben jedoch bei den Säuglingen und Kleinkindern weitestgehend unentdeckt, da diese nicht sprechen und laufen können. Wie sich unreife Immunreaktionen auf ein unreifes, sich jedoch sehr schnell entwickelndes und damit auch sehr verletzungsanfälliges Gehirn im Säuglings- und Kleinkindalter auswirken, ist ebenfalls nicht genügend erforscht und kann nur vermutet werden.

■ Säuglinge und Kleinkinder können sich über Nebenwirkungen von Impfungen nicht sprachlich äußern. Gerade Entwicklungsstörungen, diskretere neurologische und seelische Veränderungen können so nicht mitgeteilt werden und werden auch folglich nicht »gemeldet«, ein weiteres Defizit der Dokumentation von Impfnebenwirkungen. ■

Meridianstörungen

Eine weitere Belastung, das heißt eine weitere Front im Mehrfrontenkrieg, sind die Meridianstörungen, die durch Pockenimpfnarben fast regelmäßig hervorgerufen werden. Dies kann man an den großen roten Höfen um die Narben nach Narbenentstörungen sehen. Sie zeigen, dass der Informationsfluss im Gewebe mehrere Zentimeter in das Nachbargewebe blockiert ist. Pockenimpfnarben blockieren damit gleich zwei für den Körper sehr wichtige Meridiane: Den Dickdarmmeridian (Abb. S. 18), der für das Immunsystem und die Entgiftung wichtig ist, und den Meridian Dreifacher Erwärmer, der für den Wärme- und Hormonhaushalt zuständig ist, also für die Schilddrüsen-, Nebennieren- und Sexualhormone.

Die Beeinträchtigung des Dickdarmmeridians führt zu einer erhöhten Anfälligkeit für Verdauungsstörungen, Verstopfung, Durchfall, Nahrungsmittelallergiebildung, Nasennebenhöhlenentzündungen, Infektanfälligkeit insgesamt, Oberkiefer-Zahnproblemen, Wehrlosigkeitsgefühle, Schmerzen im Bereich des Hand- oder Daumengrundgelenkes, Haut- oder Lungenproblemen und Störungen des Immunsystems jeder anderen Art, denn im Darm befindet sich der größte Anteil des Immunsystems.

Durch die Beeinträchtigung des Meridians Dreifacher Erwärmer kann es zu erheblichen Problemen im Hormon- und Energiehaushalt insgesamt und während Schwangerschaften, Menstruation und Wechseljahren kommen wie auch zu vielen vegetativen Beschwerden. Denn der Meridian Dreifacher Erwärmer ist über den Bereich des Ohres eng mit dem Gallenblasenmeridian verknüpft, welcher eine starke Beziehung zu den vegetativen Störungen hat. Daraus entstehende Probleme können dann sein: Wetterfühligkeit, Tinnitus, chronische Kopfschmerzen, Migräne, Kältegefühle in den Extremitäten, Schulterschmerzen, Hörstörungen, Tennisellenbogen. Im Bereich des Ohres hat der Dreifache Erwärmer außer den Verbindungen zum Gallenblasenmeridian (s.o.) auch Verbindungen zum Dünndarmmeridian (S. 49) und zum Magenmeridian (S. 106) so dass er in den gesamten Körper wirkt. So können auch Pockenimpfungen in den ganzen Körper wirken!

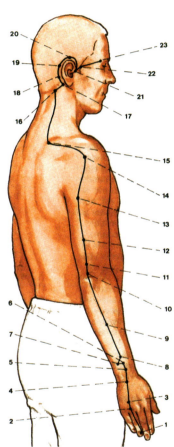

Der Dreifacher Erwärmer ist als »Hormonmeridian« bekannt. Er zieht vom 4. Finger über den Ellenbogen und Schulter zum Ohr. Er wird oft beeinträchtigt durch Pockenimpfungen, Schleudertraumen und Operationen mit Schnitten am Ohr, wie zum Beispiel beim Gesichtslifting.

Mehrfach-Trauma im vorsprachlichen Alter

Impfinjektionen sind unerwartete Verletzungen in sehr frühem Alter. Sie sind damit potenziell sehr frühe Überforderungen, das bedeutet Traumatisierungen, nicht nur für den Körper, wie Sie bereits gelesen haben, sondern auch für die Seele. Die Verletzung durch die Spritze selbst wird neben der körperlichen Verletzung für viele Kinder ebenfalls als seelisches »Trauma« erlebt und kann zusammen mit den anderen oben geschilderten multiplen Angriffen auf Immunsystem und Gehirn als so genanntes »Komplex-Trauma« wirken. Ein Komplex-Trauma bedeutet, dass mehrere Traumatisierungen auf einmal eintreten, die sich gegenseitig verstärken und dann zur völligen Erlahmung der körpereigenen Abwehr führen. Man könnte auch sagen: eine weitere Front im Mehrfrontenkrieg fürs Nerven- und Immunsystem. Hilfreich bei der Behandlung der Impffolgestörungen sind einige Mittel der klassischen Homöopathie, die eine enge Beziehung sowohl zu den seelischen Aspekten, als auch zu den Meridianenergien, als auch zum Immunsystem haben und so sehr tiefgreifend helfen können.

Meridiane

Blase
Gallenblase
Dünndarm
Drei-Erwärmer
Dünndarm
Perikard
Milz-Pankreas
Dickdarm
Lunge
Gallenblase

Wenn Pockenimpfnarben entstört werden, können Sie daher direkt nach der Narbenentstörung begleitend ein bis zwei Mal fünf Globuli Thuja C200 einnehmen, sofern Sie sich nicht in einer homöopathischen Konstitutionsbehandlung befinden. Thuja stärkt die körperliche wie auch seelische Abgrenzung und hilft in homöopathischen Potenzen Ihrem Immunsystem, sich zu klären und sich wieder besser orientieren zu können.

Praxisfall: Pockenimpfnarbe und Arthrose am Daumengrundgelenk

Eine Krankengymnastin klagte über massive Schmerzen im rechten Daumengrundgelenk, die plötzlich nach einer Überanstrengungssituation bei einer körperlich strapazierenden Tätigkeit aufgetreten waren. Die Röntgenaufnahme zeigte eine Daumengrundgelenksarthrose. Die Verschleißerscheinung »Arthrose« war zwar nicht direkt durch die eine Überanstrengung entstanden, wurde aber als Begründung für die Beschwerden gesehen. Das Gelenk war stark druckempfindlich, eine Verdickung tastbar. Trotz der orthopädischen Behandlung mit Ruhigstellen und Wärme durch die Patientin als auch manualtherapeutischer Versuche von Chirotherapeuten nahmen die Schmerzen zu. Weder homöopathische Mittel noch Pflanzenheilmittel, Vitamine und Antioxidantien und auch keine neuraltherapeutische Injektion direkt ans Gelenk und in druckempfindliche Stellen brachten einen nennenswerten Erfolg. Die Patientin fürchtete um ihre Arbeitsfähigkeit, da sie die Kraft ihres Daumens täglich benötigte.

■ Auch wenn Verschleißerscheinungen (Arthrose) im Röntgenbild zu sehen sind, ist dies nicht immer die Ursache von Beschwerden. ■

Hier waren die Pockenimpfnarben an dem Problem beteiligt, denn sie lagen auf dem Dickdarmmeridian, der auch über das Daumengrundgelenk zieht: Nachdem zusätzlich zum Daumengrundgelenk auch noch die Pockennarben am rechten Arm entstört wurden, war das Daumengrundgelenk in derselben Sekunde schmerzfrei und blieb es für weitere vier Wochen. Danach kehrte ein kleinerer Teil der Beschwerden zurück. Eine nochmalige Unterspritzung – dieses mal nur der Pockennarben – ließ die Beschwerden dauerhaft verschwinden, so dass die Patientin seit vielen Jahren geheilt ist und ihrem Beruf weiter nachgehen kann. Die Pockennarbe war hier also der Hauptverursacher der Problematik, da die örtlichen Behandlungen nichts nutzten und die Behandlung der Pockennarbe allein ausreichte.

Praxisfall: Pockenimpfnarbe, Krebsverdacht und Eierstockszysten

Eine 33jährige Frau hatte seit sechs Monaten zunehmende Unterbauchbeschwerden entwickelt. Im Ultraschall war ein etwa mandarinengroßer Tumor des linken Eierstockes gesichtet worden, der umgehend

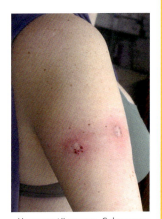

Hormonstörungen, Schmerzen und Immunstörungen bis hin zu degenerativen Erkrankungen wie zum Beispiel auch Krebs können durch gestörte Pockennarben begünstigt werden.

operiert werden sollte, da man nicht wusste, ob es sich um eine gutartigen Tumor (zum Beispiel eine Zyste) oder um einen bösartigen Tumor handelte.

Die kinesiologische Untersuchung ergab einen sehr dringenden Hinweis auf eine Störherdwirkung der Pockenimpfnarbe. Nach einmaliger Unterspritzung der Pockenimpfnarben mit dreiprozentigem Mepivacainhydrochlorid gingen die Schmerzen bereits nach einem Tag stark zurück. Nach zwei Wochen konnte der »Tumor« am linken Eierstock im Ultraschall nicht mehr gefunden werden. Durch die Narbenentstörung konnte die Operation verhindert werden. Seit drei Jahren ist die Patientin ohne jedes Rezidiv beschwerdefrei.

In diesem Fall war die hormonelle Balance der Patientin über den Meridian Dreifacher Erwärmer (siehe Abbildung S. 95) durch die Pockenimpfnarbe stark gestört. Dies kann zu hormonellen Ungleichgewichten und damit zur Zystenbildung im Eierstock führen. Bei mehreren weiteren Patientinnen sind Zysten in den Eierstöcken nach Narbenentstörungen der Pockenimpfnarben dauerhaft verschwunden.

Pockenimpfnarbe als mögliches Krebsrisiko?

Die Frage, ob Pockenimpfnarben das Krebsrisiko erhöhen können, stellt sich, wenn man folgende Zusammenhänge oder »Zufälle« einmal nebeneinanderstellt, logisch miteinander verknüpft und daraus dann Schlüsse zieht. Dazu lade ich Sie hier ein. Jeden Tag bilden sich in jedem von uns Zellen, die sich zu einem Tumor entwickeln könnten, nur tun sie es eben nicht, weil unsere innere Feinsteuerung, unter anderem unser Immunsystem, hier aufpasst und diese Zellen »frisst«, wenn sie anders sind als die normal zu uns gehörigen. Nur wenn das Immunsystem nicht genau reagiert, können sich Tumorzellen im Körper halten oder verbreiten. Metastasen bilden sich ebenfalls vorwiegend dort, wo energetische Schwachpunkte in Organen oder Organsystemen bestehen. Der Schlüssel für jede Krebserkrankung hängt also zum einen mit einem intakten Meridiansystem und zum anderen mit dem Immunsystem zusammen, welches wiederum gestört sein kann, wenn Seele oder Meridiane gestört sind.

Gehen wir einmal den einzelnen Auswirkungen von Impfungen im Hinblick auf mögliche Zusammenhänge mit der Krebsentstehung nach:

- Die Zusammenhänge von Fehlleistungen des Immunsystem und Krebsentstehung und auch die Zusammenhänge von Impfungen mit Fehlreaktionen im Immunsystem sind medizinisch bekannt. Es ist also rein logisch möglich, dass durch die Veränderungen des Immunsystems durch Impfungen die Krebswahrscheinlichkeit steigt.
- Allergien lösen chronische Entzündungen wie auch Mikronährstoffmängel aus und werden selbst durch solche bedingt. Sie und auch die chronischen Entzündungen erhöhen das Risiko, an Krebs zu erkranken. Impfungen erhöhen nachweislich die Chancen, allergisch zu erkranken, und Nahrungsmittelallergien führen zu Nährstoffmängeln und schaden auch der Psyche (Lit. 22). Traumareaktionen schaden der Seele und sind bei vielen Krebserkrankten in wissenschaftlichen Studien nachgewiesenermaßen zumindest eine wichtige Mitursache bei der Krebsentstehung. Ein gut funktionierendes Nebennierenhormonsystem kann mehr Belastungen standhalten, als ein zum Beispiel durch eine Meridianstörungen des Dreifachen Erwärmers vorgeschädigtes Hormonsystem. Die Widerstandsfähigkeit gegenüber sehr vielen Krankheiten bei Impfgeschädigten ist daher geringer.
- In meiner Praxis fanden sich bei mehreren Patientinnen mit Brustkrebs überproportional viele auffällige und sehr große Narben der Pockenimpfungen, die bei der Narbenunterspritzung sehr breite Höfe bildeten. Dies bedeutet, dass diese Narben sowohl den Dickdarmmeridian als auch den Dreifachen-Erwärmer-Meridian stark beeinträchtig hatten, die bereits allein eine schwere Schädigung des Abwehrsystems und des Hormonsystems bewirken können. Zudem wirken sich diese Narbenstörungen – wie wir ja bereits wissen – auch noch auf Gallenblasen-, Dünndarm- und Pericardmeridian aus. Sie können so die gesamte Feinsteuerung des Immunsystems beeinträchtigen.

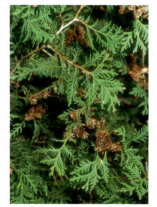

Thuja occidentalis ist in der klassischen Homöopathie ein Mittel, welches sich u. a. sowohl bei Impfschäden als auch bei Immunproblemen, Zysten und bei Krebs sehr bewährt hat.

- Örtliche Übereinstimmung – ein Zufall? Auch beginnt der Pericardmeridian, der »Meister des Herzens«, der die engste energetische Beziehung zum Dreifachen-Erwärmer hat, der ja durch Pockenimpfungen sehr oft gestört ist, auf der Außenseite der Brust – genau an der Stelle, an der die meisten Karzinome entstehen (siehe Abbildung Pericardmeridian Seite 44). Handelt es sich hierbei um einen Zufall, oder sind wir mit den Narbenstörungen der Impfnarben einer weiteren Ursache der Krebsentstehung auf der Spur?

- Ein weiterer Hinweis: Im Bereich der klassischen Homöopathie ist zum Beispiel Thuja occidentalis das Mittel, welches sich am stärksten bei Impffolgestörungen und Impfnarbenproblemen bewährt hat. Thuja occidentalis ist jedoch gleichzeitig auch ein sehr häufiges Mittel in der Behandlung von bösartigen Tumoren und auch allen anderen Störungen des Immunsystems, wie zum Beispiel Allergien. Ist dies ein Zufall?

- Und noch ein Puzzlestein: In der Kinesiologie finden sich immer wieder Hinweise darauf, dass bei Tumorpatienten zuerst die Pockenimpfnarben und auch Narben generell zu entstören sind.

◼ Die Indizien sprechen dafür, dass Narben und auch die Pockenimpfnarben ein Puzzlestein bei der Krebsentstehung sein können, den man daher vorbeugend frühzeitig behandeln sollte. ◼

Es ist also eine logische Schlussfolgerung, dass Narbenentstörung das Risiko senkt, an Krebs zu erkranken oder wiederzuerkranken, und auch zur Heilung von Krebs beitragen kann, da sie die Selbstheilungskräfte stärkt. Sicherlich darf man daraus nicht schlussfolgern, dass Narbenentstörung Krebs alleine heilen kann, da Krebs fast immer auf mehrere Ursachen zurückzuführen ist und es oftmals gerade die Summe der Krankheitsfaktoren sind, die eine Krankheit letztlich entstehen lassen (Lit. 79 u. Abb. S. 134).

Die in Klammern aufgeführte Literatur (Lit. 43, 44, 45, 46) setzt sich intensiv mit der Problematik der Impffolgeschäden auseinander. Diese Erkenntnisse beruhen auf Hunderttausenden von Beobachtungen ebenfalls akademisch ausgebildeter Ärzte. Mit feineren diagnostischen Möglichkeiten, wie sie Kinesiologie, Elektroakupunktur nach Dr. Voll und die Meridiantestungen bieten, kann der Zusammenhang von Erkrankungen von heute und Impfungen von damals oftmals genau diagnostiziert werden.

Überblick: Sekundenphänomene finden sich besonders häufig bei

- Narben mit Gewebsdefekten, wenn Gewebsschichten nicht direkt aneinander anliegen
- optisch auffällige Narben mit stark verändertem Aussehen
- sehr harte oder auffällig weiche Narben
- empfindliche oder taube Narben
- Narben von infizierten Tierbissen und Stichen (Zecken, Schlangen, Hunde, Insekten)
- Operationsnarben, die wieder aufgegangen sind oder die geeitert haben
- Narben von Unfällen und Knochenoperationen
- Narben aus früher eiternden Wunden, Abszessen, Furunkeln
- Narben aus der Kindheit, Unfälle, Operationen
- Narben von chemischen Einwirkungen oder Verbrennungen
- Impfnarben, vor allem Pockenimpfnarben
- Narben, an die starke Schmerzerfahrungen, Schock oder Angst geknüpft sind
- Narben aus Situationen, die lebensbedrohlich waren, oder von Krebsoperationen, in deren Zusammenhang es um eine lebensbedrohliche Erkrankung geht
- oder aus Situationen, in denen seelische Überbelastungen bestanden, zum Beispiel auch intensivmedizinische Erfahrungen
- Narben, die im zeitlichen Zusammenhang mit schlimmen psychischen Erfahrungen aufgetreten sind, wie zum Beispiel Einsamkeit, Verlassenwerden, Gewalteinwirkung, länger andauernde Missachtung, nicht ernst genommen werden.

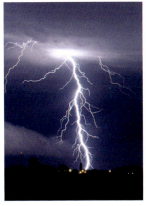

Es sind mächtige, uns noch nicht genügend bekannte Energien, die gesund oder krank machen können!

4
Welche Erklärungen gibt es? ■■■■

Narben wirken als Krankheitsursachen nach Gesetzmäßigkeiten, die uns auch viele Rückschlüsse auf andere gesundheitliche Erscheinungen geben und daher breit an den Universitäten erforscht werden sollten. Die Sekundenheilungen sind in diesem Zusammenhang besonders bemerkenswert, denn sie lassen uns vermuten, dass die Heilungen auf elektrischem, elektromagnetischem oder ähnlich schnellem physikalischen Weg passieren müssen, denn sonst wären zumindest Minuten oder Stunden und Tage notwendig, um größere Veränderungen im Körper zu erzeugen.

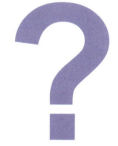

Spannende Phänomene sollten in wissenschaftlichen Kreisen intensive Forschungsaktivitäten auslösen. Warum ist hier seit 60 Jahren so wenig passiert?

Da die Arthrosen und anderen Veränderungen im Gewebe ja zunächst nicht sofort durch die Narbenentstörung verändert, aber die Beschwerden sofort verringert sind, lässt sich die Veränderung der Beschwerden nur über Auswirkungen der Narbenentstörung auf das Nervensystem erklären, welches die Schmerzempfindung ja auch dem Gehirn vermittelt und sie nur so wahrnehmbar werden. Interessant ist auch, dass – nachdem die Beschwerden verschwunden sind – sich Wochen später auch die Struktur des Gewebes positiv verändert: Die Haut wird glatter, fester oder weicher, »normaler« je nachdem wie der Zustand vorher war. Arthrosen können sich vermindern, Dornwarzen verschwinden, Metastasen reduzieren etc., das heißt, es geht ein tiefer Heilreiz auf die innere Feinsteuerung der Gesundheit von der Narbenentstörung aus, das haben Sie bislang auch an den vielen sehr unterschiedlichen Beispielen gesehen.

Für mich und für viele andere sind diese Beispiele ganz entscheidend für das Verständnis der Zusammenhänge gewesen, sind sie doch unverrückbare Realitäten, ähnlich wie die Elektrizität oder das Schwerkraftgesetz, welche wirksam sind, ob ich davon weiß oder nicht. Trotzdem und gerade auch, weil es unvermutete und zunächst unerklärliche Wirkungen waren, hat es mich als Naturwissenschaftlerin natürlich immer interessiert, auch mehr über die theoretisch-wissenschaftlichen Hintergründe dieser spannenden Phänomene zu wissen. Auch hier zeigte sich: Wer sucht, der findet! Naturwissenschaft ist oft spannender als ein Krimi! Es gibt eine Menge an sehr spannenden, aber noch nicht allgemein bekannten naturwissenschaftlichen Phänomenen und Forschungsergebnissen, die diese spektakulären Phänomene wissenschaftlich besser verstehbar machen. Diese müssen – ähnlich wie in einem Krimi, in dem die Indizien dann zum Täter führen – zusammengetragen und logisch verknüpft werden. Wenn Sie ebenfalls Interesse an solchen Puzzlearbeiten der Wissenschaft haben, dann ist dieses Kapitel das Richtige für Sie. Wer gerne schneller etwas über die Methoden lesen möchte, blättert jetzt hier weiter zum V. Kapitel.

Der rasante Fortschritt der Informationstechnologie mit Computern, CD-Roms, Mikrochips, USB-Speichergeräten, ISDN, DSL, Internet, Laser und Weiteres macht es uns heute auch als Laien möglich, hochkomplexe Informationsleitungs- und Verarbeitungsprozesse, die im Körper millionenfach ablaufen, leichter zu verstehen, da wir selbst damit täglich umgehen. Das alles wäre den meisten von uns vor 20 Jahren noch wie Zauberei vorgekommen. Noch vor 200 Jahren hätte man an Teufelswerk geglaubt, wenn man allein darüber berichtet hätte, dass man mit jemandem, den man nicht sieht, über einen Hörer am Ohr sprechen kann oder dass es im Zimmer hell wird, wenn man an einen »Knopf« an der Wand drückt. Wir gewöhnen uns sehr schnell an solche Veränderungen, dank unserer sich immer stärker entwickelnden Lernfähigkeit, die auf sehr effektiven Informationsverarbeitungsprozessen unseres Gehirns beruht.

Es wäre wunderbar, wenn viele spannende Fakten aus Physik, Biologie, Umweltforschung, Verhaltenswissenschaften, Gehirnforschung, Elektrophysiologie, Klassischer Homöopathie, Akupunktur, Neuraltherapie und anderen Wissensgebieten in einem ähnlich schnellen Tempo in die Medizin von heute integriert würden. Auf diese Weise könnten ursachenorientierte Lösungen für

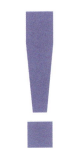

Vernetzung der Wissenschaftsgebiete verbessert das Verstehen.

Erkrankungen und sinnvolle Vorbeugungsmaßnahmen schneller getroffen werden.

Um die Phänomene der Narben, der Narbenentstörung und Sekundenheilungen besser zu verstehen, habe ich hier für Sie ein paar Fakten aus verschiedenen Bereichen der physiologischen, biologischen und medizinischen Grundlagenforschung zusammengestellt. Wenn Sie über die einzelnen der zum Teil sehr spannenden Fakten noch mehr wissen möchten, können Sie auf die speziellere Literatur im Anhang zurückgreifen.

Ströme regeln die Aktivität in unseren Zellen und im ganzen Körper

Es ist bekannt, dass viele Informationen innerhalb und außerhalb des Körpers nicht nur über Blutbahn und Nerven transportiert werden können, sonst wären viele Phänomene in ihrer Schnelligkeit und Komplexität einfach nicht erklärbar. Der komplexe und wunderbar organisierte menschliche Körper ist – nach den bisher genannten Beispielen – ganz offensichtlich in der Lage, elektrische und elektromagnetische Phänomene systematisch für seine innere Feinsteuerung und zur Informationsübermittlung zu nutzen. Wie genau das nun passiert, ist noch nicht lückenlos erforscht worden, es gibt jedoch dazu schon einige Erkenntnisse, die zum Weiterdenken anregen.

■ Elektrische und elektromagnetische Wirkungen sind offensichtlich die Ursache für viele Vorgänge in unserem Körper und spielen auch bei der Narbenstörherdentwicklung und -behandlung eine große Rolle. ■

Jeder weiß heute, dass wesentliche Teile unseres Körpers durch elektrische Impulse gesteuert werden und funktionieren. Im EKG können wir die Herzströme sichtbar machen, die den Herzmuskel zum Schlagen anregen. Das EEG zeigt uns die Gehirnströme, die etwas über die Aktivität der Nervenleitungen dort aussagen. Weniger bekannt ist, dass in allen Körpergeweben, wie beispielsweise im Muskel- und Bindegewebe, dauernd Ströme fließen und jedes Organ eigene Magnetfelder aufbaut, die eine charakteristische und auch messbare Ausstrahlung nach außen haben. Speziell das Herz baut zum Beispiel ein sehr großes elektromagnetisches Feld auf, welches durch seelische Prozesse sehr stark beeinflusst wird und durch geistige Übungen und Entspannung auch aktiv beeinflusst werden kann (Lit. 78). Das Wissen der chinesischen Medizin, dass der Geist das Herz regiert, wurde hier auch von international anerkannten Wissenschaftlern bestätigt.

Herzerkrankungen können bekannterweise auch Verwirrungen des Geistes und auch schwere Depressionen auslösen. Es gibt im Bereich der traditionell chinesischen Medizin noch mehr Zusammenhänge, die für die Narbenstörungen von höchster Bedeutung sind:

Meridiane leiten Licht, Wärme und elektromagnetische Wellen

Im Verlauf der Meridiane ist eine erhöhte Leitfähigkeit für Ströme (Lit. 1, 2, 16, 17), für Wärme (Lit. 65, 66, 67), für elektromagnetische Wellen (Lit. 15) und für Licht (Lit. 2, 65) nachweisbar. Hierbei wird interessanterweise weißes Licht am besten geleitet. Dass Menschen (natürlich auch Tiere und Pflanzen) über ihre Zellen Licht empfangen und Licht senden, wurde auch von dem Physiker F. A. Popp bewiesen (Lit. 3, 4). Die elektromagnetischen Felder von Licht und Biophotonen füllen den riesigen weiten »Leerraum« zwischen Elektronen und Atomkernen, und üben wichtige Steuerungsfunktionen auf die materiell sichtbaren Teilchen, (Lit. 69), auf die DNS, die Funktion unserer Zellen sowie auf die Funktionen der Zellmembranen aus, wie in der Stammzellforschung beobachtet werden konnte (Prof. Bruce Lipton, Lit. 69). Die Auswirkungen dieser elektromagnetischen Felder auf die Steuerung biologischer Abläufe erforschte zum Beispiel auch der bekannte Biologe Dr. Rupert Sheldrake (Lit. 70) und der französische Forscher und Mediziner Georges Lakhovsky (Lit. 58), wie auch der deutsche Physiker F. A. Popp (Lit. 3, 4). Nur wenn durch elektromagnetische Felder geordnete elektromagnetische Impulse vorliegen, können die vielfältigen Funktionen und das Leben an sich erhalten werden. Sobald hier chaotische oder auch nur zufällige Impulse kommen, treten Krankheiten auf oder brechen biologische Systeme zusammen. Jede Krankheit ist also Folge eines Verlustes von Informationen und Kommunikation im Körper. Licht und Farben sind solche elektromagnetischen Wellen.

Jedem Meridian ist in der chinesischen Medizin seit jeher auch eine bestimmte Farbe zugeordnet, alle Farben zusammen ergeben weißes Licht, welche nun durch die Meridiane auch geleitet werden und so im Körper wichtige und jeweils unterschied-

■ Meridiane leiten elektrisch, elektromagnetische Wellen, Licht und Wärme besser als umgebendes Gewebe. Auch Biophotonen sind elektromagnetische Wellen und werden auch durch Meridiane geleitet. ■

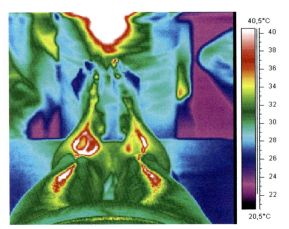

Der Unterbauch der Patientin wurde an Magenmeridianpunkten von außen durch eine Moxazigarre erwärmt. Die Aufnahme mit der Infrarotkamera zeigt die Ausbreitung der Energie entlang einer anatomisch sonst nicht erklärbaren Struktur, die identisch ist mit dem Verlauf des Magenmeridians. Abb. mit freundlicher Genehmigung des Zentralinstitutes für die Dokumentation für Naturheilverfahren, Essen.

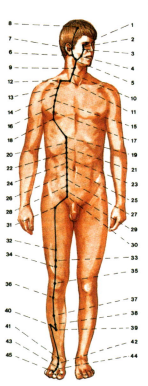

Magenmeridian

liche Steuerungsfunktionen wahrnehmen. Wenn durch Narben Meridianstörungen bestehen, ist die Gesamtinformation also nicht mehr optimal. Wie wichtig diese Lichtinformationen in unseren Zellen und Meridianen für unsere Gesundheit, die Kommunikation unserer Organe und Zellen untereinander und auch für unsere seelische Verfassung sind, ist schon heute durch neuere Forschungsergebnisse mit Photonen- und Lichtstrahlungen absehbar. Hier wäre es sehr wünschenswert, wenn deutlich mehr Grundlagenforschungsgelder für diesen Bereich zur Verfügung gestellt würden, um diese ungiftigen und effektiven Möglichkeiten, Gesundheit zu verbessern, weiter zu erforschen.

Mit speziellen Techniken wie zum Beispiel Infrarotkameras konnte Dr. K.-P. Schlebusch zum Beispiel die besondere, sich von der Umgebung stark unterscheidende Leitfähigkeit der Meridiane zeigen, so konnten Meridianstrukturen wie auch die blockierenden Wirkungen von Narben auf die Meridianenergien sichtbar gemacht werden (vgl. auch S. 43, 44, 107).

Es wurde auch nachgewiesen, dass sogar unsere Enzyme, Zellen und Gene auf elektrische und damit auch elektromagnetische Impulse reagieren und dass diese elektrischen Phänomene in unserer genetischen Struktur verankert sind und dass diese stärker wirken als zum Beispiel chemische oder hormonelle Reize. Man könnte also sagen, dass wir gleichsam elektrisch beziehungsweise elektromagnetisch funktionierende Wesen von der Pike auf sind, denn diese Reaktionsphänomene sind von der Entwicklungsgeschichte des Lebens her noch älter als beispielsweise die hormonellen Reaktionen (Lit. 19, 20).

Wer steuert die Zellfunktionen?

Meridiane transportieren elektromagnetische Steuerungsfunktionen – durchs Gewebe, bis hin zu jedem Organ, zu jeder Zelle. Nur wie kann diese Information in biologische Funktionen innerhalb der Zellen umgesetzt werden? Dazu ist es wichtig, etwas mehr über Zellen und Zellmembranen zu erfahren.

Die Zellmembranen sind aus einer elektrisch isolierenden Eiweiß-Fett/Fett-Eiweiß-Doppelschicht aufgebaut, die wie eine Batterie eine Spannung aufrechterhalten kann, welche im gesunden Zustand für Nerven-, Hirn- und Muskelzellen bei ungefähr −70/−90 Millivolt liegt, bei anderen Körperzellen von 15 mV bis 60 mV. Sie schaffen damit

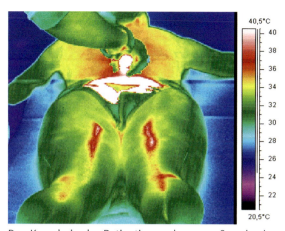

Das Kreuzbein der Patientin wurde von außen durch eine Moxazigarre erwärmt. Dort verläuft der Blasenmeridian. Die Aufnahme mit der Infrarotakamera zeigt die Ausbreitung der Energie entlang einer anatomisch sonst nicht erklärbaren Struktur, die identisch ist mit dem Verlauf des Blasenmeridians. Abb. mit freundlicher Genehmigung des Zentralinstitutes für die Dokumentation für Naturheilverfahren, Essen.

zwischen dem Zellinneren und dem Zellzwischenraum eine ganz erhebliche Spannung, die eine differenzierte Informationsübermittlung in die Zelle und damit auch das Leben überhaupt erst ermöglicht. Nur wenn das Zellinnere abgegrenzt vom außen ist und gezielt gesteuert werden kann, sind sinnvolle Zellfunktionen möglich, denn genetisch sind Leber-, Gehirn- und Nierenzellen etc. gleich, aber sie funktionieren sehr unterschiedlich. Nur ein kleiner Bruchteil der genetischen Informationen unserer Zellen wird überhaupt nur gelesen und »verwertet«. Dies macht deutlich, dass die Steuerungsfunktion der Zellfunktion nicht von den Genen ausgehen kann, denn entscheidend ist, wer darüber bestimmt, welche Gene abgelesen und damit in Funktionen umgesetzt werden und welche nicht. Zellen können zudem wochenlang weiterleben und auch weiterfunktionieren, auch wenn die Zellkerne entfernt wurden, ähnlich wie eine Eierstocksoperation bei einer Frau, welche nur die Fortpflanzungsfähigkeit beeinträchtigt: Die Zelle kann sich nicht mehr teilen, kann aber noch bestens funktionieren.

Wenn aber die Membran einer Zelle entfernt wird, stirbt die

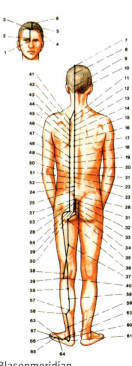

Blasenmeridian

Zelle sofort und stellt alle ihre Funktionen ein, sie ist also entscheidender für die Zellfunktion als die Gene.

■ Zellen sind sehr lange lebens- und funktionstüchtig, auch wenn die Zellkerne entfernt wurden, können sich jedoch nicht mehr teilen. Die Zellkerne regeln die Zellvermehrung. ■

Die Gentechnik geht jedoch immer noch davon aus, dass es die Gene seien, die die Zellfunktionen steuern, obwohl in Versuchen mit Krebsmäusen und mit genetisch veränderten Tieren und auch in der Zwillingsforschung gezeigt werden konnte, dass deren Einflüsse nicht die wichtigsten sind: Genetisch völlig gleiche Mäuse sehen mit unterschiedlichem Futter völlig unterschiedlich aus und sind auch sehr unterschiedlich gesund, wie der Stammzellenforscher Bruce Lipton zeigen konnte (Lit. 69). Es gibt zwar hier einige genetische Einflüsse, aber ganz entscheidend ist, wann welche Gene überhaupt abgelesen werden!

Es sind also Steuerungsimpulse von außen, die hier das unterschiedliche Aussehen und auch die unterschiedliche Funktion der Zellen bedingen, nicht die Gene, die ja bei allen Organen innerhalb eines Menschen logischerweise gleich sind.

Auch die Hormone und Botenstoffe können deren unterschiedliche Funktion nicht erklären, denn diese schwimmen ja überall im Blut, aber die Zellen unterschiedlicher Regionen reagieren darauf sehr unterschiedlich.

Einige Wissenschaftler gehen davon aus, dass es die Eiweiße sind, die die Zellfunktionen steuern, aber wer lässt die Eiweiße in die Zellen hinein, und wer baut sie nach welchem Bauplan dort zusammen? Auch diese Frage kann durch »Eiweiße« nicht beantwortet werden. Der Transport der Eiweiße in die Zellen hängt aber zum Beispiel ganz stark ab von elektrischen Spannungen an der Zellmembran und vom Zellmilieu des Zellzwischenraumes. In die Zellmembran eingebaut sind so genannte Transporteiweiße, welche nur bei bestimmten elektrischen und elektromagnetischen Verhältnissen »Aufträge« ausführen und dann geordnet Stoffe von draußen nach drinnen oder von drinnen nach draußen befördern. Diese elektrischen Spannungen werden aber durch Narben gestört und können durch Stoffwechselvorgänge, elektromagnetische Wellen (Lit. 58) und durch Meridianenergien beeinflusst werden.

Es gibt also mächtige biologische Steuerungsfunktionen, die durch die Meridiane und durch elektromagnetische Phänomene an den Zellmembranen erklärt werden können. Nur wird in diesem Bereich der Biologie und auch der Medizin noch deutlich zu wenig geforscht. In diesem Bereich liegen jedoch die Schlüssel für die Entstehung von Krankheiten und auch für die Gesundung wie der Forscher Lakhovsky bereits 1931 zeigen konnte (Lit. 58), dessen Forschungsergebnisse heute noch hochaktuell sind.

■ Elektromagnetische Einflüsse an den Zellmembranen sind entscheidend für die Zellfunktion. ■

Auch das Entstehen mancher Krebserkrankungen ist auf eine Fehlsteuerung von Zellmembranen zurückzuführen, die dabei ein uraltes genetisch in jedem Menschen bestehendes Stoffwechselprogramm aktivieren, welches das unkontrollierte Zellwachstum ermöglicht. Nachweislich sind es in vielen Fällen nicht die »entarteten« Gene der Zellkerne, die hier den Krebs bedingen, sondern Fehlfunktionen der Zellmembranen, die unter anderem auch durch Narben hervorgerufen sein können!

Auch Gedanken, Gefühle und emotionale Einstellungen verändern die elektromagnetischen Verhältnisse an den Zellmembranen. So wird verständlich, dass auch Gefühle und Gedanken unsere Zellfunktionen und auch die Funktionen unserer Organe steuern können und erheblich zur Heilung – aber auch zum Krankwerden – beitragen können.

Die chinesische Medizin berichtet bereits seit über 2000 Jahren, dass Gefühle die Meridianenergien beeinflussen können, die westlichen Naturheilverfahren kennen die Zusammenhänge von Gefühlen und Organen ebenso wie die westliche Psychosomatik und nähert sich diesem tiefen Wissen um die Zusammenhänge wieder an, wenngleich hier die Funktionen der Lichtleiter, das heißt der Meridiane und des Vermittlers zwischen Körper und Seele, des vegetativen Nervensystems, noch nicht genügend verstanden und erforscht sind. Die blitzartig auftretenden, vielfältigen und individuell sehr unterschiedlichen Wirkungen der Narbenentstörungen geben hier hervorragende Möglichkeiten, Zusammenhänge zwischen gestörten Meridianenergien, vegetativen Fehlfunktionen und Organfunktionen zu analysieren.

■ Zellmembranen sind die eigentlichen »Gehirne« der Zellen und steuern die Funktion. Narben können die Zellmembranfunktionen stören, denn sie beeinträchtigen die elektrische Spannung an den Membranen und die Meridianenergien. ■

Die Zellmembran wird also unter anderem in ihrer Funktion durch elektromagnetische, von Meridianen geleitete und emotionale Impulse gesteuert und vermittelt die Zuleitung und den Abtransport von Eiweißen, Hormonen, Nährstoffen, elektromagnetischen und auch emotionalen Informationen zu den Zellen und auch deren Entgiftung und Entschlackung. Sie ist damit der Top-Manager im Zellsystem und zentral wichtig für die Ernährung der Zelle, deren Funktion und deren differenzierter Kommunikation mit anderen Zellen, die Entgiftung und die differenzierte Steuerung der Zellen. Diese Funktionen der Zellmembranen hängen – wie bereits erwähnt – ganz entscheidend von elektrischen Spannungen der Membran und des sie oder auch den Störungen umgebenden Zellzwischenraumes und von den Informationen der Meridianleitbahnen ab, die durch Narben gestört werden.

Zellmembranen – Spannungen des Lebens

Wie wirken nun die Narben und die Narbenentstörungen an den Zellmembranen? Dazu ist es wichtig, etwas mehr von den elektrischen Verhältnissen an den Zellmembranen zu wissen: Die elektrischen Spannungen bauen sich an den Zellmembranen – ähnlich wie bei mehreren Kondensatoren hintereinander – bei mehreren Zellen hintereinander immer weiter auf und bauen dadurch den Hautwiderstand auf. Daher kommt es durch Störungen der Elektrik an den Zellmembranen zu elektrisch messbaren Veränderungen im Meridianverlauf und auch des Hautwiderstandes. Die Zellen können über ihre elektrischen Koppelungen untereinander elektromagnetische Informationen in rasantem Tempo möglicherweise auch springend von Membran zu Membran leiten.

Im Zellzwischenraum liegen Millionen von feinen (vegetativen) Nervenendigungen, die ebenfalls die elektrischen Impulse aufnehmen und weiterleiten können und somit den Kontakt mit dem riesigen Netz der Nerven und dem Gehirn herstellen. Alles steht mit allem im Körper auch in elektrischer Verbindung!

Wie wichtig die Zellmembranen für unser Leben insgesamt sind, kann man auch daran erkennen, dass die Hälfte der Energie, die eine Zelle verbraucht, benötigt wird, um dieses Membranpotenzial aufrechtzuerhalten und damit eine geordnete Steuerung der Abläufe der Zellfunktionen! Auch hier stimmt der Vergleich mit

■ Eine dauerhafte elektrische Veränderung des Membranpotenzials, wie bei Narbenstörungen, kann also zur teilweisen oder ganzen Blockierung der Natriumkanäle und damit auch der Transporteiweißfunktion führen. Die Zelle kann Informationen nicht mehr richtig verarbeiten und wird nicht mehr richtig ernährt. Dies kann die gesamte Zellfunktion stören. ■

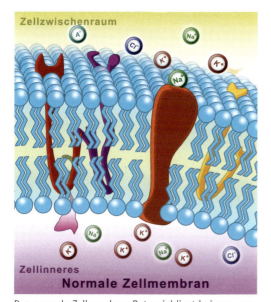
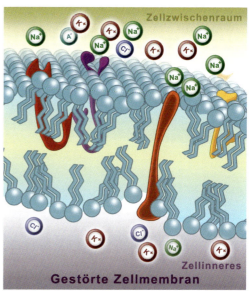

Normale Zellmembran

Das normale Zellmembran-Potenzial liegt bei -70 – -90 mV. Es ist entscheidend wichtig für die Kommunikation der Zelle mit den anderen Zellen und für die Funktionen der Transporteiweiße und damit für die Funktionen der Zelle. Die Zellenmembran hat Einfluss auf die Verarbeitung von chemischen, biophysikalischen und auch elektromagnetischen Informationen, welche die Zelle über die Nerven, die Meridiane, die Hormone, das Blut und das Bindgewebe her erreichen.

Gestörte Zellmembran

Energetisch gestörte Zellmembran. Durch eine Narbe kann das Membranpotenzial um ein Vielfaches ansteigen oder abfallen auf +/- 200-1000 mV, je nachdem ob es eine Yin – oder Yang Situation ist. Wenn das Membranpotenzial gestört ist, verändern die Membranbestandteile und die Transporteiweiße nicht nur ihre Ladung, sondern auch ihre Form. So kann die Zelle ihre Steuerungsaufgaben nicht mehr wahrnehmen. Fehlsteuerungen führen zu Krankheiten und Fehlfunktionen.

dem menschlichen Gehirn: Obwohl es nur 5 Prozent der Körpermasse hat, benötigt es doch 20 Prozent unserer Blutversorgung, wenn es auf Hochtouren läuft.

Diese »Spannung des Lebens« ist keine starre elektrische Barriere, sondern unterliegt einem kontinuierlichen und differenzierten Wechsel. Sie wird durch Nerven elektrisch oder durch Hormone etc. biochemisch kurzfristig verändert, so dass Natriumionen und andere Stoffe von außen in die Zelle strömen und dort bestimmte Prozesse in Gang gesetzt werden können, das heißt eine bestimmte Zellfunktion, wie zum Beispiel das Zusammenziehen eines Muskels ausgelöst. Durch diesen Einstrom von positiven Natriumionen bricht die Spannung an der Zellmembran für eine kurze Zeit zusammen und dies löst die Aktivierung einer bestimmten Funktion aus. Danach wird die Spannung durch einen Ausstrom von positiven Kaliumionen wieder aufgebaut und die

Wie wirken örtliche Betäubungsmittel an den Zellmembranen?

Die in der Narbenentstörung verwendeten örtlichen Betäubungsmittel (Lokalanaesthetika) blockieren die vorher durch die Störung der elektrischen Membranpotenziale bereits gestörten Natriumkanäle für ein bis drei Stunden. Sie lösen so einen elektromagnetischen Reset der Zellmembran aus, der zur Normalisierung der gestörte Potenziale führt (Lit. 55). Ähnlich wie bei einem Computer kann man hier durch die Unterbrechung der Stromzufuhr unseres »Zellcomputers« einen »Neustart« des Zellcomputers erzwingen. Bereits noch während der Wirkung der örtlichen Betäubung an den Zellen (ein Nebeneffekt der Blockierung der Natriumkanäle) funktioniert die Zelle innerhalb von Sekunden wieder besser als zuvor. Dies bedeutet, dass die chemische Wirkung des örtlichen Betäubungsmittels wie auch die Natriumkanäle selber für den Heileffekt der Narbenentstörung unwichtig ist, da sich die Zellfunktionen ja bereits trotz lahm gelegter Natriumkanäle erholen. Das bedeutet, dass die Funktionsimpulse zwar durch die veränderten Spannungen blockiert werden können, dass sie aber nicht aus diesen heraus entstehen. Sie müssen daher von noch weiter außen liegenden Steuerungsmechanismen kommen, zum Beispiel von den Meridianen und dem vegetativen Nervensystem. Beide Systeme speichern und verteilen elektromagnetische Informationen!

Zelle ist für eine kleine Weile elektrisch abgedichtet gegen neue Impulse, kann sich also vorübergehend mit anderen Dingen beschäftigen. Auch sämtliche Eiweiße, die sich in der Membran befinden, ändern sich durch die elektrische Ladungsverschiebung. Eiweiße haben unterschiedlich geladene Endstücke, deren Form sich streckt oder krümmt, je nachdem, wie die elektrischen Ladungen der Umgebung sind, denn gleichartige Pole stoßen sich ab und ungleichartige ziehen sich an.

Diese verschiedenen Transporteiweiße schleusen abhängig von den verschiedenen elektrischen, hormonellen und chemischen Verhältnissen unterschiedliche Stoffe in die Zelle hinein oder hinaus und sind daher extrem wichtig für die Zellfunktion. Die verschiedenen Transporteiweiße sind in den Abbildungen mit unterschiedlichen Farben dargestellt und reichen – je nach elektrischer Ladung der Membran – von einer Membranseite zur anderen. Sie sind dann also offen oder durch elektrische Ladungsverschiebungen in sich gekrümmt und haben für diesen Moment keine weitere Funktion. Von diesen Transporteiweißen gibt es auf jeder Zelle Tausende. Ein richtiger Wald mit Antennen für Biosignale und eine riesige Aufgabe für eine intelligentes Steuerungszentrum!

Zellzwischenraum – Ursuppe der Zellfunktion

Meridiane sind Bereiche erhöhter elektrischer Leitfähigkeit im Gewebe und vegetative Nerven sind in einem riesigen elektronischen Netz miteinander verknüpft. Beide Strukturen befinden sich im Gewebe, in den Bereichen zwischen den Zellen, im Zellzwischenraum. Auch dort wird gleich von mehreren Strukturen elektrisch gespeichert und auch elektrisch geleitet, von denen hier drei wichtige beschrieben werden:

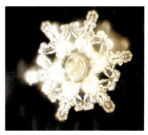

Dieses sehr geometrische Wasserkristall erinnert in seiner rhythmischen Struktur an ein tibetisches Mandala. Es ist entstanden aus Sanbu-ichi, Yusui-Quellwasser aus dem Schneewasser vom Berg Yatsugatake. Dieses Kristall zeigt, wie viele Informationen ein solcher Kristall speichern kann, denn es hat einen sehr hohen Ordnungsgrad. *Entnommen aus Masaru Emoto: Die Botschaft des Wassers, Koha Verlag*

Wasser: Wir bestehen ungefähr zu 80 Prozent aus Wasser. Auch das Wasser selbst im Zellzwischenraum und im Blut hat durch seine elektrischen Dipole und seine Möglichkeiten der Clusterbildung (Zusammenballung von Wassermolekülen nach bestimmten Mustern) eine ganz erhebliche elektrische Leit- und Speicherfähigkeit – für feine elektromagnetische Schwingungen, das heißt Informationen (Lit. 6, 21).
Die revolutionären und sehr spannenden Forschungen zum Wassergedächtnis von Beneviste (Lit. 5) und zur Speicherkapazität des Wassers von Masaru Emoto (Lit. 6) belegen, dass Wasser die Informationen sowohl von Gedanken als auch von Gefühlen elektromagnetisch zu speichern in der Lage ist. Dies ist umso wichtiger, als wir zu 80 Prozent aus Wassermolekülen bestehen und unsere Zellfunktionen ja ebenfalls stark von elektromagnetischen Informationen abhängig sind, die durch Narben gestört sein können. Auch Tiere und Pflanzen bestehen überwiegend aus Wasser und sind in der Lage, auf feine Schwingungen und elektromagnetische Felder mit veränderten Funktionen und verändertem Verhalten zu reagieren. Dies konnte wissenschaftlich durch die Arbeiten von Rupert Sheldrake (Lit. 73) und Tompkins und Bird (Lit. 21) und Lakhovsky (Lit. 58) bewiesen werden.
Diese Fähigkeiten von Menschen, Tieren und Pflanzen, elektromagnetische Schwingungen auch von Schallschwingungen und sogar von Gedanken aufzunehmen (Lit. 29), hängen wahrscheinlich mit dem Zellzwischenraum und den elektrischen Verhältnissen dort zusammen.
Die großen Erfolge von reinen »Wassertrinktherapien« von sauberem, energetisch hochwertigem, das heißt lebendigem Wasser sind ebenfalls darauf zurückzuführen, dass dessen hohe Speicherkapazi-

■ Trinken Sie viel lebendiges Wasser, am besten Quellwasser. Es verbessert die elektrische Leitfähigkeit des Zellzwischenraums und der Zellmembranen und trägt so zur verbesserten Zellfunktion und damit zum Wohlbefinden bei. ■

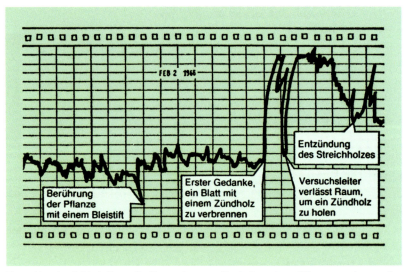

Tompkins berichtet über die Versuche von Backster, dass Pflanzen schon auf den Gedanken, ihnen ein Blatt abzuschneiden, mit einem Gerät zur Messung von Gehirnströmen messbar mit Stressreaktionen reagierten und sich »entspannten«, wenn die Person den Raum verließ. Abb. entnommen aus Tompkins/Bird: Das geheime Leben der Pflanzen, Fischer Verlag.

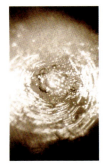

Wenn Wasser mit dem Wort »DUMM« informiert wird, in dem dieses Wort zu dem Wasser gesprochen wird, zeigen sich sehr undifferenzierte Strukturen und eine Kristallbildung ist erschwert, d.h. der Ordnungsgrad des Wassers und dessen Speicherungsfähigkeit für elektromagnetische Informationen ist stark verringert. *Entnommen aus Masaru Emoto: Die Botschaft des Wassers, Koha Verlag*

tät offensichtlich zu einem besseren Funktionieren der Zellen und damit auch der ganzen Organe und der Körperentgiftung beiträgt. Es ist für die elektrische Leitfähigkeit wichtig, dass es genügend Wasser im Zellzwischenraum gibt und dass dort auch das Säure-Basen-Verhältnis ausgeglichen ist, damit die elektrische Leitfähigkeit gegeben ist, denn auch eine Übersäuerung im Zellzwischenraum führt zu einer Verschiebung der elektrischen Verhältnisse an den Zellmembranen und im Zellzwischenraum, welche den Energiefluss behindern und Schmerzen erzeugen können.

Kleine vegetative Nerven: (Abb. S. 115) Für die elektrischen Verhältnisse im Zellzwischenraum spielen weiterhin die kleinsten Verästelungen des vegetativen Nervensystems eine wichtige Rolle, die elektrische Impulse aus dem Gehirn bis in die einzelnen Körperzellen leiten können und auch Informationen von dort bis ins Gehirn zurückführen. Zu diesem weit im Körper verzweigten riesigen, wie ein elektronischer Baukasten arbeitendem System haben Sie schon erfahren, dass es mit verschiedenen »Sicherungen« arbeitet, den so genannten vegetativen Ganglien. Im

Zellzwischenraum gibt es neben den Eiweiß-Zuckerstrukturen noch die Kapillaren, die kleinsten Blutgefäße und um sie herum weitere kleine unwillkürliche Nerven des vegetativen Nervensystems, die die Blutgefäße weit und eng stellen und somit erheblichen Einfluss auf den Stoffwechsel der Zellen haben.

Eiweiß-Zuckermoleküle: Diese Verbindungen liegen weit verzeigt und mit vielen Verästelungen im Zellzwischenraum. Sie sind auf Grund ihrer elektrischen Ladungen und Strukturen in der Lage, elektrische Dipole aufzubauen und ihre Strukturen zu verändern, das heißt auch, entsprechend Informationen zu speichern. Natürlich reagieren diese elektrischen Ladungen auch auf entsprechende Felder der Umgebung. Welche Bedeutung dies insgesamt für die Gesundheitsregulation des Menschen hat, ist noch unbekannt, hierzu ist weitere Grundlagenforschung erforderlich.

Kollagenfasern: Auch diese fein zulaufenden bindegewebigen Strukturen des Zellzwischenraums sind prinzipiell in der Lage, elektrische Felder aufzubauen, und so Informationen zu speichern und auf diese zu reagieren. Auch hier fehlt entsprechende Grundlagenforschung. Auch diese Strukturen sind bei gestörten Narben oft stark verändert und normalisieren sich durch Narbenentstörungen.

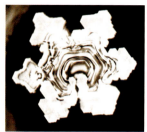

Klassische Musik, zum Beispiel hier von Mozart – führt ebenfalls zu sehr komplexen rhythmischen Veränderungen der Wasserstrukturen. *Entnommen aus Masaru Emoto: Die Botschaft des Wassers, Koha Verlag.* Tompkins und Bird konnten zeigen, dass Pflanzen schneller wachsen, wenn sie mit klassischer Musik beschallt werden, daran kann man die Auswirkungen der Schwingungen auf die Zellfunktion erkennen (Lit. 21).

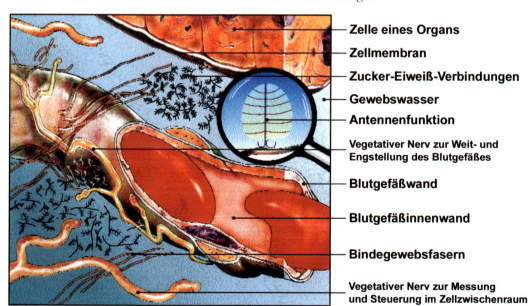

Das vegetative Nervensystem – elektronisches Netz der Feinsteuerung

Das vegetative Nervensystem ist das unwillkürliche Nervensystem, welches alle Organe in ihrer Funktion reguliert. Es reicht vom Gehirn bis in jeden Zellzwischenraum, wo es mit offenen Nervenfasern endet. Es reagiert sehr sensibel auf Umweltgifte und Stoffwechselschlacken, die sich in diesem Zellzwischenraum ablagern, und kann dann auch schnell schmerzhafte Zustände entstehen lassen, denn Schmerz ist immer ein Gefühl, welches von Nerven übermittelt wird. Die vegetativen Fasern enden in den kleinsten Verästelungen unserer Anatomie – den kleinen Blutkapillaren an allen Zellen, im Zellzwischenraum und besonders auch an den Knochenhäuten. Allein die vegetativen Nervenfasern sind in einem einzigen Menschen ungefähr 400.000 km lang.

Vegetative Impulse steuern, wie aktiv das Immunsystem sein soll, welche Gene gerade Pause machen und welche aktiv werden sollen. Sie regeln die Durchblutung im Gewebe und geben Informationen aus der Körperperipherie an unser Gehirn weiter. Sie reagieren hochempfindlich auf Schwermetalle und Nervengifte, wenn diese durch Eiterprozesse oder Tierbisse an diesen Stellen entstehen. Durch die veränderten elektrischen Verhältnisse im Gewebe durch Narben werden die vegetativen Nerven in ihrer Funktion gestört und das Gewebe wird schlechter oder zu stark durchblutet, es kommt zu Blässe und Kühle oder Röte und Wärme der Narbenregion. Vegetative Nerven reagieren auf die elektrischen Veränderungen der Narben.

> ■ Vegetative Fasern sind die Vermittler der Steuerungsimpulse an die Zellmembranen, die als Zellgehirn wirken. Sie stehen mit allen Organen und dem Gehirn in Verbindung und sie bestimmen, was das Zell-Gehirn »denken« bzw. umsetzen soll. ■

Auch die sensiblen Nerven im Gewebe reagieren auf die veränderten Spannungen in Narbengewebe: Sie reagieren mit erhöhter Schmerzempfindlichkeit, das heißt Übererregbarkeit, oder mit einer »Abschaltreaktion«, wenn sich die Spannungsverhältnisse – wie in Narbengewebe – ändern, und erzeugen damit Schmerz oder auch Taubheit und Unempfindlichkeit.

Die kleinen Nervenzentren der vegetativen Fasern (Zusammenballungen von Nervenfasern) heißen »Ganglien«. Häufungen von vegetativen Fasern befinden sich oft auch an den Akupunkturpunkten, den Lymphknoten und an den Schleimbeuteln. Darüber hinaus gibt es noch größere Sicherungen, die Segmentsicherungen, die Nervenknoten (Ganglien) beispielsweise am Hals, im Bauchbereich und beiderseits entlang der Wirbelsäule. Sie umfassen und versorgen ganze Wirbelsäulensegmente und Organe wie den Magen, den Darm oder die Zähne und sammeln Informationen von dort, und speichern diese, das heißt, sie haben auch eine Gedächtnisfunktion. Da sie mit allen anderen Regionen im Körper, mit allen Zellen und mit dem Gehirn in elektronischer Verbindung stehen, sind sie wahrscheinlich der Sitz des Körpergedächtnisses, welches mehr und mehr Interesse auch in der Wissenschaft findet. Der Körper speichert auch unabhängig vom Gehirn holografisch Erinnerungen, wie wir an vielen Beispielen und den **»Wie damals«**-Gefühlen gesehen haben. Das vegetative Nervensystem reagiert auch auf seelische Haltungen und Einstellungen, die auf die Erinnerungsspeicherungen im Körper einen Einfluss haben können (Lit. 29).

In diesen Nervenzentren sind die feinen Nerven miteinander rückgekoppelt und können so auch unabhängig vom Gehirn »lernen«. Sie haben also gewissermaßen eine eigene Intelligenz. Es gibt auch »Hauptsicherungen«, die mit ihren Nervenfasern bis ins Stamm- und Zwischenhirn reichen und dort erheblichen Einfluss auf unsere Stimmung und unsere Gedankenwelt nehmen. Diese Ganglien funktionieren wie kleine regionale Minifestplatten/Zwischenspeicher, Mikroprozessoren und als Sicherungen bei der Weiterleitung von Nervenimpulsen, damit das Gehirn nicht überflutet wird. Auch hier gibt es ähnliche Funktionsweisen, wie sie uns aus der Computerwelt bekannt sind.

Wenn Narben vorliegen, sind die entsprechenden vegetativen Nerven aus diesem Bereich – wie bereits dargestellt – oft über- oder untererregt und vermitteln daher zu wenige oder zu viele Impulse an die Steuerungszentralen. Das führt zu fehlerhafter Informationsweiterleitung, Fehlsteuerungen und Beschwerden an dieser oder anderen Stellen des Körpers und erklärt die vielfältigen und vor allem die sehr schnellen Wirkungen der Narbenentstörung. Es gibt natürlich auch noch andere körperliche Störungen, die über das vegetative Nervensystem Krankheiten erzeugen und unsere Stimmungen und Gedankenwelt beeinträchtigen können (vgl. Lit. 22).

Umgekehrt können wir mit unseren geistigen Kräften, bildhaften

■ Vegetative Fasern sind elektrisch miteinander vernetzt. Sie sind lernfähig und speichern Erinnerungen. Sie sind der mögliche Sitz des »Körpergedächtnisses«. ■

TIPP: Testen Sie an sich selbst: Stellen Sie sich zum Beispiel vor, wie Sie eine Zitrone aufschneiden und herzhaft in die frische Zitrone beißen – sofort fängt der Speichel an zu fließen, und es verziehen sich die Gesichtsmuskeln – obwohl sie gar nicht in die Zitrone gebissen haben! Aber der Speichelfluss war sehr real! Über bildhafte Vorstellungen sind wir in der Lage, unsere vegetativen Funktionen sehr sinnvoll und in unserem Sinn zu steuern. Diese Möglichkeiten werden in der Medizin noch nicht genügend genutzt.

Vorstellungen und Einstellungen auch das eigentlich unwillkürliche Nervensystem willkürlich beeinflussen, das heißt auf die elektrische Körperwelt einwirken und so natürlich auch Krankheiten positiv oder negativ beeinflussen (Lit. 23, 24, 29, 30, 31, 32).

Die Haut – Kontaktfläche mit »Ausstrahlung«

Nicht nur der Zellzwischenraum und die Nerven transportieren elektrische Ladungen, elektromagnetische Informationen und Wellen. Auch die Haut ist hier wichtig, ist sie doch unsere Kontaktfläche zur Umwelt und auch zum Kosmos und kann ebenfalls durch Narben gestört werden, denn auch die Haut reagiert elektrisch.

Wie bereits erwähnt weist die Haut einen bestimmten elektrischen Widerstand auf. Wie hintereinanderliegende Batterien addieren sich die Spannungen der Zellen zum elektrischen Hautwiderstand auf, den man mit Geräten leicht messen kann. Auf der Haut des Körpers verteilen sich elektrische Ladungen nach bestimmten Mustern, die bei Gesunden relativ ähnlich sind und die sich im Krankheitsfall sehr stark ändern können und durch Narben stark verändert werden (Lit. 20, 7, 8, 57, 65).

An der Haut der Finger und Zehen enden oder beginnen zudem die Meridiane der chinesischen Medizin. Es ist wissenschaftlich nachgewiesen, dass unsere Finger und Zehen – wie auch die Akupunkturpunkte – ganz erhebliche Mengen an Biophotonen abstrahlen. Biophotonen sind sehr kleine elektromagnetische Wellen, die sich durch den Raum bewegen und von lebendigen Organismen abgestrahlt werden. Diese Abstrahlungen sagen etwas über unseren Gesundheitszustand und unsere Tendenz aus, krank zu sein oder zu werden (Lit. 8, 9, 10, 11). Diese Phänomene wurden ebenso in der Kirlian-Diagnostik (Lit. 10) und durch Millionen von Messungen der Hautwiderstände der Akupunkturpunkte an Händen und Füßen (vgl. II. Kapitel) bestätigt. Die russische Raumfahrt hat hier bahnbrechende Forschungsergebnisse erzielt.

East meets West: Meridiane und vegetatives Nervensystem

Die Grundlagen der Meridianfunktion sind zwar naturwissenschaftlich gesichert, jedoch ist die existierende Forschung zur Wirksamkeit wie auch zu den Funktionsprinzipien der Meridiane vielen Ärzten und Professoren wegen der fehlenden Integration in die universitäre Medizinerausbildung nicht bekannt, sonst wäre deren Interesse an diesen Wirkmechanismen sicher stärker (Lit. 1, 2, 16, 17, 65, 66, 67). Das gleiche Schicksal teilen die Forschungsergebnisse der Homöopathie und der Kinesiologie, welche ebenfalls in ihren Grundlagen erforscht und bewiesen sind. Wenn man sich näher mit diesen Forschungsergebnissen beschäftigt, müssen einige liebgewordenen Glaubenssätze der heutigen Medizin relativiert werden und um weitere Wirkprinzipien ergänzt werden, das fällt nicht immer leicht ...

Wie schon zu Beginn dieses Kapitels angemerkt, leiten Meridiane elektrische Ströme wie auch Licht und elektromagnetische Wellen und so genannte Biophotonen und vielleicht auch weitere Arten von Energien, die wir noch nicht genau kennen. Bereits in den 50er Jahren zeigten Nakatani und Niboyet (16, 17) auf, dass die Leitfähigkeit zwischen zwei Punkten auf einem Meridian höher ist als zwischen einem Meridianpunkt und einem Punkt, der nicht auf dem Meridian liegt. Das heißt, dass der elektrische Widerstand entlang des Meridianes deutlich geringer ist, und die elektrischen Informationen und Lebensenergien auf den Meridianen somit schneller fortgeleitet werden. Diese Ergebnisse wurden erneut 2005 von Ahn AC et al. bestätigt (1). Akupunkturpunkte nehmen Energien und Informationen aus der Umwelt und dem Klima auf und geben messbare Strahlung ab (Motojamas 8). Er stellte bereits in den 70er Jahren mit einem Akupunkturmessgerät eine Ausstrahlung von Energien aus Akupunkturpunkten und Chakren (energetische Zentren an der Vorder- und Rückseite des Körpers, die aus der indischen Medizin bekannt sind und von hellsichtigen Personen gesehen werden können) fest. Des Weiteren fand er heraus, dass es im Bereich der Fingerspitzen und Fußzehen

> **TIPP: Meridiane selber fühlen**
> Der Verlauf von Akupunkturmeridianen kann auch gefühlt werden: Wenn zum Beispiel elektrische gepulste Wechselfelder auf Meridianpunkte eines Meridians gelegt werden, kann manchmal ein deutliches Kribbeln entlang der Meridianverläufe gefühlt werden, und wenn ein Akupunkturpunkt gestochen wird, breitet sich oft ein schneller Schmerz entlang des gesamten Meridianverlaufes aus.

zu besonders intensiven Abstrahlungen kommt, die auch in Wechselbeziehung mit dem Umfeld stehen. Dies bedeutet, dass sie Energien aus der Umwelt aufnehmen. Er konnte auch nachweisen, dass sich das gesamte elektrische Feld eines Menschen verändert, wenn an Knotenpunkten von Meridianen Unterbrechungen vorgenommen wurden – ein bahnbrechender Beweis dafür, dass es einfach die falsche Stelle sein kann, an der die Narbe liegt, die die fatale Störherdwirkung von Narben oder Entzündungen an solchen Stellen, wie zum Beispiel der Kieferhöhle oder den Zähnen, erzeugen kann!

Deutlich ist, dass diese auf Meridianen geleiteten Energien in ihren Gesetzmäßigkeiten der Ausbreitung elektrischer Energien ähneln und dass sie sowohl emotionale wie auch stoffliche Auswirkungen auf den Menschen haben. Zwischen den Meridianen und dem riesigen elektrischen Netz des vegetativen Nervensystems gibt es enge Verbindungen. Das vegetative Nervensystem hat zwei Schenkel, einen zum »Gas geben« (Sympathikus), den wir brauchen, um Leistungen erbringen zu können und Stress aushalten zu können, und einen zum »Bremsen«, das heißt zur Regeneration, Entspannung, Ernährung, Auftanken (Parasympathikus).

■ Jedem Meridian ist eine eigene Energiequalität, ähnlich den verschiedenen Farben des Lichtes, zugeordnet. Alle kommunizieren miteinander und ermöglichen uns eine facettenreiche Erlebnisweise und flexible Anpassungsvorgänge (siehe Abb. Organuhr S. 57). Meridiane leiten auch Informationen der Außenwelt zu den Organen ■

Die so genannten Zustimmungspunkte zu den Organen des Blasenmeridians der Akupunktur (vgl. Abb. S. 58) liegen entlang des Rückens, beidseitig der Wirbelsäule und unterstützen die Funktion der jeweiligen Organe, das heißt sie unterstützen die »sympathische Funktion« der Organe, nämlich der der Leistungserbringung. Genau dort beidseits der Wirbelsäule liegen ebenfalls die Nervenzentren des sympathischen Teils des vegetativen Nervensystems in der Tiefe beidseitig entlang der Wirbelsäule. Sie entsprechen sich sogar in den Segmenten (vgl. Abb. S. 121)! Von dort haben die vegetativen Nerven Verbindungen zu den darüber liegenden Hautarealen, zu den zugeordneten Organen und zum Gehirn. Diese vegetativen Fasern sind wichtige Vermittler von Impulsen aus dem Gehirn in den Körper und zurück. Wie auch die chinesischen Zustimmungspunkte zeigen sie die Organzuordnungen der Wirbelsäulensegmente. Wir finden also auch hier in der chinesischen Medizin eine wichtige Funktion des menschlichen Körpers sehr korrekt und detailliert beschrieben!
Über diese sympathischen Nervenzentren oder auch Zustim-

Welche Erklärungen gibt es? 121

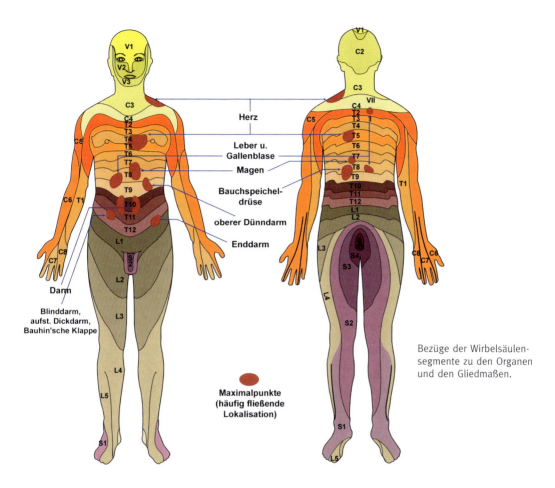

Bezüge der Wirbelsäulensegmente zu den Organen und den Gliedmaßen.

L = Lendenwirbel   S = Sakralwirbel (Kreuzbein)   T = Brustwirbel   C = Halswirbel   V = Scheitelknochen

mungspunkte am Rücken können durch Injektionen, aber auch durch Akupressur oder Massage der zugehörigen Hautpunkte die innen liegenden Organe beeinflusst werden. Umgekehrt können sich Fehlfunktionen von Organen in diesen Segmenten zugeordneten Hautbezirken als Schmerz oder andere Normabweichungen zeigen. Diese nennt man in der westlichen Medizin Head'schen Zonen.

Auf den Meridianen befinden sich Punkte, an denen sich diese Leitungsbahnen nach außen zur Haut und Umwelt, aber auch nach innen zu anderen Meridianen, zu den Organen und auch zum Gehirn hin verbinden, so dass sie eine intensive Kommunikation der Organe untereinander ermöglichen. In mehreren Studien konnte nachgewiesen werden, dass zum Beispiel durch das Stechen von Akupunkturpunkten vermehrt spezielle Hormone oder Botenstoffe (Serotonin, Endorphine und andere) freigesetzt wurden und Steigerungen der Organfunktionen wie beispielsweise der Lunge oder der Hormonproduktion erzielt werden konnten (Lit. 13).

Verschiedene Forscher konnten Anfang der 80er Jahre in der Sowjetunion wie auch in Deutschland (Prof. Hartmut Heine, Universität Herdecke) nachweisen, dass es an vielen Akupunkturpunkten, deren Größe sie mit drei bis sieben Millimeter Durchmesser angeben, zu einer Anhäufung kleiner Gefäße, Bindegewebsfasern, bestimmter (basophiler) Immunzellen und vegetativer Fasern kommt (Lit. 15, 12). Erneut finden wir hier also Berührungspunkte, Überschneidungen zwischen den Meridianen mit dem vegetativen Nervensystem. Diese Akupunkturpunkte haben einen ernährenden wie auch steuernden Einfluss auf andere Zellen wie ja auch die vegetativen Fasern. Beide können gestört werden durch wegen Narben veränderter elektrischer Verhältnisse. Dr. Dr. Ulrich Knop und Martina Köhler vom Forschungsinstitut für Gesundheitsmedizin und experimentelle Bionik in Wolfsheim konnten wie auch Motojamas die Flussrichtungen verschiedener Meridiane nachweisen, so wie es in der Traditionellen Chinesischen Medizin gelehrt wird (Lit. 8, 13).

■ Die elektrischen Phänomene der Zellmembranen, des Zellzwischenraumes, der Meridiane und auch des vegetativen Nervensystems stehen miteinander in Verbindung und spielen insgesamt bei der Steuerung unseres Organismus eine große Rolle und: sie sind durch Narben störbar. ■

Was passiert bei Verletzungen und Wundheilung?

Nicht nur der intakte Körper funktioniert auf vielen Ebenen elektrisch und elektromagnetisch. Auch bei Verletzungen spielen elektrische Prozesse eine viel stärkere Rolle, als allgemein bekannt: Durch eine Verletzung kommt es zu Kurzschlüssen mehrerer aneinanderliegender Zellen, die Bindegewebszellen anlocken, die dann das Narbengewebe bilden. Die Funktionsfähigkeit des Gewebes nimmt weiter ab, die Leitfähigkeit verringert sich. Es konnte weiterhin nachgewiesen werden, dass es im Fall einer Verletzung zwischen der intakten Haut und der verletzen Hautregion zu elektrischen Strömen zwischen 10 µA und 60 µA kommt. Dies führt dazu, dass vermehrt Zellen und Eiweiße in diese verletzte Region einwandern und so eine schnellere Heilung möglich wird. Diesen Vorgang nennt man Elektrotaxis. Das bedeutet, dass unsere Zellen und Eiweiße sich von elektrischen Feldern locken und leiten lassen und gezielt in die Richtung bewegen, aus der diese Impulse kommen. Dabei ist es nicht egal, in welche Richtung der Strom fließt: Wenn hier elektrische Felder in ähnlicher Stärke mit der entgegengesetzten Polung im Bereich der Wunde angelegt werden, wird die Wundheilung verzögert, und die Wundfläche vergrößert sich (Lit. 19, 20). Durch die Durchtrennung der Zellmembranen bei einer Verletzung kommt es zu elektrischen Kurzschlüssen zwischen den Zellen, und es treten Ströme auf, die an dieser Stelle tagelang die Wundheilung aktivieren und unterstützen. Dort kann es zu relativ hohen Spannungen von 140 mV [Millivolt] auf einer kleinen Strecke von drei Zentimetern kommen. Erst kürzlich wurde wissenschaftlich nachgewiesen, dass diese elektrischen Felder bei Verwundungen Enzyme und auch unsere Gene aktivieren und dass diese elektrischen Ursachen auch dann noch wirksam sind, wenn chemische Einflüsse gestoppt wurden (19, 20).

Möglichkeiten die Wundheilung zu verbessern

In vielen verschiedenen Studien wurde nachgewiesen, dass Verletzungen schneller heilen, wenn leichte Ströme, die denen des Körpers ähneln, auf die Wunde gegeben werden. Dadurch bilden sich dort schneller Gefäße, es kommt zu erhöhter Sauerstoffanlieferung, und mehr Zellen aus dem gesunden Bereich und dem Blut wandern ein. Es gibt weniger Infektionen, und die Wundheilung verläuft glatter. Die Zellen wandern abhängig von ihrer eigenen elektrischen Ladung in die Wunde ein. Hier bestimmt die Körperelektrik, welche Zellen zuerst an welche Stellen gelangen. Die oben beschriebenen körpereigenen Ströme durch Verletzungen sind immer nur solange vorhanden, wie eine Wunde noch feucht ist. Sobald diese eintrocknet, kommt es hier zur Verlangsamung der Wundheilung. Die die Wundheilung unterstützenden elektrischen Phänomene sind dann nicht mehr nachweisbar (20). Erst dann bilden sich in der Regel die Narbenstörfelder aus, das heißt zwei bis sechs Monate nach der Verletzung.

Dies bedeutet, dass offene Wunden besser feucht gehalten und feucht verbunden werden sollten. Dies hat auch

TIPP: Benutzen Sie zur Überbrückung fehlender elektrischer Ströme durch die Wunde ein mineralisches Wund-Gel, welches Sie im Wundrandbereich auftragen, wie zum Beispiel eine Akupunktmassagecreme oder eine jodhaltige Creme, die gleichzeitig desinfizierend wirkt oder Aloe-vera-Gel-Produkte. Verbinden Sie feuchte Wunden feucht, das fördert die Wundheilung.

mit der Narbenentstehung zu tun, denn es erklärt, wieso es viel seltener zur Narbenbildung überhaupt und natürlich auch viel weniger zu Narbenstörherden im Bereich der wässrigen Schleimhäute wie beispielsweise in Mund und Scheide kommt, auch wenn hier größere Verletzungen oder Verbrennungen stattfinden. Sowohl die Einwirkung von in der richtigen Weise gepolten elektrischen Feldern durch metallisch beschichtete Wundgazen, die ein elektrisches Feld aufbauen, wie auch durch pulsierende Magnetfelder wirken sich nachweislich positiv auf die Wundheilung aus.

Gestörte Leitfähigkeit der Zellmembranen

■ Elektrische Veränderungen an den Zellmembranen durch Narben verändern die Funktion der Transporteiweiße und damit die Funktion der Zellen. ■

Im Fall von Narbenentwicklung lässt sich feststellen, dass dort die Membranpotenziale der Narben nach einiger Zeit nicht mehr bei den ungefähr 80 Millivolt der gesunden Haut liegen, sondern um 200 bis 1000 Millivolt darüber oder darunter. Dies bringt die Funktion der Membraneiweiße komplett durcheinander und bedeutet zudem, dass die elektromagnetischen Impulse der Meridiane und des vegetativen Nervensystems an einer mehr oder weniger starken »elektrischen Mauer« abprallen, das heißt blockiert werden. Dabei kommt es nicht darauf an, dass die Verletzung direkt auf dem Meridian liegt. Wie man an den großen Hautreaktionen bei Narbenentstörung sehen kann, blockieren gestörte Narben die vegetativen und elektrischen Vorgänge elektrisch offenbar bis zu sieben Zentimeter ins Umfeld hinein. Das liegt an den elektrischen Koppelungen der Zellen untereinander. Die jeweils benachbarten Zellen reagieren hier ebenfalls mit einer elektrischen Blockierung, die Zellen reagieren in Gruppen. Der Informationsfluss ist sowohl an der Zelle, als auch in der direkten Umgebung der Zelle blockiert. Davon sind dann auch die dort laufenden Meridiane betroffen. Dies führt zu den beschriebenen Yin- und Yang-Symptomen (s. II. Kapitel) an der Narbe.
Da diese elektrischen Veränderungen über die Verbindungen des neuronalen vegetativen Netzwerkes und über die Meridianleitungsveränderungen Auswirkungen auch in den entferntesten Ecken des Körpers erzeugen können, kommt es so auch zu den beschriebenen Fernwirkungen, je nachdem, an welcher Stelle das elektrische Grundsystem beeinträchtigt wird oder wie stark hier die elektrischen Blockierungen sind.

> **Praxisfall: Blinddarmstörfeld mit Rückenschmerz und Bandscheibenvorfall im Segment**
> Bei der Patientin war der Blinddarm durchgebrochen, und die Narbe eiterte nach der Operation noch lange. Im gleiche Segment traten später dann Bandscheibenvorfälle auf, da hier die »Segmentsicherungen« mitbetoffen waren. Die Erkrankung konnte sich ausbreiten, weil Schwachstellen durch Narbenstörherde vorlagen. Die große Reaktion entlang des Segments T12 (Abb. S. 121) auf die Entstörung einer Blinddarmnarbe zeigt, dass das gesamte Segment des Blinddarms vegetativ in Mitleidenschaft gezogen ist.

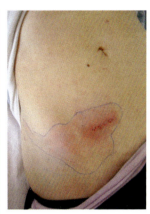

Große vegetative Reaktion entlang des Segmentes nach einem entzündeten Blinddarm.

Narben als Mikrochip für Erinnerungen

Jeder weiß, dass unser Gehirn der Speicher ist, an dem viele Erinnerungen abgelegt werden. Das Gehirn speichert Erinnerungen in Bildform mit Gefühlen und auch anderen Erinnerungen zusammen – als Hologramm. Weniger bekannt ist den meisten, dass auch der Körper an vielen Stellen Erinnerungen speichern kann, obwohl dies in vielen ganzheitlichen medizinischen und psychotherapeutischen Methoden regelmäßig genutzt wird. Das Gedächtnis des Körpers ist vielen mit dem Körper arbeitenden Therapeuten seit vielen Jahrzehnten bekannt, hat aber – wie auch andere wichtige Erkenntnisse – noch wenig Eingang in die Ausbildung der Mediziner gefunden, obwohl dies für die Behandlung vieler Erkrankungen dringend wichtig wäre.

■ Im Gehirn werden Erinnerungen und Traumata holografisch, das heißt in Bildern und mit allen dazugehörigen Erinnerungen gespeichert. ■

Viele Körper- und Massagetherapeuten arbeiten mit den in der Muskulatur und dem Bindegewebe gespeicherten Gefühlen und Erlebnissen. Die Bioenergetik nach Alexander Lowen hat sogar eine eigene therapeutische Schule darauf aufgebaut. Die Bauchtherapeuten nach Gerda Boyesen sprechen unter anderem davon, dass das Bauchgehirn, die großen unbewussten Nervenzentren im Bauchbereich, ebenfalls in der Lage ist, entscheidend wichtige emotionale Erfahrungen zu speichern, was zu erheblichen Magen-Darm-Beschwerden und auch zu chronischen Krankheiten führen kann.

Das Gedächtnis des Körpers (Lit. 29) ist auch für viele Osteopathen, Masseure, Akupressur-, Jin Shin Jyutsu- und Craniosacraltherapeuten eine alltägliche Erfahrung. Sie erleben, wie oft seelische Erinnerungen in Muskelverhärtungen, Knochen, Knochenhäuten und Rückenmarkshäuten gespeichert werden, die durch deren sanfte Behandlungen in Gang gesetzt und gelöst werden können, nicht selten mit erheblichen Erstreaktionen (Erstverschlimmerungen), die die natürliche Antwort auf diese Heilreize sind, da lang Vergessenes plötzlich wieder bewusst und damit erlebbar wird.

Bislang war es kaum bekannt, dass auch in Narben, die von vielen für weitestgehend totes, verhärtetes Gewebe gehalten wurden, Gefühle und Erinnerungen in ganz erheblichem Ausmaß und auf bildhafte Weise gespeichert werden. Wie wir jedoch an vielen der Praxisfälle gesehen haben, werden auch durch Narbenentstörungen Erinnerungen des Körpers wie auch der Seele wieder aktiviert und einer Heilung zugänglich gemacht. Narben speichern also ebenfalls Erinnerungen und zwar vor allem traumatisch erlebte, denn Narben hängen ja immer auch mit »Verletzungen« zusammen.

■ Auch in Narbengewebe werden Erinnerungen bildhaft, das heißt holografisch gespeichert. ■

Bewusste oder unbewusste Erlebnisse zum Zeitpunkt der Verletzung und der Wundheilung, aus der die Narbe entstanden ist, werden dort fast bis ins kleinste Detail wie auf einem Mikrochip gespeichert. Genau wie im Gehirn werden dort Erlebnisse mit Bild, Ton, Geruch und Körperempfindungen holografisch abgespeichert, nicht selten mit all ihren früheren körperlichen Begleiterscheinungen wie beispielsweise Druck in der Kehle, Verkrampfungsgefühl im Oberbauch, Schwitzen, Herzrasen, Kälte- oder Hitzegefühlen, Atemnot und Weiteres.

Zum besseren Verständnis dieses Phänomens liefern uns die Gehirnforschung und die Traumaforschung interessante Erkenntnisse. Gleichzeitig haben die Erkenntnisse der Narbenentstörungsbehandlungen aber auch Auswirkungen auf diese Forschungsbereiche, denn sie erweitern diese Bereiche um den Aspekt der körperlichen Speicherungen an Narben, um das »Narbengedächtnis«. Viele Therapien im traumatherapeutischen Bereich könnten optimaler laufen, wenn bei traumatisierten Patienten im Körper und den Narben gespeicherten Erinnerungen entstört und mitbehandelt werden. Die Auflösung der körperlichen Beschwerden nach traumatischen Erlebnissen durch Traumatherapie kann solange nicht vollständig geschehen, wie die an den Narben gespeicherten Informationen noch nicht gelöst und verarbeitet werden konnten, denn diese werden durch die üblichen Traumatherapiemethoden nicht erreicht, sie erreichen lediglich die Traumaspeicherung im Gehirn. Es gibt jedoch große Ähnlichkeiten zwischen der Verarbeitung und elektrischen Speicherung von Traumata im Gehirn und von Narben im Körper.

Wenn traumatische Erlebnisse zu stark belastend waren, können sie traumatische Auswirkungen haben, da sie nicht restlos verarbeitet werden. Dies führt zu elektrischen Blockaden im Zwischenhirn. Solche »Traumaknoten« im Gehirn verhalten sich elektrisch anders als die Umgebung. Ein solcher Traumaknoten zeigt Unter- oder Überfunktionen oder ist elektrisch durch Spannungsveränderungen isoliert zur Umgebung. Er nimmt dann an der Informationsverarbeitung im Gehirn nicht richtig teil. Man kann dies mit der Narbenentstehung im Körper vergleichen, er stellt sozusagen ein Narbenphänomen im Gehirn dar! Auch an Narben gibt es elektrisch verändertes Gewebe, welches eine korrekte Informationsweiterleitung im Gebiet der Narben blockiert, sie wirkt also ebenfalls wie ein solcher »Traumaknoten«.

■ Elektrische Blockierungen treten sowohl bei Narbenentstörungstherapie als auch bei seelischer Traumabehandlung auf. Narbenentstörung kann bei der Behandlung traumatisierter Patienten einen sehr wichtigen Beitrag leisten, da es viele Erinnerungen, die an den Narben durch die veränderte elektrische Spannung abgespeichert wurden, freisetzt, die sonst nicht erreicht werden können. ■

Genau wie im Körper durch Narben gibt es bei Traumaknoten im Gehirn Störungen im vegetativen Nervensystem, das heißt entweder zuviel Sympathikotonus (Yang-Symptomatik) oder deutlich zuwenig davon (Yin-Symptomatik). Es kann also zu einer erhöhten Aktivität von Gedanken kommen, die immer wieder an das Erlebnis erinnern, oder zu einer »Abschaltreaktion«, die sich darin zeigt, dass bestimmte Anteile oder auch eine ganze Sequenz einer Erinnerung nicht mehr erinnert werden können, also ein Gedächtnisverlust, ein Black Out besteht. Wenn diese zu starken oder weggeblockten Erinnerungen durch bestimmte Techniken und neurobiologische Übungen im Rahmen einer Traumatherapie wieder erinnert werden, kommen oft die kompletten Erinnerungen zu dem Ereignis in all ihren emotionalen Facetten ins Bewusstsein. Die überschießende Reaktion ebbt dadurch ab und normalisiert sich mit dem Effekt, dass sich auch vegetative Fehlfunktionen und das seelische Erleben normalisieren.

Genauso kommen bei der Narbenentstörung längst vergessene körperliche oder auch seelische Erinnerungen »wie damals« wieder ins Bewusstsein und normalisieren sich – meist von allein – innerhalb kurzer Zeit (vgl. III. und V. Kapitel). Diese treten dann mit allen vegetativen Begleitreaktionen »wie damals« wieder auf, solange hier noch Erinnerungsspeicherungen die Narbenstörung bedingen oder mitbedingen. Zum Beispiel kann das Gefühl auftreten, dass das Bein gerade – »wie damals« – noch frisch operiert sei, nach einer Unterspritzung der Beinbruchnarbe, obwohl die Verletzung 20 Jahre zurückliegt. Oder es treten kurzfristig große Übelkeit und Druckgefühl im Hals auf, »wie damals« nach einer Narkose mit Beatmung. Dies geschieht zum Beispiel häufig, wenn eine Operationsnarbe entstört wird, bei der die Narkose gegen Ende nicht mehr tief genug war und der Beatmungs-Tubus unbewusst im Hals gespürt wurde. Andere Menschen beginnen plötzlich während einer Narbenentstörung zu frieren, »wie damals«, als die Operation fünf Stunden gedauert hat, und es dort im Operationssaal zu kühl war. Andere bekommen plötzlich Herzrasen und Panikgefühle, da sie mit Angstgefühlen in Kontakt kommen, »wie damals«, als der Unfall geschah und sie einen Schock davontrugen. Andere beginnen unwillkürlich sofort nach der Narbenbehandlung an zu humpeln, »wie damals«, als der unterspritzte Bänderriss am Bein noch frisch war. Diese vegetativen Körperreaktionen normalisieren sich nach Narbenentstörungen innerhalb weniger Minuten von allein.

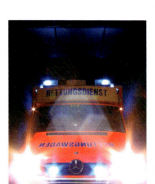

Angst und Panik während und nach einem Unfall können zu Narben gespeichert sein und diese zum Störherd machen.

■ Im Rahmen einer Narbenentstörung treten oft vegetative, eher körperlich empfundene Gefühle, aber auch seelische Empfindungen wieder auf. ■

Auch in der Traumaforschung lässt sich das Ergebnis ebenso wie an den körperlichen Narben elektrisch messen: Die elektrischen Herde im Gehirn sind zum Beispiel nach einer EMDR-Traumatherapie anschließend verringert oder verschwunden, und in der Folge lösen sich auch viele damit verbundenen körperlichen Beschwerden häufig einfach auf (Lit. 25, 26, 27). Genauso sind auch die elektrischen Störungen an den Narben nach Narbenentstörung verschwunden. Auch dort lösen sich Beschwerden in Körper oder Seele damit einfach auf.

Ähnlich wie bei der Entstehung von Traumastörungen werden Narben zum Beispiel dann zum Störherd, wenn während der

Welche Erklärungen gibt es? 129

Wundheilungsphase eine Überforderungssituation vorlag. Dabei ist es unwesentlich, ob diese Überforderung durch die Verletzung geschah oder im zeitlichen Umfeld der Verletzung und Wundheilung, das heißt zum Beispiel auch auf eine Trennung, die erlebt wurde, während man wegen eines Beinbruchs im Krankenhaus lag. Das bedeutet, dass Speicherungen an Narben – ähnlich wie die elektrischen Narben im Gehirn – wie eine Körpersicherung gegen Überlastungserfahrungen funktionieren, damit der Organismus als Ganzes weiter funktionieren kann. Sowohl schwere körperliche Erfahrungen wie beispielsweise Verkehrsunfälle oder schwere Operationen, als auch stärkere seelische Belastungen im Umfeld der Verletzung oder Wundheilung führen häufiger zu Narbenstörherden. Es scheint eine besondere Intensität eines Erlebnisses zu einer veränderten elektrischen Spannung zu führen, welche wiederum erforderlich ist, um diese Erinnerungen in der Narbe »festzuhalten«, die hinterher blockierend wirkt.

■ Auch in den »Segmentsicherungen« des vegetativen Nervensystems, den »Ganglien«, werden Erinnerungen gespeichert. Sie sind eine Ansammlung von Nervenzellen und funktionieren ebenso wie das »Bauchgehirn« wie »Minigehirne«. Diese sollten bei Traumatisierungen mitentstört werden. ■

Offensichtlich speichert die Narbe wie ein Mikrochip auch alle gleichzeitig auftretenden Gefühle und Erlebnisse des Körpers während der Verletzungsphase ab. Diese Form der Assoziationsspeicherungen existiert bislang bekannterweise nur im Gehirn, sie wird im Gehirn mit der Vernetztheit der Nervenbahnen erklärt. Im Bereich der Narbe gibt es jedoch kein bislang bekanntes Gehirn, außer den elektrischen Leitfähigkeiten unserer Meridiane, des Zellzwischenraums und den Fasern des vegetativen Nervensystems. Die assoziativen Erinnerungen an den Narben beruhen möglicherweise an der Speicherungsfähigkeit und der Vernetztheit des vegetativen Nervensystems, oder aber es liegen hier noch völlig andere Mechanismen, zum Beispiel holografische Feldwirkungen zu Grunde.

Um Narbenstörungen vorzubeugen, ist es daher wichtig, negative Erfahrungen wie Einsamkeit, Missachtung, Trennung, Jobverlust oder auch Schocks jeder Art während einer Wundheilungsphase zu vermeiden, da diese zu einer erhöhten elektrischen Spannung an der Narbe und damit zu einer Störfeldbildung führen können, die nicht auf Bakterien, sondern auf seelische Einflüsse zurückzuführen ist.

Was kann man aber tun bei den unvermeidbaren Traumatisierungen durch Operationen oder Unfall? In der Traumaforschung wurde bewiesen, dass Einsamkeit Traumaentstehungen fördert, und dass der seelische Beistand von anderen Menschen auch in sehr schlimmen Situationen ganz entscheidend dafür ist, ob jemand solche elektrisch wirksamen Traumaknoten im Gehirn, Zeichen einer Traumafolgestörung, entwickelt oder nicht. Man sollte also denjenigen Menschen, die sich in einer verletzten Situation befinden, so viel wie möglich an Unterstützung, Zuwendung und Liebe zukommen zu lassen, um möglichst wenig Energieblockaden entstehen zu lassen.

Dadurch würden nach den Ergebnissen der Traumaforschung auch die Infektions- und Wundheilungsstörungsrate nach Operationen drastisch sinken. Bitten Sie also Ärzte und Pflegepersonal im Zweifelsfall, Ihre kranken Angehörigen im Krankenhaus auch seelisch möglichst gut zu unterstützen, und besuchen Sie sie regelmäßig, am besten täglich.

■ Falls Erinnerungen bei einer Narbenentstörung auftreten: Freuen Sie sich. Es werden damit wichtige Energieblockaden gelöst. Dadurch steht ein Mehr an Energie und vegetativer Regulationsfähigkeit, Gesundheit und Lebensfreude zur Verfügung. ■

Auf das richtige elektrische Milieu kommt es an!

Es wird deutlich, dass Störungen im elektrischen Gleichgewicht des Körpers ganz erhebliche Einflüsse auch auf den Energiehaushalt der Zelle und deren Funktionen haben, wenn man weiß, dass schon die gesunde Zelle bei ausgeglichenen elektrischen Verhältnissen ungefähr 50 Prozent ihres Energiehaushaltes für die ständige Wiederherstellung der Zellwandspannung und damit für die Kommunikation mit dem Außen benötigt. Wichtig für das stabile elektrische Milieu ist das Vorhandensein von genügend elektrisch positiv oder negativ geladenen Mineralien, Spurenelementen und anderen Stoffen, die – wie bei einer Autobatterie – die Zutaten sind, mit denen der Körper Spannungen aufbauen kann.

Wenn der Zellzwischenraum beispielsweise durch Übersäuerung, Überernährung oder durch Ablagerungen von zu vielen Stoffwechselschlacken verdickt ist, kommt es zu einer räumlichen Verbreiterung und einem sauren »Overkill« im Zellzwischenraum Auch eine zu geringe Durchblutung oder eine Lähmung von Entgiftungsenzymen zum Beispiel durch eine Schwermetallvergiftung oder eine Blutzuckerkrankheit können eine solche Übersäuerung und Verschlackung begünstigen. Dies verringert die elektrische Leitfä-

Welche Erklärungen gibt es? 131

higkeit des Gewebes und kann dazu führen, dass sich eine Narbe in diesem Gebiet zum einem Störherd entwickelt, obwohl diese vorher Informationen noch einigermaßen durchleiten konnte. Falls solche negativen Stoffwechselbedingungen vorherrschen, kann es nach Narbenentstörungsbehandlungen schneller zur erneuten Störherdentwicklung von Narben kommen, da sich die veränderte negative Spannung an den Schwachstellen, wie zum Beispiel einer Narbe, schneller wieder einstellt

Auch durch seelische Faktoren wie zum Beispiel chronischer Ärger, Wut oder eine Depression kann es zu einem sauren Overkill des Zellzwischenraumes und damit auch zur Aufladung einer Narbe mit zuviel elektrischer Spannung kommen, da die Entsäuerungsorgane Leber, Niere und Lunge dann weniger Säuren abbauen und mehr Stoffwechselsäuren entstehen: Übersäuerungen führen zusätzlich oft zu einem erniedrigten Serotoninspiegel (das Glückshormon des Gehirns mit antidepressiver Wirkung), welches sich dann wiederum erneut negativ auf die Enzymaktivitäten, die Durchblutung, das vegetative Nervensystem, das Immunsystem und das elektrische Milieu auswirkt. Es entsteht ein Teufelskreis, den man besser gezielt durchbrechen sollte (Lit. 22).

Gutes Wasser ist wichtig

Wasser ist wichtig für Enzyme und Stoffwechsel und – wie wir schon wissen – zur Leitfähigkeit und Speicherungsfähigkeit des Gewebes von elektromagnetischen Informationen. Im Alterungsprozess nimmt der Wassergehalt der Zellen und auch des Zellzwischenraumes (75 bis 85 Prozent) auch durch vermehrt abgelagerte Schlacken- und Giftstoffe im Zellzwischenraum ab, so dass der Körper zunehmend schlechter funktioniert. Es ist daher wichtig, lebenslang genügend und genügend gutes Wasser aufzunehmen. Dieses sollte sauber und biologisch aktiv, frei von Fluoriden und am besten leicht basisch sein, damit es seine vielfältigen Funktionen länger und besser erfüllt. Biologisch aktiv meint, dass die Cluster im Wasser so verkleinert wurden, dass es eine erhöhte Speicherungsfähigkeit hat. Dies ist zum Beispiel bei Quellwasser oder Wasser in natürlichen Bach-

TIPP: Trinken Sie viel lebendiges Wasser

Meiden Sie Softdrinks, Kaffee und Tee, da diese dem Körper unnötig viel Säuren zuführen. Trinken Sie täglich 1,5 bis 2 Liter biologisch »lebendiges« Wasser mit einem ph-Wert zwischen 7,3 und 9,0. Am besten eignet sich hochlebendiges Quellwasser ohne Kohlensäure oder biologisch aktiviertes »lebendiges« Wasser. Dies führt sehr schnell zu guten Ergebnissen und aktiviert die körpereignen Enzyme.

Verbessern Sie die elektrische Leitfähigkeit Ihres Gewebes durch Reduktion von Übergewicht, Verschlackung und Serotoninmangel

Serotonin ist der Botenstoff im Gehirn, der unter anderem als Glückshormon bezeichnet wird. Er lässt uns seelisch ausgeglichen sein, fördert die Lern- und Gedächtnisleistungen und ist bei Depressiven vermindert. Deutliches Übergewicht (Body Mass Index über 27) führt nachweislich zu einer verringerten Leitfähigkeit der Akupunkturmeridiane gegenüber Normalgewichtigen, welches einen Mangel an Lebensenergie bedeutet. Diese Leitfähigkeit normalisiert sich durch die Reduktion von Gewicht, mehr Bewegung, Umstellung der Ernährungsgewohnheiten. Die verstärkte Einnahme von Nahrungsmitteln, die viel Tryptophan enthalten, welches eine wichtige Vorstufe bei der Serotoninbildung im Körper ist, oder die Einnahme eines serotoninfördernden Medikamentes können helfen, dieses Übergewicht zu reduzieren und dem Jo-Jo-Effekt nach einer Gewichtsabnahme vorzubeugen (18). Praktische Tipps, wie Sie diesen Teufelskreis mit einigen bewährten ganzheitlichen Maßnahmen gut selbst durchbrechen können, finden Sie in »Seelische Beschwerden, körperliche Ursachen« (Lit. 22).

läufen der Fall und nimmt durch Kohlensäurezusätze, Handysmog oder Mikrowellen drastisch ab. Diese Verkleinerung der Cluster des Wassers fördern auch die entgiftenden Eigenschaften des Wassers, kleinere Cluster lassen auch mehr Mineralien und Wasser in die Zellen. Wasser kann man selber aktivieren, indem man es zum Beispiel durch Verschüttelungen in einer Lemniskutenflasche aktiviert oder indem man es auf eine besonders aktivierte Platte stellt, die es automatisch mit der Quellwasserinformation versorgt (Bezugsadressen siehe Anhang). Diese biologisch wirksamen Unterschiede sind mit feinstofflichen Methoden, wie beispielsweise Kinesiologie, Pendeln, Kirlianfotografie, Wünschelrutenmessungen oder Kristallisierungstechniken messbar (Lit. 6).

■ Durch Narbenentstörung verbessert sich die persönliche Leistungsspitze und auch Dauerleistungsfähigkeit, weil die Energie der Meridiane zunimmt. ■

Wenn das Gesundheits-Fass voll ist ...

Verschiedene Narben am Körper, die im Laufe eines Lebens auftreten, verstärken und multiplizieren sich in ihrer krank machenden Wirkung, denn im elektrischen System des Körpers gibt es immer mehr und höhere Widerstände, die den Energiefluss blockieren. Dadurch schränkt sich die Regulationsfähigkeit immer weiter ein.

Faktoren, die die elektrische Leitfähigkeit beeinträchtigen
- Übersäuerung im Zellzwischenraum und im Zellinneren.
- Übergewicht und Verschlackung.
- Vitamin-, Mineral- und Spurenelementemangel. Diese sind wichtig, um die Spannung an den Membranen aufrechtzuerhalten.
- Neurotoxine von Bakterien, Schwermetallen und Lösungsmitteln verändern die elektrische Leitungsfähigkeit von Nerven, lähmen Enzyme, hemmen und stören die Eiweißproduktion wie auch die Produktion von Membransubstanzen und Botenstoffen in Gehirn und Nervenzellen.
- Narben führen oft zu Über- oder Unterspannungszuständen an den Membranen.

TIPP: Bewegung, genügend Schlaf, gute Atmung, positive Gedanken und die regelmäßige Einnahme von Antioxidantien unterstützen alle Stoffwechsel-, Entsäuerungs- und Entgiftungsmaßnahmen (vgl. Lit. 22). So können Sie verhindern, dass die Schwachstelle »Narbe« sich zu schnell wieder elektrisch auflädt.

Wenn man sich die körpereigene Regulationsfähigkeit als Fass vorstellt, in dem sich die verschiedensten gesundheitlichen Belastungen sammeln und verkraftet werden müssen, können Narben über die Meridianblockierungen dazu führen, dass die Größe des »Gesundheitsfasses« um mehr als die Hälfte schrumpft, denn die Meridianenergien sind ja die Grundpfeiler der Selbstregulation. Daher ist es wichtig, gerade den Krankheitsfaktor Narben frühzeitig und systematisch zu beseitigen.

Sie selbst können einiges tun, damit dieses Fass größer oder kleiner wird, indem Sie sich regelmäßig bewegen oder/und die Meridiane im Körper stärken beispielsweise durch Jin Shin Jyutsu, Akupressur, Akupunktur, Meditation, Psychokinesiologie, Tai Chi, Qi Gong, Yoga, Stretching-Übungen, Aikido. Gut ist es vor allem, wenn Sie auch ungewöhnliche komplexe Bewegungsmuster ausführen, die möglichst viele Meridiane dehnen und somit aktivieren, aber auch wenn Sie regelmäßige rhythmische Bewegungen durchführen, die rechte und linke Körperseite wechselweise aktivieren, wie zum Beispiel durch Nordic Walking, Schwimmen, Tanzen. So tragen Sie zu einer Kräftigung Ihrer körpereigenen Regulation und zu Ihrer Lebensfreude bei.

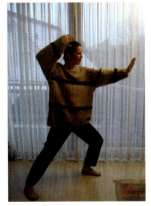

Tai Chi Übungen aktivieren die Meridiane und fördern so die Gesundheit.

Zentral wichtig für die Entleerung des Fasses ist regelmäßige Bewegung, Entgiftung, Entschlackung und Maßnahmen der Seelenhygiene wie zum Beispiel Meditation, Releasing, Entspannung, Traumatherapie und Hypnose.

Meridianverletzungen
Unfallnarben, Knochenbrüche, Operationsnarben, Stiche, Bisse, Splitter, Zähne

Infektionen
Eiterungen, Insektenstiche, Zeckenbisse, Zähne, Blutvergiftungen, Tierbisse, Blutübertragungen, chronische Entzündungen

Gifte
Schwermetalle, Umwelt-, Nervengifte, Alkohol, Nikotin, Infektionsgifte, Elektrosmog, geopathische Belastung

Mangelstörungen
Vitamin-, Mineral-, Eiweißmangel, einseitiges Essen, Diäten, Fast Food, Stoffwechselstörungen, Medikamenteneinnahme, Pille, Allergien, Nahrungsmittelunverträglichkeiten

Seelische Konflikte
Schwelende Konflikte, Entscheidungsprobleme, Selbstwertprobleme, (Selbst-)Unterdrückung, Missachtung, Entwertung, Isolation, Armut, selbstschädigende Einstellungen

Traumatisierungen
Traumaerfahrungen, Intens. Schmerzerfahrungen, Operationen/Narkosen, Impfungen, längere Über- und Belastungen, Überanstrengung, Schlafbehinderungen

Ungesunde Lebensweise
Genussgifte, Fehlernährung, Bewegungsmangel, Lichtmangel, Schlafmangel, Übergewicht

Lebensgeschichte
Vorgeburtliches, Geburt, Kindheitserlebnisse, Verluste

5

Praxis: Methoden – Reaktionen – Vorbeugung ■■■■■

Viele Millionen chronisch Kranke, Depressive oder Schmerzpatienten könnten gesund oder zumindest deutlich gesünder werden, also mit weniger Behandlung oder Medikamenten auskommen, wenn sie die Krankheitsursache »Narben« kennen und behandeln lassen würden. Die Beseitigung von Narbenstörungen könnte im Gesundheitswesen jährlich Milliarden Euros und vielen Patienten jahrelange Schmerzen und Angst ersparen. Eine Narbenentstörungsbehandlung kann relativ schnell und leicht von jedem Arzt, Heilpraktiker oder ärztlichen Psychotherapeuten erlernt werden. Heilpraktiker jedoch dürfen Injektionsbehandlungen nach der derzeitigen Gesetzeslage (01.04.2006) nur im Oberflächenbereich der Haut durchführen, das heißt sie können vorwiegend die manuellen Techniken einsetzen oder sie können mit Ärzten kooperieren und für diese unter deren Verantwortung auch Injektionsbehandlungen durchführen. Ärzte sollten sich in Kursen mit den Zusammenhängen, Reaktionen und der richtigen Technik vorab vertraut gemacht haben (Ausbildungsadressen im Anhang). Ärzte, die sich neuraltherapeutisch fortgebildet haben, wissen über die Störwirkung von Narben und wenden regelmäßig Injektionsbehandlungen zur Narbenentstörung an. Es gibt auch einige Verfahren, mit denen Sie selbst den Energiefluss Ihrer Meridiane unterstützen können.

■ Viele Behandlungsmethoden könnten besser wirken, wenn durch Narben entstandene Meridianblockierungen behoben sind. Lassen Sie daher Ihre Narben immer als Erstes entstören, das gibt Ihnen ein Mehr an Energie und verstärkt Ihre Selbstheilungskraft! ■

Wann empfiehlt sich welche Methode?

Es gibt mehrere Methoden, mit denen eine Narbenentstörung vorgenommen werden kann. Sie sind jedoch unterschiedlich effektiv und in unterschiedlichen Situationen einzusetzen.

Die effektivste ist bis heute nach meiner Kenntnis die Unterspritzung der Narben mit einem Lokalanaesthetikum, welches bis in tiefere Narbenschichten injiziert werden kann und sollte. Diese Methode zeigt häufig schon während der ersten und in den meisten Fällen spätestens nach drei Behandlungen deutliche Erfolge. Andere, weiter unten beschriebene Methoden müssen öfter wiederholt werden, weil sie nicht so tief ins Gewebe reichen oder schon daher nicht so stark auf die elektrischen Verhältnisse im Gewebe wirken können.

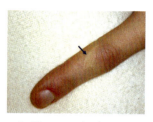

An Fingern und Zehen enden viele Meridiane. Kleine Narben an diesen Stellen können Meridianenergien blockieren, hier ist der Dickdarmmeridian betroffen.

Falls Menschen unter Spritzenangst leiden, sehr schmerzempfindlich oder mehrfach traumatisiert sind, kann es sehr sinnvoll sein, schmerzarme Behandlungsmethoden wie die Laserbehandlung, Magnetfeldtherapie oder Akupunktmassage nach Penzel zu Beginn einzusetzen, auch bei kleinen Kindern. Wenn Kinder älter werden oder Traumaerfahrungen schon etwas abgebaut wurden, kann und sollte mit der intensiven Methode – der neuraltherapeutischen Narbenunterspritzung – nachbehandelt werden. Oft können nur so die elektrischen Erinnerungsspeicherungen wirklich langfristig aufgelöst werden.

Wenn Sie jedoch akute Schmerzen, schwere Krankheiten oder intensive Beschwerden haben, ist es trotz bestehender Schmerzen meist günstiger, der kurzfristig ebenfalls schmerzhaften Unterspritzungsbehandlung den Vorzug zu geben, da hier schneller, sicherer und auch dauerhaft Erfolge erzielt werden können und die allgemeine Regulationsfähigkeit rascher optimiert wird. Die bis in die Tiefen des Gewebes eindringenden Lokalanaestethika lösen elektrische Blockaden auch in tieferen Gewebsschichten. Besonders gut dringen die so genannten Amid-Lokalanaesthetika wie beispielsweise Mepivacain- und Lidocainhydrochlorid ins Gewebe und sogar in Knochen ein. Daher sind sie oftmals dem an sich deutlich bekannteren und weiter verbreiteten Procainhydrochlorid bei der Narbenentstörung nach vielen Erfahrungen überlegen, obwohl auch Procainhydrochlorid hervorragende Erfolge in Hunderttausenden von Fällen gezeigt hat.

Seelische Reaktionen sind normal

Wie bereits erwähnt kann es bei der Narbenentstörung – egal mit welcher Methode – zu einer Wiedererinnerung von abgespeicherten Erlebnissen kommen. Dies ist in aller Regel harmlos und klingt in wenigen Sekunden oder Minuten von allein wieder ab, kann jedoch auch einmal intensivere Erinnerungen wiederbeleben, die eine speziellere fachliche Unterstützung mit verschiedenen Methoden benötigen können. Da es ja bei der Narbenbehandlung um eine Verbesserung der Funktion des Gewebes geht, sind die Bewusstseins- oder Gefühlsreaktionen einer solchen Unterspritzung eine durchaus erwünschte Reaktion, da dadurch ein Stück wegen der Traumatisierung veränderten elektrischen Spannung aufgelöst wird und auch dadurch die Wirkung der Narbe als Heilungshindernis verringert wird.

Die körperlichen und seelischen Beeinträchtigungen und Erinnerungsspeicherungen durch Narben reagieren auch sehr gut auf Homöopathie oder Bachblüten, die Sie in gewissem Ausmaß selber einsetzen können. Eine Narbenbehandlung nur mit Homöopathie oder Bachblüten reicht jedoch nicht aus, da das gestörte Gewebe wie elektrisch abgekoppelt vom Rest existiert und auf diese feinen, ins elektromagnetische Feld wirkenden Informationen dieser Mittel nicht oder nur vermindert reagiert.

■ Seelische Reaktionen und das Auftauchen von im Gewebe gespeicherten körperlichen oder seelischen Erinnerungen durch die Narbenentstörung sind erwünschte »Nebenwirkungen« und reduzieren die Störwirkung von Narben! Sie verschwinden in der Regel von allein und sprechen positiv auf den zusätzlichen Einsatz von homöopathischen Mitteln und Bachblüten an. ■

Wann ist eine Kombination mit anderen Methoden sinnvoll?

Wie wir im III. und IV. Kapitel gesehen haben, ist eine Kombination von Methoden sinnvoll, wenn der Zustand des Gewebes seine elektrische Leitungsfähigkeit insgesamt verringert hat und sich die elektrischen Störungen an den Zellmembranen, das heißt dann auch die Narbenstörungen immer wieder neu aufbauen, also erneut elektrische Ladungen zuviel oder zuwenig speichern. Wie bereits ausgeführt liegt die Ursache dafür oft in Schwermetallbelastungen, Umwelt- und Nervengiften, Übersäuerung, Verschlackung oder in Infektionen. Wenn es zum Wiederauftreten von Symptomen kommt, muss wiederholt entstört werden. Wenn mehrere Krankheitsursachen vorliegen, sollten auch mehrere Ursachen gleichzeitig behandelt werden, umso schneller stellt sich Gesundheit wieder ein.

Wann sollten Sie Narbenentstörungsbehandlung mit anderen Methoden kombinieren?

- wenn erhebliche Belastungen durch Schwermetalle und andere Nervengifte bestehen, müssen drei Behandlungen parallel durchgeführt werden: die Ausleitung der Gifte, Wiederholung der Narbenentstörung, gezielter Wiederaufbau der Nerven mit Mikronährstoffen. Hierzu ist fachkundige Leitung erforderlich, da gerade bei der Ausleitung Heilkrisen auftreten können und Menschen sehr unterschiedliche Entgiftungsenzyme haben, die man vorsorglich im Blut bestimmen lassen kann (Lit. 22, 28, Infos bei *www.natuerlich-gesundwerden.de)*.
- wenn Sie übersäuert sind. Dies können Sie durch einen Urintest feststellen, der mehrmals am Tag durchgeführt werden sollte. Falls dieser in der Zeit zwischen dem Frühstück und 18 Uhr abends häufiger Werte unterhalb von ph 7 anzeigt, ist es hilfreich, ein Entsäuerungsprogramm zu starten. Die Einnahme von Basenpulvern und basischen Lebensmitteln ist hier nur ein Schritt unter vielen anderen. Wichtig sind hier vor allem auch regelmäßige Bewegung, viel Wasser trinken, intensivierte Atmung, Entspannung und Maßnahmen, um die Leber zu stärken, denn sie ist das wichtigste Entsäuerungsorgan (vgl. Lit. 22).
- falls Sie stark übergewichtig sind (Body Mass Index über 30) oder sich sehr müde oder depressiv fühlen und beispielsweise gerne Süßes essen, dann kann es sein, dass Sie an Verschlackungen im Zellzwischengewebe leiden und ein Serotoninmangel im Gehirn herrscht. In solchen Fällen helfen ein deutlich intensiviertes Bewegungsprogramm und eine Kost mit wenig Kohlehydraten, die reich an Gemüse, Salaten, pflanzlichen Ölen und hochwertigen Eiweißträgern ist. Zudem ist es hilfreich, hochdosierte Mikronährstoffe und essentielle Aminosäuren inklusive Tryptophan zu sich nehmen (vgl. Lit. 22).
- Psychische Konflikte und Daueranspannung können ebenfalls zu einer chronischen elektrischen Blockierung im System führen, da sich elektrische Blockierungen im Zwischenhirn bis in die entferntesten Körperregionen entlang des vegetativen Nervensystems ausbreiten können. In solchen Fällen sind Releasing, Psychokinesiologie, EMDR-Traumabehandlungen und auch sonstige Psychotherapien oft sehr hilfreich. Hinweise zu den Methoden finden Sie in diesem Kapitel.
- Störungen im Stoffwechsel und an der Bluthirnschranke, wie sie häufig nach Schleudertraumen der Halswirbelsäule vorkommen (Kryptopyrrolurie, vgl. Lit. 56), können ebenfalls die Körperregulation so schwächen, das vorher kompensierte Narben zu Störherden werden. Keinesfalls sollte man vergessen, hier auch die inneren Narben im Halsbereich (an den vegetativen Sicherungen, den so genannten Ganglien) von neuraltherapeutischen Ärzten behandeln zu lassen. Weiterhin hilfreich ist hier die Einnahme der Mikronährstoffe Vitamin B6, B12, Selen, Zink und Folsäure.

Narbenentstörung mit örtlichen Betäubungsmitteln

Bei dieser Behandlung werden örtliche Betäubungsmittel, wie sie zum Beispiel auch der Zahnarzt oder Arzt benutzt, direkt in den gesamten Verlauf und auch in die tieferen Gewebsschichten der Narbe injiziert.

Oft reichen hier eine bis zu drei Behandlungen, und die Narbe verhält sich dauerhaft elektrisch stabil und leitfähig. Dies ist mit einem Reset oder Neustart bei einem Computer vergleichbar, der sich »aufgehängt« hat oder bei dem es zu gröberen Fehlfunktionen gekommen ist. Mit jeder weiteren Unterspritzung reguliert sich das Zellmembranpotenzial und die Zellfunktionen verbessern sich. Diese Behandlung ist zwar sehr effektiv, aber auch für einige Sekunden schmerzhaft. Vielen Patienten ist es jedoch deutlich lieber, den damit möglichen tief greifenden und nachhaltigen Effekt für die Gesundheit zu erzielen und nehmen diese sehr kurzfristige Schmerzbelastung in Kauf. Bei der Narbenbehandlung mit örtlichen Betäubungsmitteln ist die chemische Wirkung der Substanz relativ unwichtig, zumal diese in einer bis drei Stunden abgeklungen ist. Es geht vor allem um die dauerhaft verbesserte Elektrik an den Zellmembranen und die dadurch verbesserte Informationsleitung und Eigenregulation. Die Narbenentstörung mit Lokalanaesthetika ist daher keine medikamentöse Therapie, sondern eine intensiv wirksame naturheilkundliche Reiztherapie zur Steigerung der Selbstheilungskräfte.

■ Narbenentstörung wirkt an den Zellmembranen elektrisch wie ein »Reset«, ein Neustart an einem Computer, der sich »aufgehängt« hat. Dadurch kann die Zellmembran ihre Steuerungsfunktionen für die Zellfunktionen wieder oder wieder besser wahrnehmen. ■

Das richtige Mittel muss es sein

Procainhydrochlorid gilt bei vielen neuraltherapeutischen Behandlern als das beste Mittel zur Störfeldbehandlung. Es fördert die Durchblutung stärker als andere örtliche Betäubungsmittel und wirkt im Gewebe auch antientzündlich. Bei vielen Patienten, deren Narben fachkundig mit Procainhydrochlorid unterspritzt worden waren, sind die Beschwerden jedoch erst verschwunden, wenn deren Narben mit ein- bis dreiprozentigem Mepivacainhydrochlorid, einem örtlichen Betäubungsmittel mit einer etwas anderen chemischen Struktur und einer größeren Eindringtiefe ins Gewebe, nochmals unterspritzt wurden. Mepivacainhydrochlorid ist daher in der Behandlung von Narbenstörungen meiner Erfahrung nach das

■ Wenn Narbenentstörungsbehandlungen mit Procainhydrochlorid nicht genügend Erfolg gezeigt haben, kann eine nochmalige Behandlung mit Mepivacainhydrochlorid erfolgversprechend sein, da dieses tiefer ins Gewebe eindringt, mehr Gewebsschichten erreicht und deren Funktionen stärker normalisieren kann. Insbesondere »abgeschaltete« Nerven reagieren hier sehr positiv. ■

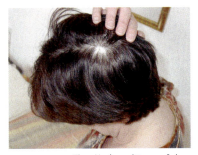

Eine Narbe mitten auf dem Kopf blockierte den Energiefluss auf dem Lenkergefäß.

wirksamste Mittel. In vielen Fällen hat auch Lidocainhydrochlorid eine sehr gute Wirkung gehabt. Da Lidocainhydrochlorid und Mepivacainhydrochlorid beide eine bessere Eindringtiefe ins Gewebe haben und auch in den Zahnhalteapparat und in die Knochen eindringen können, wirken sie stärker auf die elektrischen Verhältnisse, sind vielseitiger einsetzbar und wirken auf mehr Gewebsschichten als Procainhydrochlorid. Sie brauchen daher weniger häufig injiziert zu werden und setzen auch mehr gespeicherte Körpererinnerungen frei. Sie wirken daher stärker entstörend.

> **Praxisfall: Lichtempfindlichkeit und Kopfweh**
> Eine Patientin kam mit verschiedenen vegetativen Beschwerden, extremer Lichtempfindlichkeit und häufigem Kopfweh in die Behandlung. Ihre Narben waren bereits von einem neuraltherapeutischen Kollegen mehrfach mit Procainhydrochlorid behandelt worden, daher stand sie einer neuerlichen Narbenentstörungsbehandlung zunächst skeptisch gegenüber. Nach zweimaliger Behandlung ihrer Narben mit Mepivacainhydrochlorid verschwanden sowohl ihre übergroße Lichtempfindlichkeit wie auch ein großer Teil der Kopfschmerzen. Eine ihrer Narben lag bei ihr auf dem zentralen Punkt des Lenkergefäßes mitten auf dem Scheitel, welcher einen ganz erheblichen Einfluss auf die Intensität unserer Sinneseindrücke hat. Es hatten sich sehr viele Yang-Energien [vgl. II. Kapitel, S. 45 ff.] gestaut.

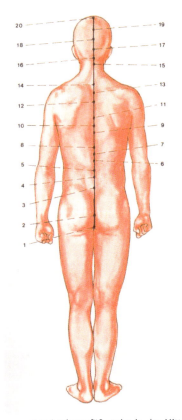

Das Lenkergefäß steigt in der Mitte des Rückens vom Steißbein über den Scheitel bis zur Oberlippe.

Wann müssen Narben häufiger behandelt werden?

Bei einzelnen, wenig gestörten Narben reicht oft eine einzige Behandlung mit ein- bis zweiprozentigem Mepivacainhydrochlorid aus. Mit circa drei Injektionsbehandlungen können in den meisten Fällen dauerhafte Erfolge mit der Narbenentstörung erzielt werden. Es gibt jedoch Umstände, bei denen starke Narbenstörungen oder komplexe Probleme bestehen, die eine häufigere Narbenentstörung notwendig machen:

- Wenn Narben stark verhärtet oder verfärbt sind, sollte die Narbenentstörung in vier- bis sechswöchigen Abständen wiederholt werden, bis die Symptome verschwunden sind. In aller Regel reichen hier fünf Behandlungen pro Narbe aus.
- Wenn es viele oder sehr große Narben am Körper gibt, kann die Elektrik insgesamt stärker beeinträchtigt sein. Dann können sich die einzelnen Narben durch die Narbenentstörungsbehandlungen insgesamt nur langsamer elektrisch stabilisieren, da der Körper ja noch geschwächt ist und mehrere Segmentsicherungen gleichzeitig in Mitleidenschaft gezogen sind. Hier ist es notwendig, mehrere Male möglichst viele Narben gleichzeitig zeitlich eng nacheinander entstören zu lassen, zum Beispiel an mehreren Tagen nacheinander. Dabei sollten alle Narben eines Meridians und in einem Segment auf einmal behandelt werden, damit wenigstens eine der »Segmentsicherungen« heilt und »drin« bleiben kann. Dies führt schneller zu einem Rückgang der Symptome.
- Wenn starke seelische Traumatisierungen mit den Narben verbunden sind, kann es sein, dass die Narbe erst aufhört als Störherd zu wirken, wenn auch die darin gespeicherten seelischen Erinnerungen mit zusätzlichen traumatherapeutischen Methoden (siehe S. 155) mitbehandelt wurden.
- Wenn Krankheiten bestehen, die die elektrische Leitfähigkeit des Gewebes beeinträchtigen, wie Übersäuerung, Verschlackung, Schwermetallbelastungen, da sich dann die elektrischen Verhältnisse an den Narben nicht genügend stabilisieren und es zu erneuten elektrischen Blockaden der Membranen kommt.

Nebenwirkungen örtlicher Betäubungsmittel

Lokalanaesthetika sind Mittel, die millionenfach erprobt sind und eine sehr hohe Anwendungssicherheit zeigen, wenn die Obergrenzen der Dosierungen eingehalten werden und nicht in Blutgefäße injiziert wird. Allergien sind sehr selten – bei ungefähr 15.000 Injektionen beispielsweise mit Mepivacainhydrochlorid ist keine einzige aufgetreten. Zur Sicherheit kann bei Allergieneigung zur Austestung eine kleine Quaddel (siehe Abb.) an einer nicht gereizten Stelle in die Haut gespritzt werden, bevor größere Mengen ver-

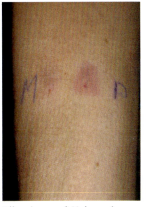

Allergien und Nebenwirkungen sind bei Lokalanaesthetika sehr selten. Hier zwei Quaddeln mit unterschiedlich breiten Höfen der beiden Medikamente Procainhydrochlorid »P« und Mepivacainhydrochlorid »M« bei einer Patientin mit Allergieneigung. Der breitere Hof bei Procainhydrochlorid ist jedoch keine allergische Reaktion, sondern auf eine stärker gefäßerweiternde Wirkung zurückzuführen.

abreicht werden, um eine allergische Reaktion schneller erkennen zu können. Die auf dem Beipackzettel genannten arzneibedingten Nebenwirkungen, die das Kreislauf- und Nervensystem betreffen können, kommen meist nur bei Injektionen in Blutgefäße oder durch Verwendung sehr hoher Dosierungen zum Tragen. Im Bereich der Narbenentstörungsbehandlung habe ich noch keine beobachten können.

Wer muss wegen der Nebenwirkungen besonders aufpassen?

- Menschen, die Allergien auf Sulfonamide oder Antidiabetika oder manche Farbstoffe haben. Hier sind für Procainhydrochlorid Kreuzallergien beobachtet worden.
- Menschen mit Neigung zu allergischen Schocks, die bereits auf Betäubungsspritzen bei Zahnbehandlungen reagiert haben. Diese sollten nur mit vorheriger Allergietestung Narbenentstörungen machen lassen.
- Menschen mit einer Myastenia Gravis (Cholinesterasemangel)
- Menschen mit deutlicher Herzschwäche oder einer Störung der Reizleitung am Herzen ohne Herzschrittmacher sollten zunächst ebenfalls nur mit geringeren Mengen Procain-, Lidocain- oder Mepivacainhydrochlorid behandelt werden, um die Verträglichkeit auszuprobieren.
- Menschen, die einen niedrigeren Puls als 50 haben.
- Menschen, die längere Zeit zuwenig getrunken haben und daher ausgetrocknet sind. Bei diesen ziehen sich oft Hautfalten, die man auf dem Handrücken abhebt, nur sehr langsam wieder ins Hautniveau zurück.
- Epileptiker sollten sich mit kleineren Tageshöchstmengen behandeln lassen, da die Krampfneigung des Gehirns für Stunden geringfügig zunimmt.
- Menschen, die eine starke Leber- oder Nierenfunktionsstörung haben, da Lidocain- und Mepivacainhydrochlorid überwiegend über die Leber verstoffwechselt und dann über die Nieren ausgeschieden werden.
- Injektionen mit Mepivacain an den unteren Rücken oder in den Unterbauch während Schwangerschaften und an Nervengeflechte, die den Unterbauch versorgen, können den Fetus gefährden. Lidocain hingegen ist in der Behandlung Schwangerer als sicherere Substanz getestet worden.
- Während der Stillzeit sollte Procain-, Lidocain- und Mepivacainhydrochlorid nur in kleinen Mengen und vorübergehend angewendet werden, wenn es medizinisch nötig sein sollte, da sie in die Muttermilch übertreten.

Ihr Behandler sollte in jedem Fall die auf den Beipackzetteln angegebenen Tageshöchstmengen beachten, die von Medikament zu Medikament unterschiedlich sind.

Außer den Nebenwirkungen gibt es eine Reihe erwünschter vegetativer Reaktionen im Organismus, die einen Teil der Wirkungen darstellen oder eine unvermeidbare Reaktion auf eine Injektion, wie zum Beispiel Schmerz oder ein Bluterguss, wenn ein kleines Gefäß in der Haut durch die Spritze verletzt wurde.

Erwünschte Nebenwirkungen der Narbenunterspritzung

Oft bildet sich für einige Minuten nach der Injektion ein zwei bis sechs Zentimeter großer Hof um die Narbenstelle mit einer entzündlich aussehenden blauroten oder auch hellroten Verfärbung. Es sieht aus, als wäre die ursprüngliche Entzündung in diesem Bereich – »**wie damals**« – noch wirksam. Es handelt sich hierbei nicht um eine »Nebenwirkung« sondern um eine durchaus erwünschte Reaktion auf das örtliche Betäubungsmittel. Hieran kann man den Bereich erkennen, der durch die Narbenstörung blockiert war, und es handelt sich – zumindest bei früheren Entzündungen – um körperliche Zellerinnerungen, die kurzfristig sichtbar werden. Dies zeigt, dass die Blockierung der Zellinformation durch das Narbengewebe nicht nur die Narbenregion selbst betrifft, sondern auch das umgebende Gewebe miterfasst hat. Diese elektrischen und vegetativen Blockierungen beeinträchtigen die Meridiane, die in der Nähe verlaufen.

■ Wärmegefühle, Leichtigkeit und Entspannung nach der Entstörung sind häufig auftretende erwünschte Nebenwirkungen. ■

Praxisfall: Hundebiss mit großen Reaktionen
Intensive Reaktion auf Entstörung zweier Narben von Hundebissen, die durch ihre Nervengiftwirkungen weite Bereiche des Gallenblasen- und des Blasenmeridians blockiert hatten. Bei der Patientin waren in der Folge immer wieder Blasenentzündungen aufgetreten.

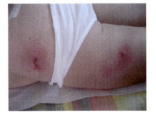

Intensive Reaktion auf Hundebisse, die weit ins Gewebe ausstrahlen.

Es gibt noch weitere erwünschte Nebenwirkungen: Häufig tritt sofort ein Wärmegefühl oder ein Gefühl der Erleichterung, Lockerung, Leichtigkeit und Entspannung im Injektionsgebiet oder in den Gliedmaßen auf, die von dem Meridian durchströmt werden, der durch das Narbengebiet zieht. Andere vegetative Reaktionen wie Schwindel oder ein Druckgefühl in der Kehle oder im Oberbauch, sind meist – wie bereits erwähnt – Körpererinnerungen aus der Phase der Operation oder eine Erinnerung an eine Angst oder Beklemmung, die während der Narbenentstehung bestand (vgl. III. und IV. Kapitel). Diese Reaktionen belegen die Zusammenhänge mit dem vegetativen Nervensystem und den Heilimpuls bis in tiefste körperliche und seelische Schichten, der von der Narbenentstörung ausgeht.

Laserbehandlung

■ Softlaser-Behandlungen haben keine so lang anhaltende und tiefe Wirkung wie Injektionen zur Narbenentstörung, sind aber besonders gut bei Kindern anzuwenden, da sie nicht schmerzhaft sind und bei Kindern das Gewebe und die Haut durchlässiger ist. ■

Softlaser sind schmerzfrei in der Anwendung und lassen die Haut unverletzt. Sie eignen sich besonders für Kinder und schmerzempfindliche Personen. Sie dringen jedoch nur drei bis fünf Millimeter in die Haut ein und eignen sich nicht für tiefer gehende Narben. Sie sind nicht mit dermatologischen Lasern zu vergleichen, mit denen man Hautteile abtragen kann, oder Lasern, die man zur Augenbehandlung verwendet, die mit sehr viel höheren Energien arbeiten. Es gibt sehr unterschiedliche Softlaser zur Behandlung von Narbenstörungen und leider nur wenige objektivierte Daten dazu.

In der Praxis hat es sich bewährt, Laser anzuwenden, die unterschiedliche Intensitäts- und Frequenzstufen anbieten, die durch kinesiologische oder RAC Testung individualisiert angewendet werden können. In der Regel sind Behandlungsdauern pro Narbe von einer bis fünf Minuten hilfreich.

Wenn man tiefere Gewebsschichten erreichen will, kann man noch Geräte verwenden, die einen Laserstrahl mit einem Magnetfeld kombinieren. Hier reichen oft noch wesentlich schwächere Intensitäten aus, um einen Erfolg zu erzielen. Diese Geräte können auch zur unterstützenden Selbstbehandlung sinnvoll sein, wenn es sehr viele Narben am Körper gibt, die eine häufigere Narbenbehandlung notwendig machen. Es kommt durch die Laserbehandlung in aller Regel ebenfalls zur Freisetzung von Erinnerungen, die jedoch oft sehr viel weniger vollständig sind und weniger stark empfunden werden. Dies zeigt, dass hier einige Erinnerungen speichernde Gewebsschichten nicht vollständig erfasst werden und es notwendig ist, die Behandlungen häufiger zu wiederholen.

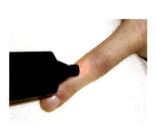

Magnetfeldlaser erreichen tiefere Gewebsschichten, sind auch geeignet für die unterstützende Selbstbehandlung

Praxisfall: Kinderhusten nach Armverletzung

Der seit vielen Wochen bestehende Husten eines Kindes verschwand, nachdem eine Verletzungsnarbe am rechten Unterarm, an der auch eine Gewebedelle über mehrere Zentimeter tastbar war, mit einem Laser einmalig behandelt wurde, innerhalb der gleichen Minute. Der Husten blieb dauerhaft weg, nachdem diese Behandlung nach sechs Wochen wiederholt wurde, und das Unterhautgewebe füllte sich wieder auf. Die Verletzung betraf den Dickdarmmeridian, der eine enge Beziehung zur Lunge und zum Immunsystem hat.

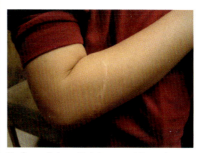

Narbe auf dem Dickdarmmeridian, der eine enge Beziehung zur Lunge und zum Immunsystem hat. Durch die Narbe war ein chronischer Husten aufgetreten.

Techniken mit direkterer Beeinflussung der Meridiane

Außer der neuraltherapeutischen Injektionsbehandlung mit örtlichen Betäubungsmitteln gibt es einige andere Methoden, mit denen sich Narbenstörherde ebenfalls reduzieren lassen. Diese machen sich die Gesetze der Traditionellen Chinesischen Medizin zunutze und unterstützen den Energiefluss auf den Meridianen. Hierzu sind verschiedene Techniken möglich, die jedoch in ihrer Wirkung in der Regel die Intensität der Injektionsbehandlung nicht erreichen, trotzdem aber viel Gutes bewirken können, teilweise sogar selber angewendet werden können und auch bei sehr schmerzempfindlichen Personen eine gute Möglichkeit der Narbenentstörung darstellen.

Akupunkt-Massage nach Penzel und Akupressur

Die Akupunkt-Massage nach Penzel (APM) wurde in den 60er und 70er Jahren von dem Masseur Willy Penzel entwickelt. Dabei werden Ungleichgewichte in der energetischen Versorgung des Körpers durch Massagetechniken entlang der Meridiane ausgeglichen. Energieleere Meridiane werden durch leichte Striche mit einem Metallstäbchen tonisiert, »volle« (oder überversorgte) Meridiane

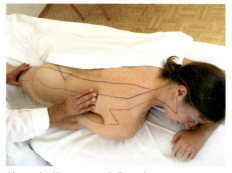

Akupunkt-Massage nach Penzel

hingegen beruhigt, indem die Energie durch Streichungen in den unterversorgten Bereich abgezogen wird.

Narben, die Meridiane kreuzen, können wie »Staudämme« wirken, also Ursache für ein energetisches Ungleichgewicht sein. Damit das Ausgleichen der Energie möglich wird, ist es notwendig, die elektrisch blockierten Narben zu entstören. Dies wird erreicht, indem auf oder an den Narben eine Stimulation mit einem kleinen, abgerundeten Metallstäbchen vorgenommen wird, um dort die Energie an den Punkten zu »wecken« und mit bestimmten Techniken zum Fließen zu bringen. Anders als in der Akupunktur wird dabei die Haut nicht verletzt, sondern nur gedrückt und gereizt, um so das verhärtete Narbengewebe zu lockern und durchlässig zu machen. Zudem werden mit den sanften schwingenden Techniken der Akupunkt-Massage Blockierungen der Wirbel und im Kreuzdarmbeinbereich gelöst, wo wichtige vegetative Reflexpunkte für den gesamten Körper sitzen. So wird auch gleichzeitig der freie Energiefluss im Bereich des Rückens wiederhergestellt. Diese Behandlung erfolgt in der Regel – abhängig vom Krankheitsbild – in sechs bis zehn Sitzungen von speziell in AMP ausgebildeten Physiotherapeuten, Krankengymnasten, Heilpraktikern, Masseuren oder Ärzten. Die Entstörungswirkung der Akupunkt-Massage ist im Vergleich mit den Injektionsbehandlungen weniger tief greifend, aber deutlich »sanfter«. Die Behandlungen sind langwieriger.

Eine weitere Methode, welche die Leitfähigkeit der Meridiane entlang ihrer Strömungsrichtungen unterstützt, ist die Akupressur, die mit Fingerdrucktechniken an Akupunkturpunkten und entlang der Meridiane den Energiefluss in ähnlicher Weise fördert und dabei die Gesetzmäßigkeiten der chinesischen Meridianlehre – wie sie auch in der Akupunktur gelehrt wird – nutzt.

Akupunktur

Die Akupunktur unterstützt den Fluss der Meridianenergien durch Stechen von Akupunkturnadeln diesseits und jenseits der Narbe und am Anfang und Ende des jeweiligen Meridians, der durch die Narbe zieht. Diese Behandlung ist ebenfalls wirksam, muss jedoch sehr viel öfter wiederholt werden als die Narbenentstörung mit einem örtlichen Betäubungsmittel, da die Narbe auf diesem Weg nur relativ langsam ihre normale Spannung wiederfindet oder nur teilweise besser wird. Da die Behandlungen ebenfalls schmerzhaft sind, gibt es gegenüber der neuraltherapeutischen Narbenunterspritzung keinen Vorteil.

Jin Shin Jyutsu – Heilströmen

Die Methode Jin Shin Jyutsu ist eine mehrere tausend Jahre alte Kunst zur Harmonisierung der Lebensenergien auf den Meridianen und wird auch als »Japanisches Heilströmen« bezeichnet. Es kann von Therapeuten zur Behandlung oder auch zur Selbsthilfe (Lit. 78) angewendet werden. Es wurde vom japanischen Arzt Jiru Murai Anfang des 20. Jahrhunderts intensiv erforscht und entwickelt, nachdem er selbst von einer lebensbedrohlichen Krankheit dadurch genesen war. Seine Schülerin Mary Burmeister brachte es Mitte der 50er Jahre nach Amerika, von wo dieses Wissen nun nach Europa gelangt ist und nun auch hier in verschiedenen Schulen sowohl für Therapeuten als auch zur Selbstbehandlung gelehrt wird. Es nutzt die Gesetze der Energieströme auf den Meridianen und versucht bestehende Blockierungen auszubalancieren durch Halten verschiedener Körperregionen mit zwei Fingern oder Händen gleichzeitig. So wird die Körperelektrik durch die elektrische Leitfähigkeit und das elektrische Feld des Therapeuten unterstützt. Für die Behandlung von Narben gibt es im Jin Shin Jyutsu eine Abfolge von Haltegriffen an bestimmten Meridianpunkten und Körperstellen, die eine tiefe Regeneration des Gewebes auch durch verschiedene Meridiane hindurch ermöglichen. Es stärkt so die Selbstheilungskräfte im Menschen. (Adressen für Kurse im Anhang, siehe Abb. S. 148.)

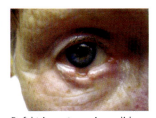

Defekt im unteren Augenlid, der schulmedizinisch nach Aussagen der Ärzte keine Aussicht auf spontane Heilung gehabt hätte. Dort sollte nach deren Empfehlung eine plastische Operation vorgenommen werden.

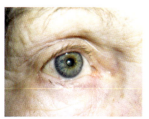

Unterlid nach 4 Wochen intensiver täglicher Jin Shin Jyutsu Therapie. Der Defekt ist deutlich weniger auffällig.

Massage mit elektrisch leitenden Cremes

Außer durch das Jin Shin Jyutsu können Sie selbst die Leitfähigkeit der Meridiane und damit auch den Meridianenergiefluss durch das regelmäßige und großflächige Auftragen elektrisch leitfähiger Cremes in der Narbenregion verbessern. Dafür eignen sich zum Beispiel das Elektrodengel, welches für die EKG-Un-

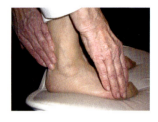
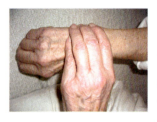
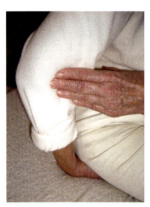

Teile der Abfolge verschiedener Grifftechniken an Meridianpunkten zur Narbenentstörung beim Jin Shin Jyutsu

tersuchung verwendet wird, wasser- und mineralhaltige Öl-Wasser-Emulsionen, Feuchtigkeitscremes ohne Konservierungs- oder intensive Duftstoffe. Sehr fettige Cremes sind dafür weniger geeignet, weil sie weniger elektrisch leitfähig sind. Lassen Sie dabei die Cremes so lange wie möglich auf der Haut »stehen«, und wischen Sie diese nicht ab, sie wirken wie ein »Überbrückungskabel«. Dies wirkt Narbenstörungen entgegen, erfordert aber sehr regelmäßige Anwendung ungefähr zwei mal täglich für mehr als acht Minuten. Wenn Sie dies mit leicht kreisenden und im Meridianverlauf streichenden Bewegungen verbinden, verstärken Sie den Effekt. Viele Patienten konnten dadurch die Selbstheilungskräfte und den Energiefluss auf dem Meridian für sie selbst fühlbar in Gang bringen.

Craniosacrale Therapie, Osteopathie

Craniosacrale Therapie ist ein Teilgebiet der Osteopathie und wurde von Dr. Andrew Taylor Still um 1900 begründet und von dem Chirurgen Dr. John Upleger ab 1970 systematisch erforscht und weiterentwickelt. Diese Behandlung mit den Händen wird von ausgebildeten craniosacraltherapeutisch arbeitenden Ärzten, Heilpraktikern oder Physiotherapeuten ausgeführt. Sie unterstützt die Regulation des vegetativen Nervensystems besonders durch die Stimulation im Bereich der Halswirbelsäule und des Kopfansatzes sowie im Bereich der unteren Wirbelsäule, im Kreuz- und Steißbeinbereich und macht sich den Eigenrhythmus des Hirnwassers von 6 bis 14 Zyklen pro Minute zunutze. Im Hals- und Kreuzbeinbereich genau aber liegen auch viele vegetative parasympathische Zentren, die durch Narbenherde, aber auch durch Traumaerfahrungen zum Beispiel im Kopf-, Bauch- oder Beckenbereich gestört sein können und die dann über diese Therapieform wieder ausgeglichener funktionieren. Diese Nervenzentren wirken, wie Sie schon wissen, als »Sicherungen« für die Verletzungen in den zugeordneten Regionen und speichern ebenfalls Traumaerinnerungen.

Durch sanfte Drucktechniken kommt es zur Harmonisierung und Normalisierung der Veränderung des Gewebes, in dem dort das vegetative Nervensystem ausbalanciert wird. Durch das sanfte Auflegen der Fingerkuppen am Anfang und Ende einer Narbe wird dort ein Energiestrom ausgelöst, der Ziehen und Pulsieren an der Narbe auslösen kann. Nachdem diese Reaktion dort aufgehört hat, werden am Kopf und Steißbein die Reaktionen des Hirnwassers überprüft. Meist sind mehrere Behandlungen erforderlich.

Die **Osteopathie** ist eine Therapieform, die von Heilpraktikern oder Ärzten ausgeführt wird und in zum Teil vier bis fünfjährigen Ausbildungskursen erlernt wird. Osteopathische Behandlung wirkt durch mehr oder weniger sanfte (je nach Methode und Indikation) Dehnungen und Druckimpulse auf Knochen, Knochenhäute, Nervenhäute und bindegewebige Strukturen ein und kann dort ebenfalls Verhärtungen und Verklebungen lösen und damit auch die elektrische Durchlässigkeit fördern. Die Narbe wird dabei mechanisch von den Verbackungen mit der Umgebung oder mit dem Knochen gelöst. Dadurch wird auch die Durchblutung verbessert, und die Narbe wird weicher. Die Zugkräfte der Narbe auf die Umgebung werden reduziert, so dass sie auch weniger eingezogen ist.

Beide Methoden eignen sich also, um Auswirkungen einer gestörten Narbe auf das vegetative Nervensystem und Körperstrukturen zu reduzieren. Inwieweit diese auch Einfluss haben, das elektrische Verhalten von Narben selbst und damit auf die Störherdwirkung von Narben auch in anderen Körperbereichen einzuwirken, ist noch nicht abschließend geklärt.

Magnetfeldtherapie

In der Magnetfeldtherapie muss man zwischen starren, statischen Magnetfeldern, wie sie zum Beispiel durch einen Stabmagneten entstehen, gepulsten Magnetfeldern, bei denen sich die Feldrichtung und auch die Feldstärken rhythmisch ändern sowie zwischen starken und schwachen Magnetfeldstärken unterscheiden. Ebenso wie die Erde hat jeder Mensch ein eigenes schwingendes Magnetfeld. Wenn sich der Mensch über die Erde bewegt, wirkt das Erdmagnetfeld auf das des Menschen und lädt dieses elektromagnetische Feld positiv auf. Dies aktiviert auch unsere Organe und unser elektrisches Meridiansystem. Wichtig dafür ist, dass wir uns bewegen und dass die Feldstärken, über die wir uns bewegen, unterschiedlich stark sind, denn der Wechsel und die Anpassung erzeugen hier den gesundheitsfördernden Aufladungsprozess. Da viele biologische Vorgänge selber elektromagnetische Felder erzeugen, ist es nicht verwunderlich, dass magnetische Felder auch auf den Körper wirken können.

Wenn wir uns innerhalb statischer Magnetfelder aufhalten, ohne uns zu bewegen, wie beispielsweise direkt vor Musikboxen, vor starken Magneten, auf Magnetfeldmatten im Bett, beim Tragen von Magnetarmbändern oder Magnetpunkten unter den Fußsohlen, wie sie häufig auch zur angeblichen Gesunderhaltung angepriesen werden, wird unser körpereigenes schwingendes Magnetfeld und die Energieströme auf unseren Meridianen dauerhaft irritiert und abgelenkt. Diese Blockierungen der feinen energetischen Meridianströme unseres individuellen Magnetfeldes bewirken auch eine Blockierung unseres vegetativen Nervensystems und stellen damit möglicherweise sogar eine Gesundheitsgefährdung dar, wie wir nach allem Gesagten und Erfahrenen annehmen müssen. Diese Blockierungen in der Regulationsfähigkeit wurden durch mehrere kinesiologische Untersucher an sehr vielen Patienten gefunden, welche zur Eigenbehandlung solche Magnetfeldarmbänder oder Magnetpunkte für die Fußsohlen einsetzten. Eine Regulationsblockade im elektrischen System ist aber ein großer Risikofaktor für alle möglichen akuten und chronischen Erkrankungen und blockiert möglicherweise damit sogar die Narbenentstörung.

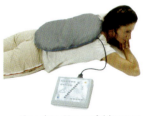

Gepulste Magnetfeldmatten mit schwachen Feldstärken reichen bis in die Tiefen des Körpers und tragen zur Normalisierung von inneren gestörten Narben bei.

Anders verhält es sich mit sehr schwachen Magnetfeldern, die ihre Felder rhythmisch wechselnd aufbauen, den so genannten schwachen gepulsten Magnetfeldern. Diese Magnetfelder, die meist durch programmierbare Magnetfeldmatten auch in Form von Magnetfeldstiften angewendet werden, können eine deutlich heilsame Wirkung auf den Organismus haben. Sie bewirken zum Beispiel eine schnellere Knochenheilung bei Brüchen und eine deutliche Schmerzreduktion bei Arthrosen. Durch die Magnetfelder in einer bestimmten, dem Magnetfeld der Erde entsprechenden Stärke kommt es zu einer positiven Beeinflussung unserer Körperelektrizität bis zu 30 Zentimeter in die Tiefe. Nachweislich werden die Ionenkanälchen an den Zellmembranen, die ja durch Narben und die veränderte Membranspannung an den Zellwänden in ihrer Funktion blockiert sind, ähnlich wie bei der Injektionsbehandlung wieder durchlässiger, und die Membranspannungen werden normaler. Diese Wirkungen der gepulsten Magnetfelder sind schwächer als durch Narbeninjektionen, aber eine hervorragende Ergänzung, um tief liegende Narben, Narben an Organen, andere Organerkrankungen und andere Ursachen von elektrischen Störungen an den Zellmembranen zu behandeln. Diese Magnetfeldmatten werden in der Regel zwei bis drei mal täglich für 10 bis 30 Minuten angewendet. Magnetmattentherapie wird von Ärzten und Heilpraktikern angeboten. Magnetfeldmatten können aber auch selbst gekauft und angewendet werden. (Bezugsadressen siehe Anhang.)

Wie gehe ich mit aktivierten Erinnerungen um?

Einfache Wiedererinnerungen

Häufig auftretende, körperlich empfundene vegetative »alte« Körpererinnerungen (»**wie damals**«) werden meist innerhalb von wenigen Minuten ins normale Alltagsbewusstsein integriert, welches ja weiß, dass das Bein eben nicht mehr wirklich frisch gebrochen ist und gegipst wurde. Hier reicht es, einige Schritte auf- und abzugehen, und das Gefühl normalisiert sich wieder. Dieses Auf- und Abgehen beschleunigt den Vorgang der Integration der aufgetauchten Körpererinnerung, deren Abspeicherung vorher Kraft für die Speicherung benötigte, die nun dem Patienten wieder für seine Regulation zur Verfügung steht.

Immer wieder kann auch beobachtet werden, dass während, aber auch Minuten, Stunden und Tage nach einer Narbenunterspritzung (beispielsweise einer Blinddarmnarbe aus der Kindheit), Erinnerungen und Bilder aus der damaligen Situation der Verletzung und Wundheilung auftauchen, die sich auf die Gefühle und Erlebnisse direkt vor oder nach der Operation beziehen, auch wenn sie längst vergessen waren. Dies können zum Beispiel Erinnerungen an die Einsamkeits- und Verlassensgefühle beim damaligen Krankenhausaufenthalt sein, Schmerzen vor und nach der Operation, die Hungergefühle vor oder nach der Operation und das Gefühl, den Bauch nicht schmerzfrei beugen zu können.

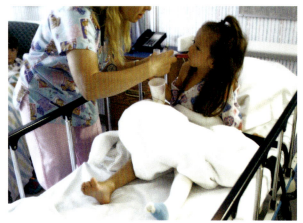

Für viele Kinder hinterlässt der erste Krankenhausaufenthalt lebenslange Spuren. Viele Ängste werden in den dabei entstandenen Narben gespeichert.

Krankenhaussituationen sind besonders für Kinder neu und fremdartig und lösen in vielen Fällen Angst und Unsicherheit und damit oft auch Speicherungen im Gewebe aus. Für Kinder sind oft auch Isolationsgefühle, die sie hatten, weil sie das Zuhause entbehrten oder die Eltern nie oder zu wenig zu Besuch kamen, eine solche Erinnerung, die an die Narbe gekoppelt wurde und die dadurch energetisch blockierend wirkt. Diese »**wie damals**«-Gefühle verschwinden in der Regel von allein innerhalb kurzer Zeit, es kann aber auch einige Tage dauern. Sobald diese Erinnerung integriert ist, verstärkt sich die körperliche wie auch seelische Gesundheit.

Mit neurobiologischen Übungen, Bachblütentherapie, klassischer Homöopathie und Releasing, die weiter hinten beschrieben werden, können Sie die Integration dieser Erinnerungen fördern.

Falls die Integration dieser körperlich oder seelisch erlebten »**wie damals**«-Gefühle nicht automatisch von allein oder mit Unterstützung von Tappen über 10 bis 15 Minuten geschieht, und diese wiedererlebten Gefühle und Erinnerungen besonders lange anhalten oder sehr intensiv erlebt werden, ist das oft ein Hinweis darauf, dass es weitere, möglicherweise noch unbewusste Erinnerungen gibt, die mit der Narbenentstehungsphase zusammenhängen. In solchen Fällen ist oft spezielle fachtherapeutische Unterstützung notwendig.

Erinnerungen an schwere Traumasituationen

Wenn Menschen durch einen Unfall, eine Operation mit zu flacher Narkose oder durch eine Behandlung auf einer Intensivstation Opfer einer sehr schlimmen Erfahrung, eines Traumas, geworden sind, kann es sein, dass es durch Narbenentstörung zu sehr heftigen seelischen und auch vegetativen körperlichen Reaktionen kommt, da sich auch schwerwiegende bewusste, aber auch unbewusste Erlebnisse mit der Narben »verbunden« haben können. Das heißt, es können hier auch Erinnerungen gespeichert werden und wirken, von denen man gar nichts oder fast nichts weiß, denn während Operationen oder während einer Ohnmacht erlebt man Schmerzen und Bedrohungen nur unbewusst. In manchen Fällen werden auch alte bewusste Erfahrungen an eine traumatische Situation wieder »angetickt«, und es können sich wieder Reaktionen einstellen **wie damals**, als das Trauma frisch aufgetreten war, die als Reaktion auf eine erneute seelische Überforderung durch die Wiedererinnerung zu bewerten sind.

■ Operationen können schwere, nicht erkennbare Traumatisierungen und in der Folge Narbenstörungen erzeugen, wenn Narkosen nicht tief genug waren oder nicht lange genug dauerten. ■

Um solche möglichen Überflutungen mit körperlichen oder seelischen Erinnerungen (Retraumatisierungen) zu vermeiden, können Sie vor Durchführung einer Narbenentstörungsbehandlung folgende Checkliste für sich beantworten. Diese beschreibt Symptome, die auf das Vorliegen einer unbewussten Traumareaktion hinweisen können:

Häufige Symptome einer »Überforderungsreaktion«, einer so genannten posttraumatischen Belastungsstörung, sind:

Wiederkehrende Albträume zu dem Thema, sich aufdrängende Erinnerungen, Ängste, Depressivität, vegetative Beschwerden wie Verstopfung, Durchfall, Schwitzen, Schlafstörungen, Herzrasen, Schwindel, Ängste, Konzentrations- und Denkstörungen, Gefühle und Körperwahrnehmungen wie aus der Zeit, als sich die Verletzung ereignete, so genannte **»wie damals«**-Gefühle.

Während der Narbenunterspritzung kann auch das Gefühl auftreten, **»wie damals«** über der Unfallstelle oder dem OP-Tisch zu schweben. Diese Gefühle sind Auswirkung einer früheren Totalüberforderung in einer lebensbedrohlichen Situation, in der sich ein Teil der Seele vom Körper löst, und werden als »Out of body«-Erfahrungen bezeichnet. Diese Symptome charakterisieren auch die Folgen traumatischer Störungen, die als posttraumatische Belastungsreaktion bezeichnet wird. Bei Traumafolgestörungen sind oftmals auch die Nebennierenrinden- und Schilddrüsenhormone aus dem Lot geraten, da der Körper im Dauerstress »festgefroren« scheint. Diese Werte können Sie im Blut bestimmen lassen: Cortisol, TSH, TRH-Test. Wenn diese aus der Norm geraten sind (nach unten oder oben) ist dies oft ein Indikator für die Intensität ihrer Beeinträchtigung durch Traumaerfahrungen.

Retraumatisierungen durch Narbenentstörungsbehandlungen sind sehr selten. Treten sie trotz möglicher Vorkehrungen auf, sollte psychotraumatherapeutische Hilfe, klassische-situative Homöopathie und Akupunkturbehandlung in Anspruch genommen werden. ■

Checkliste: Haben Sie Hinweise für eine unbewusste Traumareaktion?

- Haben Sie nach einer Operation, einem Unfall oder einem anderen Verletzungserlebnis nicht wieder zum alten, gesunden Energieniveau zurückgefunden? Ist bei Ihnen ein »Lebensknick« eingetreten?
- Hatten Sie jemals das Gefühl, dass die Seele plötzlich über dem Körper schwebte oder sich irgendwo anders befand?
- Treten bei Ihnen immer wieder Gedächtnislücken auf, dass Sie zum Beispiel nicht mehr wissen, wie Sie von einem Ort zum anderen gekommen sind?
- Treten bei Ihnen häufiger Symptome der Leerheit im Kopf und Konzentrationsschwächen auf, wenn Sie unter Anspannung geraten oder wenn Sie an etwas Schlimmes denken?
- Haben Sie häufig Albträume von immer der gleichen oder ähnlichen Situationen?
- Haben Sie ständig wiederkehrende Gedanken an eine bestimmte belastende Situation?
- Sind Sie häufiger sehr apathisch und haben das Gefühl, nicht ganz da zu sein oder sich wie hinter einer Glasscheibe zu befinden?
- Haben Sie starke Gefühlsschwankungen, die Sie sich nicht erklären können?
- Haben Sie Halluzinationen?
- Hatten Sie längere Krankenhausaufenthalte mit schwerer Isolation in der Kindheit oder mit Entwicklungsverzögerung im Anschluss? Sind Sie längere Zeit auf einer Intensivstation behandelt worden oder sind Sie wiederbelebt worden?

Wenn Sie hier eine oder mehrere der Fragen für sich mit Ja beantwortet haben, sollten Sie einen Traumatherapeuten bitten, Sie bei der Narbenentstörungsbehandlung zu begleiten. Sie können in einem solchen Fall eine Narbenentstörung auch gleich bei Ärzten durchführen lassen, die sich sowohl mit der Narbenentstörung als auch der Traumabehandlung auskennen (Adressen im Anhang). Falls Ihr Behandler für Narbenentstörung hier einen traumatherapeutischen Behandler hinzuziehen möchte, eignen sich hierfür vor allem solche, die sowohl körperliche wie auch seelische Aspekte von Traumen behandeln können. Zu diesen Therapierichtungen zählen

- energetische Psychotherapie nach Gallo
- Psychokinesiologie
- klassische Homöopathie
- Hypnotherapie nach Goetz Rennartz
- Edukinaesthetik
- EMDR-Trauma-Therapeuten (Eye-Movement-Desensitation-Reprozessing)

Außer durch die psychotraumatherapeutischen Methoden gibt es hier hervorragende Unterstützung mit nachhaltiger Wirkung auch durch die klassische Homöopathie und die Akupunktur.
Durch Studien (Lit. 80) ist zum Beispiel nachgewiesen, dass die Akupunktur bei der Behandlung schwerer Traumareaktivierungen sehr gute Resultate zeigt. Hilfreiche Punkte sind dabei: Lenkergefäß 20 mitten auf dem Kopf, Extra Punkt Sishencong auf dem Kopf seitlich, vor, und hinter dem Lenkergefäß 20, Extra Shenmen am Hals, Herz 7, Perikard 6, Milz 6, Lunge 7, Leber 2. Die Lage dieser Punkte ist jedem Akupunkteur bekannt.
Die klassischen Homöopathie ist ebenfalls bei der Behandlung von Traumafolgeerkrankungen sehr effektiv. Die Auswahl der Mittel sollte sich dabei immer an der traumatisch erlebten Situation und dem individuellen Empfinden dabei orientieren. Viele Menschen haben dadurch ihre Symptome verloren, und es blieb ihnen dadurch eine Frühberentung oder eine psychiatrische Dauerbehandlung erspart.

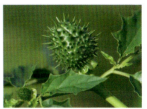

Das homöopathische Mittelbild von Stramonium hat sehr viele Ähnlichkeiten mit den Symptomen einer posttraumatischen Belastungsstörung und kann helfen, die seelischen Integrationsprozesse zu unterstützen. Oftmals verschwinden die Symptome innerhalb weniger Minuten bis Tage.

■ Zur Behandlung von Panik, Herzrasen, Albträumen, Angst- und körperlichen Beschwerden nach traumatischen Erfahrungen hat die Akupunktur in Studien sehr gut abgeschnitten (Lit. 80). ■

Manchmal führen auch emotional erschütternde Erlebnisse, die im zeitlichen Umfeld der Narbenentstehung geschahen, wie zum Beispiel eine schockierende Nachricht, ein entmutigendes Gespräch mit einem Behandler, die Nachricht über eine angeblich tödliche Krankheit oder angeblich nur noch kurze Überlebenszeit, ein gleichzeitiger Todesfall in der Verwandtschaft, Arbeitslosigkeit oder Scheidung zu solchen Traumaspeicherungen an Narben, die zu dieser Zeit entstanden, für die eine begleitende traumatherapeutische Behandlung für viele Menschen sehr hilfreich ist.

Checkliste: Negative Umfeldeinflüsse

Hierzu können Sie sich einige Fragen stellen, um solche Beeinträchtigungen herauszufinden:

- Haben Sie während der Wundheilungsphase schwere Erlebnisse oder existentielle Sorgen gehabt oder sich sehr einsam/verlassen gefühlt?
- Haben Sie eine Diagnose einer mit Lebensgefahr verknüpften Erkrankung wie zum Beispiel Krebs erhalten?
- Haben Ihre Behandler Ihnen eine statistisch ermittelte Überlebenszeit genannt?
- Hatten Sie Todesangst vor einem Unfall oder einer Operation?
- Hatten Sie negative Erfahrungen mit Behandlungen oder Pflegepersonen?
- Hatten Sie nach einer Operation schwere Albträume oder extreme Schmerzen?
- Lebten Sie damals in einer Situation, in der Sie fortgesetzt missachtende Behandlung erfahren oder körperlich misshandelt wurden?

Wenn seelische oder vegetative Reaktionen auftreten, die länger als 10 Minuten anhalten, sollten Sie auf jeden Fall sofort mit dem Neuro-Stress-Reduktionsprogramm des nächsten Kapitels starten, um deren Integration zu verbessern. Dieses ist auch für die weiter oben beschriebenen leichteren und vegetativen körperlichen Reaktionen sehr unterstützend.

Wie kann ich Neuro-Stress ganzheitlich reduzieren?

Manchmal sind die durch Narbenentstörung hervortretenden vegetativen Symptome, Beklemmungsgefühle, Erinnerungen, seelische Erfahrungen oder auch Traumaerinnerungen intensiver und halten länger als fünf Minuten an. In diesen Fällen oder wenn spontan Tränen auftreten, ohne dass es einen konkreten Anlass gibt, sind wesentliche Teile der Störwirkung der Narbe durch seelische Aspekte bedingt gewesen, die sich jetzt neu organisieren und auflösen können. Die Integration der früheren überfordernden Erlebnisse in die aktuelle entspanntere persönliche Situation ist ein entscheidender Schritt zur Heilung. Er verhilft Ihnen zu mehr Energie im Alltag, größerer Lebensfreude und einer besseren Regulationsfähigkeit Ihres gesamten Organismus. Sie können diese Integration selbst fördern, indem Sie folgende Möglichkeiten der physischen und psychischen Integrationshilfen aus dem Bereich der Ganzheitsmedizin für sich nutzen.

1. Schritt: Rhythmisches Wechsel-Tappen
(»Tappen« bedeutet leichtes Berühren)
Berühren Sie Ihre Oberschenkel mit beiden Händen jeweils seitlich – dort, wo in etwa die Hosennaht wäre – **im festen rhythmischen Seitenwechsel – re – li – re – li – re – li** jeweils zwei Berührungen (re – li) pro Sekunde. Heben Sie die Hände dabei jeweils leicht an. Sie können diese wechselseitigen Berührungen auch beidseits an den Oberarmen ausführen (siehe Abb.). Führen Sie diese seitenwechselnden Bewegungen ungefähr drei bis fünf Minuten aus, bis die vegetativen Reaktionen und die Intensität der Erinnerungen abgeklungen sind.

Falls sich nach drei Minuten keine Besserung einstellt, nehmen Sie Bachblüten (2. Schritt) dazu und machen noch ein paar Minuten weiter. Manchmal stellt sich der Erfolg erst später ein.

Falls sich der Erfolg nach weiteren fünf bzw. 20 Minuten nicht eingestellt hat, können Sie den 3. Schritt mit intensivierten Körper- und Augenbewegungen versuchen. Holen Sie bei anhaltenden Beschwerden auf jeden Fall fachkompetenten Rat ein.

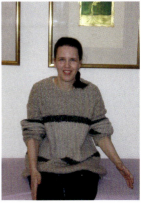

Tappen seitlich am Oberschenkel, Bereich des Gallenblasenmeridians.

TIPP: Wenn es sich um Rückerinnerungen handelt, in denen Sie sich ungeborgen gefühlt haben, tappen Sie bitte auf der Innenseite Ihrer Oberschenkel, circa eine halbe Handbreit oberhalb der Kniescheibe im Bereich des Milz- und des Lebermeridians. Wenn Ihre vegetativen Beschwerden im Bereich der Mittellinie Ihres Körpers aufgetreten sind, zum Beispiel Kloßgefühl im Hals oder Druck im Oberbauch, tappen Sie bitte leicht seitlich oberhalb der Kniescheibe nach außen hin, im Verlauf des Magenmeridians. Dies hilft, Ihre Körpermitte schnell zu stabilisieren.

---

2. Schritt: Bachblüten-Notfalltropfen
Bei allen negativ erinnerten Gefühlen hat es sich bewährt, drei bis zehn Tage lang drei Mal drei Bachblütentropfen (Notfalltropfen/Rescue remedy) der unten genannten Verdünnung einzunehmen. Diese Tropfen unterstützen bei allen belastenden Erfahrungen, egal ob es sich dabei um einen Unfall, Schock, intensive Schmerzen oder einen seelischen Kummer handelt.

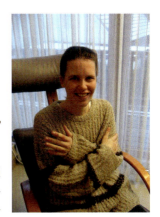

Tappen am Oberarm im Bereich des Dickdarmmeridians.

Eine Notfalltropfenmischung selbst herstellen

Geben Sie 6 Tropfen Notfalltropfen in 22 ml Quellwasser (Reformhaus, Bioladen) in eine 30 ml Tropfpipettenflasche, die Sie in Apotheken erhalten können. (Leitungswasser ginge im Prinzip auch, ist aber nicht in allen Gegenden genügend biologisch sauber und »aufnahmefähig«.) Diesem fügen Sie circa 8 ml 40-prozentigen Alkohol zu und verschütteln diese, indem Sie die Flasche immer wieder in der flachen Hand aufschlagen. Der Alkohol sollte möglichst neutral schmecken (beispielsweise Cognac, Whiskey, Klarer, Grappa, Weingeist).

3. Schritt: Überkreuzbewegungen und Augenbewegungen

Diese Bewegungen reduzieren den Stress im Gehirn und helfen, bewusste und unbewusste Erinnerungen schneller zu integrieren. Der rasche Wechsel über die verschiedenen Seiten, oben/unten in Verbindung mit Kreisen der Augen in beide Richtungen, stellt eine maximale Aktivierung Ihres gesamten Gehirns dar. Dieses »verdaut« dann gleichsam – ziemlich wach und munter – alte Erinnerungen, die durch die Narbenentstörung aktiviert wurden.

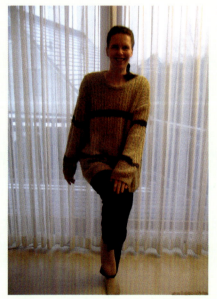

So machen Sie Überkreuzbewegungen mit Augenbewegungen

Berühren Sie im gleichmäßigen Sekundenrhythmus abwechselnd im Stehen den rechten und linken Oberschenkel, den Sie dafür leicht anheben, damit Sie sich nicht bücken müssen – dieses Mal überkreuz, das heißt die linke Hand berührt den rechten Oberschenkel und umgekehrt.
Wenn Sie Ihren Rhythmus gefunden haben, wandern Sie gleichzeitig mit Ihren Augen im Uhrzeigersinn durch die vier Ecken des Zimmers, indem sich Ihre Augenmuskel bewegen, während der Kopf ruhig bleibt! Wenn Sie vier bis sechs Runden gewandert sind, wechseln Sie die Richtung und blicken in die Ecken des Zimmers entgegen dem Uhrzeigersinn. Anschließend ändern Sie die Bewegungen der Hände und tappen nun auf der jeweils selben Seite auf die Oberschenkel im gleichen Rhythmus. Die Augen wandern auch hier wieder sechs Mal in die eine und dann sechs Mal in die andere Richtung. Starten Sie die Runde erneut mit Überkreuz- und Augenbewegungen im und gegen den Uhrzeigersinn. Fertig.

Die praktischen Möglichkeiten: Methoden – Reaktionen – Vorbeugung ■ ■ ■ ■ ■   159

Vielen Menschen werden während der Phase dieser Überkreuz-bewegungen mit den Bewegungen der Augen weitere Gefühle und Zusammenhänge mit der Narbe bewusst, die vorher nicht so ganz deutlich gefühlt werden konnten, die mit den »Herden« in Gedanken, Bilder- und Gefühlsketten vernetzt sind. Wenn möglich, sprechen Sie dann mit jemandem über Ihre Empfindungen oder schreiben diese auf. Neurobiologische Forschung hat bewiesen, dass es hilfreich ist, dass wir uns nicht allein fühlen, wenn wir starke Belastungen aushalten müssen oder wenn wir das Erlebte aufschreiben können. Machen Sie weiter mit Über-kreuzbewegungen oder dem Tappen aus dem 1. Schritt – dieses Mal ohne Augenbewegungen, damit Ihr Gehirn die Verarbeitung der Erinnerungen weiter unterstützen kann. Versuchen Sie nicht, eigenen theoretischen Vorstellungen und Konzepten zu folgen. Hören Sie mit dem Tappen auf, wenn Sie die Lust verlieren und anfangen, an Dinge des Alltags zu denken.

Lassen Sie los – Unterstützung durch Releasing

Wenn die bis jetzt beschriebenen Maßnahmen nicht helfen, können seelische Blockierungen vorliegen, die eine schnellere Integration der vegetativen Verfassung behindern. In diesen Fällen helfen Körper- und traumaorientierte Verfahren. Bis Sie therapeutische Unterstützung gefunden haben, können Sie sich selber durch die Bildung von Releasing- (Loslass-) Sätzen un-terstützen, die ebenfalls helfen, seelischen Stress, zu reduzieren. Versuchen Sie, nach der Anleitung auf der nächsten Seite für sich Sätze zu finden, die zu Ihrer seelischen Erleichterung beitragen, damit Sie Ihre früheren negativen Erfahrungen abschließen oder besser verdauen können.

■ Durch Releasing können Sie wirksam Alltagsstress reduzieren und Ihre Selbsthei-lungskräfte unterstützen. ■

Releasing ist eine seit den 80er Jahren bekannte Methode, die zur inneren seelischen Hygiene beiträgt, sie kann von fast jedem umgesetzt werden. Wenn Sie Releasing während oder nach einer Narbenentstörung anwenden, können Sie die Sätze laut und deutlich für sich sprechen, während Sie die Überkreuzbe-wegungen aus dem vorhergehenden Punkt durchführen – ohne oder mit gezielten Augenbewegungen, wie es für Sie angeneh-mer ist.

Releasing – Lassen Sie los ...

Releasing können Sie für sich selbst in Kursen erlernen und durchführen oder angeleitet von entsprechenden Therapeuten in Einzelbehandlungen in Anspruch nehmen. Zunächst wird eine Tiefenentspannung durchgeführt, in welcher ein verbesserter Kontakt mit der innerseelischen Empfindungsebene und Feinsteuerung erreicht wird. Dann werden die mit Hilfe des anleitenden Therapeuten oder selbst formulierten Loslasssätze gesprochen. Dadurch werden einengende und blockierende Gedanken, Gefühle, Einstellungen aufgelöst, und es treten tiefe Entspannungsreaktionen im Gehirn wie auch im Körper auf, die auch Beschwerden im Körper verändern können. Releasing stärkt die Selbstheilungskräfte und hilft, mit schweren Erlebnissen, Traumatisierungen und einem schwachen Selbstwertgefühl besser zurechtzukommen und einen positiveren Weg für die Zukunft zu finden. Es fördert die persönliche Entwicklung. Releasing kann in Kursen erlernt werden, Adressen von Seminaren und Ausbildungshinweise im Anhang (siehe auch Lit. 30, 31).

Hier einige Beispiele für die Bildung von Releasingssätzen, die zeigen, dass es wichtig ist, sowohl die noch beeinträchtigenden Gefühle von real erlebten Gefahren und Beeinträchtigungen loszulassen, als auch Empfindungen, die die Verarbeitung des Ereignisses im Außen und im Innen wie auch dessen Folgen betreffen oder eine ganz individuelle Perspektive auf ein Ereignis. Es kommt also hier ganz auf Ihre persönliche Erfahrung, Ihre persönliche »Brille« an, mit der Sie die Welt betrachten. Dies können zum Beispiel Schuld- oder Versagensgefühle wegen eines Unfalls oder einer Verletzung sein, oder der Konsequenzen, die sich daraus für einen selber oder andere ergeben haben: Abbruch der Ausbildung, Berufsunfähigkeit, eine lange Krankheitsphase, Verluste von Freunden, Partnern, Infektionen und Weiteres.

Folgen Sie dem Fluss der Gefühle und Erinnerungen – Beispielsätze

- Bilden Sie direkt während oder nach einer Entstörungsbehandlung Loslass-Sätze nach dem unten stehenden Muster.
- Schreiben Sie diese zunächst am Anfang für sich auf. Wenn Sie mit der Methode vertrauter werden, wird dieses Aufschreiben überflüssig, da Sie größeres Vertrauen in den Fluss Ihrer eigenen Assoziationen und Gefühle bekommen.
- Sprechen Sie diese Sätze klar und deutlich vor sich hin, während Sie die oben geschilderten Überkreuzbewegungen machen. Das aktiviert Ihr gesamtes Gehirn und fördert die Integration und die Selbstheilung.
- Nehmen Sie sich nach jedem gesprochenen Satz Zeit. Fühlen Sie nach, ob es noch andere wichtige Aspekte gibt, die Ihnen jetzt bewusst werden. Wenn Sie dann etwas füh-

Die praktischen Möglichkeiten: Methoden – Reaktionen – Vorbeugung ■ ■ ■ ■ ■   161

len oder denken, sprechen Sie auch diese Sätze ebenfalls aus, bevor Sie zum nächsten Thema Ihrer Liste weiter fortschreiten.

- Ändern Sie gegebenenfalls die Reihenfolge Ihrer Liste, wenn es sich in diesem Moment passender anfühlt, folgen Sie einfach dem Empfindungsfluss, auch wenn dieser in Bereiche abgleitet, die Ihnen auf den ersten Blick zusammenhanglos erscheinen mögen. Manchmal gibt es hier ein wichtiges verbindendes Thema, welches dadurch erst bewusst wird.

- Sie können natürlich auch einen Wochenendworkshop zur Einführung in das Releasing mitmachen, welches sich nicht nur zur seelischen Hygiene, sondern auch als Methode zur Lösung alltäglicher Spannungen eignet. Aktuelle Adressen und Buchhinweise dazu finden Sie unter *www.natuerlichgesundwerden.de*

Sätze, die Sie auf Ihre Situation passend formulieren sollten:
Ich lasse los ... (hier das Beispiel der Folgen eines Beinbruchs)
(Tatsächliche Beeinträchtigung)
... alle Folgen davon, dass ich damals sechs Monate im Bett habe liegen müssen und nicht laufen konnte.
... alle Folgen davon, dass ich mich nicht richtig bewegen konnte.
(Gefühl der Beeinträchtigung)
... das Gefühl (das ich damals hatte und auch jetzt habe), dass ich zum Beispiel nicht mehr laufen kann oder die Angst habe, nicht mehr laufen zu können.
... das Gefühl, dem Operateur/der Pflegeperson ausgeliefert zu sein.
(Auswirkungen von Begleitumständen, die beeinträchtigend wirkten)
... alle Auswirkungen davon, dass ich damals so starke Schmerzen gehabt habe.
... alle Folgen davon, dass ich mich im Krankenhaus verlassen gefühlt habe.
... alle Angst von damals (und/oder heute), nicht mehr gesund zu werden.
... alle Folgen davon, dass ich sechs Monate nicht zur Schule gehen konnte und das Jahr wiederholen musste.
(Weiterreichende Folgen des Ereignisses)
... dass ich beim Abschlussball nicht mittanzen konnte.
... meine Arbeit/meinen Partner verloren habe.
(Gefühle zum Ursachenzusammenhang, Schuldfragen)
... alle Wut auf einen Menschen, weil er/sie nicht aufgepasst hat und der Unfall/die Verletzung geschehen ist.
... alle Wut auf jemanden, dass etwas geschehen ist oder er/sie etwas gemacht hat (genau benennen), das mir geschadet hat.
... alle Wut auf mich selbst, weil ich unvorsichtig war.

Situative klassische Homöopathie

Wenn durch Narbenentstörung vegetative und auch seelische Erinnerungen aktiviert werden, kann die Verarbeitung der »**wie damals**«-Gefühle durch die Einnahme homöopathischer Mittel unterstützt werden, die zu diesen aktualisierten »**wie damals**«-Gefühlen passen. Dies hat sich besonders bei stark gestörten Narben bewährt. Klassisch homöopathische Behandlung erfordert bei chronischen Erkrankungen eigentlich eine Analyse der Konstitution eines Menschen, dies kann in der Regel nur ein Fachbehandler leisten. Dies ist aber im Fall von außen zugefügten Traumatisierungen wie zum Beispiel Operationsschnitten, Stichen, Injektionen, Blutergüssen, Knochenverletzungen nicht unbedingt erforderlich, da die meisten Menschen auf äußere Verletzungen ähnlich reagieren, das heißt, dass das Symptombild hier direkt mit der äußeren Ursache zusammenhängt. Diese äußere Ursache löst meist eine gewisse Symptomatologie aus, die für die meisten Betroffenen ähnlich ist, wie zum Beispiel durch Verbrennungen, Blutverlust, Operationsschnitte. Es kann auch die typische Art eines betroffenen Gewebes sein, welche das Symptomenbild bestimmt, wie zum Beispiel Knochenbruch, Bänderzerrung, Nervenverletzung, Sehnenabriß. Auch sind die Reaktionen auf starke seelische Stressoren, wie zum Beispiel erlebte Todesbedrohungen oder plötzlicher Verlust eines nahen Angehörigen für alle Menschen ähnlich. Diese Ähnlichkeiten in der Reaktion auf äußere Ereignisse ermöglichen es, dass Sie hier auch als homöopathischer Laie wirksame Mittel für sich finden können. Jeder weiß mittlerweile, dass Arnika bei Blutergüssen wahre Wunder wirken kann, unabhängig von der individuellen Konstitution, und Chamomilla bei kleinen Kindern mit Zahnungsschmerzen sehr gut hilft. Für den Bereich der Operationen ist hier Delphinium Staphisagria, kurz Staphisagria, das am häufigsten verwendete Mittel, welches am stärksten wirksam ist zur unterstützenden Behandlung von Operationsschmerz oder Narbenheilungsstörungen wie auch bei der Narbenentstörung,

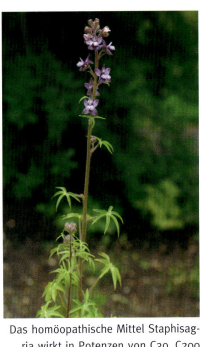

Das homöopathische Mittel Staphisagria wirkt in Potenzen von C30, C200 und C12 Narbenstörungen entgegen und kann vor und nach Operationen helfen, die Wundheilung zu verbessern. Es ist auch bei der Narbenentstörung sehr oft nützlich, weil es eine sehr enge Beziehung zum Thema »Verletzung« sowohl im körperlichen wie auch im seelischen Bereich hat.

da diese ja die Operationssituation »**wie damals**« kurzfristig wieder ins Bewusstsein ruft.

Eine homöopathische Begleitbehandlung fördert auch die Integration der seelischen Reaktionen, welche wiederum von Mensch zu Mensch individuell sehr unterschiedlich sind. Hierbei muss die individuelle Empfindung genau berücksichtigt werden, deswegen ist es günstiger, hierfür einen Fachbehandler hinzuzuziehen.

Hinweis zu Dosierung homöopathischer Mittel im Rahmen von Narbenentstörungsbehandlungen und wiedererinnerten Symptomen:

Die Auswahl und Dosierung der homöopathischen Medikamente sollte an die Symptomatik der wiedererinnerten Situation und deren Intensität angepasst werden. Dabei gilt wie bei allen homöopathischen Behandlungen, dass bei sehr intensiven, sehr akut erlebten Symptomen höhere Potenzen eingesetzt werden, wie zum Beispiel LM 18, C 30 oder C 200 und dass bei stärker vegetativ körperlich – aber nicht so intensiv – erlebten Symptomen niedrigere und mittlere Potenzen besser passen, zum Beispiel C 12, C 30. Da eine Narbenentstörungsbehandlung eine alte Situation noch einmal wie akut aufgetreten ins Bewusstsein holt, können hier einfach über ein bis zwei Tage hinweg von einer C 30 zweimal fünf Globuli gelutscht werden. Danach wartet man einfach ab. Bei intensiveren Erfahrungen oder länger anhaltenden vegetativen Reaktionen kann die Potenz und auch die Dosierung intensiviert werden: Höhere Potenzen sind zum Beispiel LM 18 oder C 200 ein bis zweimal täglich über drei Tage jeweils fünf Globuli. Diese Kurzzeiteinnahme ist relativ sicher und unschädlich, sollte jedoch nicht erfolgen, wenn eine homöopathische Konstitutionsbehandlung bei einem Fachbehandler durchgeführt wird, da die Wirkung der gegebenen Mittel eventuell verändert wird. Beim Fortbestehen von Beschwerden über einen solchen Zeitraum hinaus sollten Sie sich an einen homöopathischen Fachbehandler wenden.

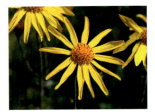
Arnika

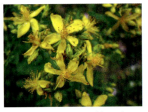
Hypericum

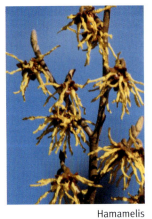
Hamamelis

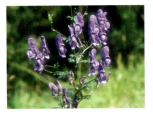
Aconitum

Betroffenes Gewebe/ Ursachen/Folgen von Narbenbehandlungen	Mögliche homöopathische Mittel (Modalitäten und Mitteleigenheiten bitte bei der Auswahl beachten)
Operationsschnitte im Allgemeinen, Wundschmerz, überschiessende Narbenbildung	Staphisagria bei akuten schmerzhaften Fällen: C 200 drei Tage je einmal fünf Globuli, sonst wie oben.
Schwellungen, Bluterguss, Berührungsempfindlichkeit	Arnika C 30
Narben von Operationen oder Schnittverletzungen mit intensiven Schmerzerfahrungen	Staphisagria, Arnika, Hypericum, Aconit, Stramonium
Innere Narben von großen Blutergüssen	Hamamelis virginicus C 30, Bellis perennis C 30, Arnika C 200
Intensive Schmerzerfahrung durch Nadelstich	Silicea C 30, Hypericum C 200
Bänderverletzungen und Verrenkungen der Wirbelsäule, inkl. Folgen von HWS-Schleudertrauma	Ruta C 30 und Rhus Toxicodendron C 30
Narben von Verletzungen feiner Nerven und des vegetativen Nervensystems (Finger, Zehen, Lippen, Zähne, Gesicht)	Hypericum C 12 (niedrige Intensität) C 200 (hohe Intensität)
Verletzungen von größeren Nervenansammlungen wie Gehirn, Rückenmark, Bandscheiben, Ischias, Ganglien am Hals nach Schleudertraumen, Abschaltreaktionen von Nerven	Hypericum C 30 – C 200 Aconitum C 200 (Nervenschock, Abschaltreaktion, Kältegefühle)

Die praktischen Möglichkeiten: Methoden – Reaktionen – Vorbeugung

Narben von Knochenbrüchen, Knochenhautverletzungen	Symphytum C 30, Ruta C 30, Arnika C 30 Abwechselnd über zwei Tage circa alle drei Stunden, jeweils fünf Globuli
Stichverletzungsnarben	Staphisagria und Silicea. Silicea ist vor allem dann zu empfehlen, wenn über einen längeren Zeitraum Eiterungen aufgetreten sind und eine größere Kälteempfindlichkeit im Körper besteht
Pockenimpfnarben	Thuja C 200, zweimal fünf Globuli an nur einem Tag
Narben von chronischen Gewebeeiterungen	Silicea, Hepar sulfaris, Mercurius solubilis, Lachesis mutus, Sulfur, Zinkum metallicum. Längere Behandlung erforderlich. C 30 zweimal pro Woche je fünf Globuli über zwei Wochen
Narben von Ereignissen mit Todesängsten und Gefühlen des Ausgeliefertseins	Hypericum, Stramonium, Staphisagria, Argentum nitricum, Aconitum, Arnika
Gefühl, über dem Körper zu schweben, Out of Body-Erfahrung	Stramonium, Argentum nitricum, Aconitum
Herzklopfen, Angst, Druck in der Kehle von zu flachen Narkosen	Stramonium, Belladonna, Argentum nitricum
Folgen von Tierbissen und Insektenstichen	Apis, Ledum, Lachesis, Naja, Staphisagria, Bryonia, Aurum, Aurum arsenicum

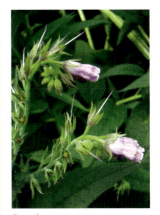
Symphytum

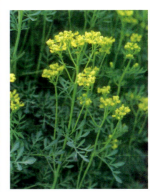
Ruta Graveolens

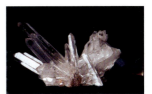
Silicea

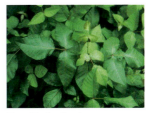
Rhus Toxicodendron

Narbenstörungen vorbeugen – unnötige Operationen vermeiden

Die erste und wichtigste Maßnahme ist, unnötige Operationen zu vermeiden. Nicht jede Operation, die Ihnen empfohlen wird, ist auch wirklich notwendig. Oft steht der Nutzen in keinem vernünftigen Verhältnis zum Risiko, insbesondere, wenn man auch an das Risiko der Narbenstörungen denkt. Häufig existieren auch zur Frage der Notwendigkeit einer Operation unterschiedliche Fachmeinungen zwischen Ärzten desselben Fachgebietes. Viele Ärzte wissen zudem wegen ihrer nicht mehr genügend breiten Ausbildung und speziellen Ausrichtung nicht ausreichend über die außerhalb ihres Fachgebietes vorhandenen Möglichkeiten, zum Beispiel der Ganzheitsmedizin, Probleme auch anders als durch Operationen zu lösen.

Um zu überprüfen, ob die Operationsindikation stimmt und ob es Alternativen gibt, kann es für Sie wichtig sein, eine zweite Meinung von einem anderen Facharzt einzuholen und unbedingt auch eine Zweitmeinung von einem ganzheitlich erfahrenen Behandler, der Ihre Gesundheit gegebenenfalls auch über Ihr eigenes Regulationssystem und ohne Operation wiederherstellen kann (Adressen siehe Anhang).

Ursachenanalyse

■ Wenn die Indikation für eine Operation gestellt ist, kann es trotzdem sinnvoll sein, weitere Krankheitsursachen zu suchen und diese zu beseitigen oder behandeln zu lassen. Manchmal sind diese der Hauptgrund für die Beschwerden. Dies können Sie oft nur durch Ausprobieren herausfinden. Auch andere Narben können hier die Ursache sein. ■

Oftmals sind zum Beispiel Schwermetallbelastungen oder Vitamin- oder Mineralmängel, Übersäuerungen, Verschlackungen oder frühere seelische Schockierungen die tiefere Ursache für Schmerzen und Beschwerden. Diese Ursachen sollten behandelt werden, nicht selten verschwinden die Symptome, weswegen eigentlich operiert werden sollte. Nebeneffekt: Das Risiko wird herabgesetzt, dass die Operationen dann nicht hilft, eben weil es ja gerade eine **andere** Ursache ist, die die Beschwerden erzeugt. Denn wenn bereits existierende Narben oder andere Störherde am Körper die Ursachen für die Beschwerden sind, weswegen operiert werden soll, kann ein solcher Eingriff keinen Erfolg bringen. Narbenentstörung auszuprobieren ist hier die einzig effektive Methode, um dies herauszufinden und damit auch diesen Ursachenbezug nachzuweisen. Es ist also vor jeder Operation wichtig, sich die bereits vorhandenen Narben und auch andere Störherde am Körper entstören zu lassen, um auszuschließen, dass dieses die Ursache für die Beschwerden waren. Wichtige weitere Störherde außer Narben können zum Beispiel Zähne, eine chronisch eitrige Kieferhöhle oder chronisch eitrige Gallenblase sein. Auch wenn diese behandelt werden, kann es sein, dass einige »operationswürdige Befunde« und Beschwerden verschwinden.

Schönheitsoperationen

Wenn Sie vor der Frage stehen, ob Sie eine so genannte Wahloperation wie eine Busenvergrößerung oder eine »Schönheitsoperation« durchführen lassen wollen, bedenken Sie bitte auch die Störungen durch Narben und deren Folgen, die mitunter schwerer wiegen als der Vorteil, den Sie sich versprechen oder der Ihnen versprochen wird. Dazu möchte ich Ihnen einen besonderen Fall schildern:

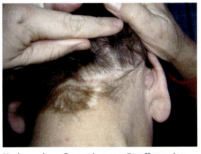

Narben einer Operation zur Straffung der Gesichtshaut (Lifting).
Viele wichtige Meridiane werden durch diese Narben auf einmal durchtrennt. Negative Folgen fürs Befinden sind nach Beobachtungen aus der Praxis sehr häufig.

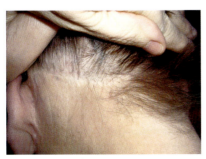

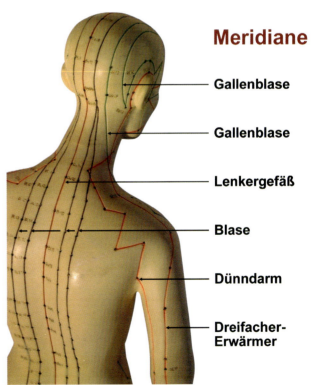

Meridiane

- Gallenblase
- Gallenblase
- Lenkergefäß
- Blase
- Dünndarm
- Dreifacher-Erwärmer

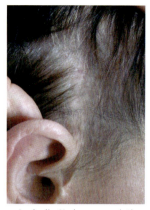

Auch die Narbe vor und über dem Ohr durchtrennt wichtige Meridiane und wird oft bei Liftingsoperationen durchgeführt.

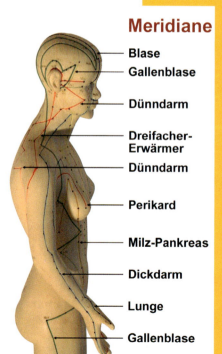

Meridiane
- Blase
- Gallenblase
- Dünndarm
- Dreifacher-Erwärmer
- Dünndarm
- Perikard
- Milz-Pankreas
- Dickdarm
- Lunge
- Gallenblase

Praxisfall: Gesichtslifting mit unschönen Folgen

Schönheitsoperationen legen die Schnitte oft dahin, wo man sie zwar nicht sieht, aber wo sie sehr wichtige Meridiane beeinträchtigen, die sehr oft den ganzen Körper und auch die Seele in Mitleidenschaft ziehen, wie zum Beispiel die Region um die Ohren, am Haaransatz oder im Nasenbereich. Im Fall einer Patientin beschädigte ein Gesichtslifting sehr wichtige Punkte des Blasenmeridians (S. 107), des Lenkergefäßes (S. 140), des Gallenblasenmeridians (S. 17), des Dreifachen Erwärmers (S. 95) und des Dünndarmmeridians, der direkt vor dem Ohr endet (S. 49). Dies geschah gleich auf beiden Körperseiten. Es kam bei einer Patientin schnell nach der Operation zu einem starken Spannungsgefühl im Gesicht und zu Missempfindungen, die sich von dem großen Zeh (Lebermeridian-Anfang, S. 18, dem energetischen »Partner« des Gallemeridians, S. 17), bis in den Bauchraum hinaufzogen. Des Weiteren konnte die Patientin nur mit Schmerzen auf dem Rücken liegen, da sich der ganze Körper zunehmend sowohl in der Muskulatur des Rückens (Bereich des Blasenmeridians) als auch im Bauchbereich verspannt hatte. Die Beschwerden wurden regelmäßig schlimmer beim Hinlegen, wenn mehr Spannung in der Halsregion entstand, welche durch Narben am Haaransatz des Hinterkopfes beeinträchtigt war. Sechs Jahre später kam es zu einer weiteren schweren Folgestörung, als zusätzlich noch eine seelische Belastung eintrat: Es kam zur Entwicklung schwerer Nahrungsmittelallergien, chronischer Durchfälle, zudem zu Veränderungen der Haut und der Fingergelenke und zunehmenden Allergien auf Schwermetalle, Nahrungsmittel, Gluten. Obwohl diese seelische Belastung seit Jahren verschwunden ist, blieben der Patientin diese Beschwerden dann trotzdem erhalten, ein klares Indiz, dass der Stress hier nicht die Ursache, sondern nur noch der Tropfen war, der das Fass zum Überlaufen brachte. Trotz vieler ganzheitlicher Behandlungen wie Osteopathie, Akupunktur, Homöopathie, strenger gluten- und allergenfreier Diät und anderem änderte sich nichts an den Beschwerden. **Erst die Narbenentstörung schaffte hier Abhilfe:** Nach der ersten Behandlung lösten sich die Spannungen im Gesicht bis hinab zu den Fußknöcheln sofort (Verlauf

Die praktischen Möglichkeiten: Methoden – Reaktionen – Vorbeugung ■■■■■ 169

Magenmeridian S. 106), wie auch die Verspannungen zunächst der linken und nach einem Tag auch in der rechten Körperhälfte, im Nacken, im Rücken und im Bauchbereich. Die Durchfälle hörten nach einigen Tagen auf, und die Patientin konnte sogar problemlos glutenhaltiges Gebäck zu sich nehmen, ohne die sonst bei ihr üblichen Beschwerden zu entwickeln. Weitere Behandlungen festigten den Erfolg und bewiesen: Die Narbenstörungen wirkten hier als Krankheitsursache und als Heilungshindernis für viele andere sonst sehr bewährte Therapien.

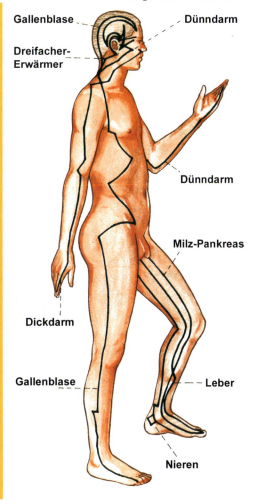

Narben im Bereich des Ohres, seitlichen Kopfes und Hinterkopfes wirken sehr oft in den gesamten Körper, da dort die großen Yang-Meridiane verlaufen.

Praxisfall: Schlaflosigkeit, Kältegefühle, Erschöpfung, Taubheitsgefühle und Schmerzen überall

Bei einer weiteren Patientin kam es nach einem Gesichtslifting mit den gleichen Narben wie der vorhergehende Praxisfall mit zusätzlich einer Unterbauchnarbe zu schweren Ein- und Durchschlafstörungen, häufiger wandernden Gelenkbeschwerden, Schmerzen im Rücken, extremen Kältegefühlen in einem Bein, Taubheitsgefühlen an Füßen und Händen und schwerer Erschöpfung und Unterbauchbeschwerden. Des Weiteren klagte sie über innere Spannungen und ein gemindertes Selbstwertgefühl. Ein mehrwöchiger psychosomatischer Klinikaufenthalt und auch jahrelange Medikamenteneinnahme brachten keine Besserung. Nach der ersten Narbenentstörung waren die Einschlafstörungen zu 70 Prozent gebessert und die Kältegefühle im Bein wie auch die seit Jahren bestehenden Unterbauchbeschwerden komplett verschwunden. Es durchströmte sie ein Gefühl der Wärme und Leichtigkeit und inneren Gelöstheit. Nach der zweiten Behandlung waren auch Erschöpfung, Rückenbeschwerden und Taubheitsgefühle verschwunden und die Gelenkbeschwerden zu 30 Prozent gebessert. Das Selbstwertgefühl der Patienten war wiederhergestellt.

Komplikationen nach Operationen

Ein großes Risiko für die Entstehung von Narbenstörungen ist das Auftreten von Infektionen und auch von Wundheilungsstörungen nach Unfällen, Verletzungen und Operationen. Außer einer guten Operationstechnik spielen hier auch Ernährung, Schwere der Operation und auch seelische Faktoren eine Rolle, denn alle diese beeinflussen unser Immunsystem. Stress erhöht das Risiko, Infektionen zu entwickeln, und auch Übersäuerung oder chronische Vergiftungen des Gewebes leisten dem Wachstum von Bakterien, Viren und Pilzen Vorschub, welche Narbenstörungen nach sich ziehen. Wenn Sie eine Verletzung haben oder eine Operation ansteht, können Sie einige Punkte beachten, um Ihren Organismus bei der Narbenheilung zu unterstützen, damit diese eine geringe Störwirkung entwickelt:

So vermeiden Sie Komplikationen bei Operationen:

- Entscheiden Sie sich, ob Sie die Ihnen genannten Gründe für die Operation in der Tiefe akzeptieren. Vertrauen ist gut, blindes Vertrauen gefährlich. Holen Sie sich im Zweifel eine Zweit- oder auch Drittmeinung ein, solange bis Sie eine klare Entscheidung für sich treffen können.
- Lassen Sie sich nicht zu Operationen drängen, es sei denn, es herrscht akute Lebensgefahr. Auch bei schweren Erkrankungen wie zum Beispiel Krebs ist es meist unwichtig, ob Sie etwas früher oder später operiert werden, denn Krebserkrankungen bilden sich meist über Jahre hinweg, das heißt, über sehr lange Zeiten hinweg. Verschaffen Sie sich am besten vorher alle Informationen, die Sie benötigen, um sich mit der Entscheidung zur Operation gut zu fühlen.
- Versuchen Sie, wenn Ihre Entscheidung einmal gefallen ist, eine positive Einstellung zur Operation zu entwickeln, das fördert Ihre Wundheilung.
- Sprechen Sie vor der Operation mit Ihrem Operateur, das vermindert Ängste und baut Stress ab. Vertrauen Sie entweder in die Fähigkeiten des Operateurs oder wechseln Sie ihn vor der Operation – kümmern Sie sich um die Informatio-

nen, die Sie dafür benötigen. Hierbei helfen Gespräche mit dem zuweisenden Arzt und die statistischen Auswertungen der Kliniken für diese Art von Operation.

- Bereiten Sie Ihre Operation gut vor: Nehmen Sie vor und nach Verletzungen und Operationen genügend Mikronährstoffe in Form von Nahrungsergänzungsmitteln zu sich, damit Ihr Immunsystem optimal funktionieren kann (Vitamin C, Zink, Vitamin B-Komplex, Vitamin D, Betacarotin, Magnesium, Calcium, Selenhefe, sekundäre Pflanzenstoffe, schwarze Beerensäfte).
- Lassen Sie vorher die anderen Narben Ihres Körpers entstören.
- Machen Sie viel Gymnastik und Atemübungen mindestens fünf Tage vor einer planbaren Operation, und essen Sie eiweißarm drei Tage vor der Operation, am besten nur mit flüssiger Kost (Suppen) und bei Hunger magere Hühnerfleisch, das erhöht Ihre Immunabwehr.
- Entspannen Sie sich, und lassen Sie Probleme zu Hause, wenn Sie ins Krankenhaus gehen – jetzt ist es erforderlich, dass Sie sich entspannen und Ihre Kraft für die Operation verwenden.
- Nehmen Sie sich Musik mit ins Krankenhaus, die Sie mögen.
- Falls Sie Kummer oder Sorgen haben, die Sie nicht zu Hause lassen können: Nutzen Sie die Möglichkeiten des Loslassens negativer Gefühle (siehe S. 160/161) vor und auch nach der Operation und tappen dabei im Sekundenrhythmus auf Oberschenkeln oder Oberarmen. Bitten Sie gegebenenfalls um ein Gespräch mit einem Psychotherapeuten in der Klinik oder mit einem Krankenhausseelsorger denn: (Mit)-Geteiltes Leid ist halbes Leid! Das reduziert Ihre Stresshormone, und Ihre Wunden heilen besser!
- Bitten Sie Verwandte, Freunde und Bekannte, Sie häufig zu besuchen, gerade wenn es auch um eine schwierige Operation geht.
- Schicken Sie Besucher gegebenenfalls auch freundlich wieder nach Hause, falls Sie sich in der Situation überfordert fühlen oder zu viele Menschen auf einmal da sind oder falls

■ Positive Vorstellungen und Entspannung aktivieren das Immunsystem und fördern so den Heilungsprozess. ■

der Besuch für Sie zu lange dauert. Erklären Sie Ihren Besuchern die Situation und Ihre Beweggründe.
• Nehmen Sie vor und nach Operationen und bei Verletzungen regelmäßig drei mal drei Tropfen verdünnte Bachblütennotfalltropfen, Ihre Wunden heilen besser.
• Gönnen Sie sich eine kleine selbstgemachte individuelle Heilungsunterstützung durch Ihre eigenen positiven Vorstellungen.

Heilungsunterstützung durch positive Vorstellung

Entspannen Sie sich, indem Sie einige tiefe Atemzüge nehmen und beim Ausatmen den Stress des Alltags mit dem Atem aus dem Körper gehen lassen. Stellen Sie sich zum Beispiel regelmäßig vor, wie Sie an einem für Sie sehr angenehmen Ort, zum Beispiel einem Strand sind, sich dort ausruhen, die Umgebung genießen ... Spüren Sie, wie Ihr Körper ganz entspannt und Ihre Seele glücklich ist und wie Ihr Körper dabei ganz von alleine und mühelos alle entstandenen Verletzungen, Wunden und Schmerzen heilt. Unterstützen Sie Ihre Vorstellung durch das Summen einer kleinen Melodie, die Ihnen spontan in den Sinn kommt, und berühren Sie sich währenddessen abwechselnd an beiden Oberarmen, ungefähr im Sekundenrhythmus. Genießen Sie diese Situation, solange Sie möchten, und freuen Sie sich dabei bereits darüber, wie es ist, mit Ihrem gesunden Körper wieder die Dinge zu tun, die Sie gerne tun würden. Stellen Sie sich vor, wie Sie diese Dinge tun, und tun Sie diese in Ihren Gedanken. Da Ihr Körper sich an inneren Bildern orientiert, wirken diese Vorstellungen sehr aktivierend auf den Heilungsprozess.

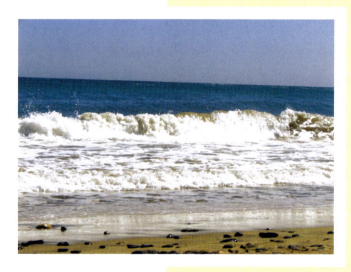

So unterstützen Sie den Heilungsprozess Ihrer frischen Wunden

- Nehmen Sie bei Verletzungen sofort ein bis zwei Notfalltropfen unverdünnt auf die Zunge, das hilft gegen den Schmerz und den Schock, den jede auch noch so kleine Verletzung mit sich bringt.
- Wenn Sie eine homöopathische Notfallapotheke zu Hause haben, nehmen Sie das entsprechende Verletzungsmittel (Arnika, Staphisagria, Silicea, Hypericum u. v. a.) zwei- bis dreimal über ein bis zwei Tage, auch dadurch heilt die Wunde leichter.
- Beachten Sie zunächst die Anregungen zur Vermeidung von Wundheilungsstörungen von S. 170. Nach einer Verletzung ist es wichtig, dass der Körper genügend Mikronährstoffe hat, damit die Heilung schneller möglich ist. Vitamin E, zum Beispiel 400 i. E. täglich, Zink (15 bis 30 mg), Vitamin C (viermal 500 mg), Selen 50 bis 100 µg, Vitamin D 1000 i. E. und Vitamin B-Komplex inklusive Folsäure helfen Ihrem Immunsystem und Ihrem Bindegewebe, schneller zu heilen.
- Fördern Sie die Durchblutung der Region, indem Sie die Gegenseite an der gleichen Stelle massieren und sich möglichst gut dabei entspannen. Diese Impulse werden automatisch auch an die verletzte Seite übermittelt.
- Achten Sie auch darauf, dass sich keine Entzündungen bilden. Hilfreich ist die desinfizierende und elektrisch gut leitende Jodsalbe, die allgemein für Wundverbände verwendet wird.
- Wenn es sich um größere Wunden handelt, haben sich metallisch imprägnierte Wundgazen bewährt, die von den meisten Ärzten heute verwendet werden. Diese helfen, ein positives elektrisches Feld an der Wunde aufrecht zu erhalten.
- Verbinden Sie Wunden immer feucht und mit Salbe, solange diese keinen festen Grind entwickelt haben. Das fördert die elektrische Leitung im Wundgebiet und beugt Narbenentwicklungen vor.

- Mischen Sie gegebenenfalls »Rescue«-Notfalltropfen oder Rescue-Salbe unter die Jodsalbe oder tragen Sie sie unverdünnt auf das Wundgebiet auf. Viele schwere Brandwunden, auch 2. und 3. Grades, sind narbenlos verheilt, wenn Notfalltropfen eingenommen wurden oder Recuesalbe auf die Wunde aufgetragen wurde.
- Bei Prellungen und Verstauchungen können Sie auch Umschläge mit Tüchern machen, die Sie in stärker verdünnte Notfalltropfenlösung getränkt haben und Arnika homöopathisch (C 30) fünf Globuli zum Lutschen geben.
- Cremen Sie Ihre Verletzungsorte und Operationsnarben – auch und gerade wenn sie noch sehr frisch sind – mit einer elektrisch leitenden Creme ein, zum Beispiel Elektrodengel oder Akupunkt-Massagecremes, Öl-Wasser-Emulsion, und streichen Sie den Meridian immer wieder sanft in seiner Verlaufsrichtung aus. Damit fördern Sie den Fluss der Ionen durch und über das Wundgebiet und beschleunigen die Heilung. Auch stark mineralische Pflanzenauszüge wie Aloe Vera, in Wasser gedünstete Zwiebel, Quarkumschläge und viele handelsübliche Feuchtigkeitscremes unterstützen hier die elektrische Leitfähigkeit und wirken Narbenstörungen entgegen. Diese jedoch bitte nur auf der geschlossenen Wunde (außer Aloe Vera) anwenden.

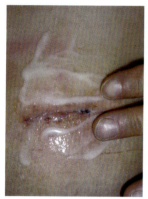

Frische Wunden heilen besser, wenn sie mit einer elektrisch leitenden Creme oder Öl-Wasser-Emulsion behandelt werden.

Wunden heilen besser, wenn Sie sich gut ernähren, positiv denken und Vertrauen in sich und andere haben. Falls sich trotz aller Fürsorge und Selbstfürsorge Narbenstörherde entwickeln sollten, kann dies auch noch an vielen anderen Faktoren liegen. Wichtig ist, dass Sie diese erkennen und möglichst bald behandeln lassen. Wenn Sie selber an diese Narbenstörherde als wichtige Krankheitsursache denken, vorsichtiger mit sich umgehen und wissen, wie Sie die Störwirkung von Narben reduzieren können, dann kann Ihre innere Gesundheitskraft besser arbeiten und das Buch hat seinen Sinn erreicht!

Nachwort

Liebe Leserin, lieber Leser

Sie haben es jetzt gelesen oder vielleicht schon selbst erfahren: Viele chronische Krankheiten und Symptome – auch wenn sie Jahrzehnte bestanden – gehen zurück oder verschwinden ganz, wenn Narben die Ursache waren und entstörend behandelt werden, das heißt, wenn der Energiefluss im Organismus wiederhergestellt wird. Sie haben verstanden, wie wichtig es sein kann, sich Narben frühzeitig vorbeugend oder spätestens dann entstören zu lassen, wenn seelische oder körperliche Symptome aufgetreten sind, weil die Selbstheilungskräfte durch Narben nachhaltig beeinträchtigt werden können.

Viele Patienten fragen sich nach einem solchen schnellen Heilungsergebnis zu Recht, warum eine so einfache und wirkungsvolle Therapie nicht schon viel früher erfolgte und warum diese nicht überall verbreitet ist. Viele Ärzte wissen leider noch immer nicht, dass Narben krank machen können und mit welchen Methoden sie Narben wirksam entstören könnten, obwohl dies bereits seit vielen Jahrzehnten in naturheilkundlichen Fachkreisen bekannt ist und Millionen von Patienten davon profitieren könnten. Wenn alle Ärzte diese Heilungsblockierungen gleich zu Beginn ihrer Behandlung durch systematische Narbenentstörungen aufheben würden, könnten andere Methoden schneller und besser wirken oder sogar überflüssig werden, eben weil die Selbstheilungskräfte gestärkt werden und somit auch Krankheiten vorgebeugt wird.
Auch die Entstehung chronischer Krankheiten, an welchen Millionen Menschen leiden und welche die Krankenkassen finanziell stark belasten, könnte so in vielen Fällen verhindert oder zumindest in ihrem Auftreten verzögert werden. Viele Schmerzzustände würden reduziert oder sogar vollends beseitigt werden, wenn die Meridianenergien durch Narbenentstörung wieder in Fluss gebracht werden.

Die Erfolge dieser Behandlung sind an vielen Patienten reproduzierbar und damit realer und wissenschaftlicher, als so manche Vorstellung oder Überzeugung, die in der Medizin auch heute noch als »Tatsache« gehandelt wird. Es ist also sehr wichtig, dieses medizinisch höchst relevante Wissen möglichst allen Ärzten nahe zu bringen, damit sie diese Methoden für ihre Patienten nutzbringend einsetzen können. Die Technik der Narbenentstörung ist leicht erlernbar, oft reicht bereits der Besuch eines Wochenendkurses für Behandler, um diese Methode sicher und nutzbringend für Patienten einsetzen zu können. (Adressen im Anhang)

Wünschenswert und sogar notwendig wäre es allerdings, dass möglichst alle Studenten über Narben als Störherde und deren Behandlungsmöglichkeiten bereits in ihrem Medizinstudium hören, denn danach können Ärzte nur in neuraltherapeutischen Sonderkursen von diesen für die Gesundheit von Millionen Menschen zentral wichtigen Zusammenhängen erfahren.

Eine Integration dieses Wissens ins Medizinstudium wäre unproblematisch möglich, wenn Fachgrenzen einzelner Gebiete nicht weiter als Informationsbarrieren wirken und wenn nicht mehr zeitgemäße vorhandene Berührungsängste vieler schulmedizinischen Professoren einer wirklich empirischen und damit streng naturwissenschaftlichen und gleichzeitig patientenorientierten Sichtweise weichen würden. Narbenentstörung basiert auf naturwissenschaftlich nachweisbaren Prinzipien: auf der elektrischen Leitfähigkeit von Nerven und Gewebe sowie auf der erhöhten Leitfähigkeit der Meridiane für elektromagnetische Wellen und Gesundheitsinformationen. Damit sind sowohl die vielfältigen Auswirkungen von Narbenstörungen als auch die Wechselwirkung der Meridiane mit den jeweiligen Organen naturwissenschaftlich gut erklärbar.

Wenn durch Narbenentstörung immer wieder Wirkungen und diese sogar in Sekundenschnelle erzeugt werden, dann müssen dabei Kräfte wirken oder wieder frei gesetzt werden. Wo Wirkungen auftreten, müssen Kräfte die Ursache sein; das lehren die Grundannahmen der Physik. Auch wenn die Wissenschaft diese Kräfte noch nicht zur Genüge erforscht und beschrieben hat, spielen sie doch in der Krankheitsentstehung und Symptomentwicklung eine große Rolle, genau wie auch Elektrizität wirkte, lange bevor sie genauer erforscht war.

Es müsste in der zukünftigen naturwissenschaftlich - medizinischen Forschung darum gehen, diese wichtigen gesundheitserhaltenden oder zerstörenden Energieformen, die in der chinesischen Medizin auch als Qi, einer Art »Lebensenergie«, bezeichnet werden, näher zu erforschen wie auch die Funktionsweise des vegetativen Nervenssystems weiter zu entschlüsseln, welches mit diesem offensichtlich eng zusammenhängt. Dies ist jedoch bislang nicht in genügendem Umfang geschehen, obwohl die klinischen Ergebnisse und auch vorhandenen Studien hier aussagekräftig genug sind. Dieses Wissen ist jedoch – wie Sie an den vielen Fallbeispielen nachvollziehen konnten – grundlegend und ermöglicht gleichzeitig auch ein tieferes Verständnis von Körper und Seele. Genau dort jedoch hat die Medizin von heute ihre große Schwachstelle. Die Integration dieses Wissens in die Medizinerausbildung würde auch diesbezüglich Millionen Menschen nützen.

Damit Medizinstudenten schon bald über diese effektive Methoden informiert werden, ist eine an den Patienten und dem Gegenstand der Betrachtung orientierte, von finanziellen Interessen unabhängige Narben- und Störfeldforschung notwendig. Dies kann nur gelingen, wenn sich viele Menschen für eine solche Entwicklung einsetzen. Erlauben Sie mir daher, dass ich Ihnen hier eine für Ihre Gesundheit gemeinnützige Bürgerinitiative vorstelle, die ich selbst mit Kräften unterstütze und die eben diese Ziele verfolgt:

Natürlich gesund werden für Alle e. V.:
Diese Gesundheitsinitiative setzt sich dafür ein, dass effektive ganzheitliche Methoden in die Ärzteausbildung integriert werden, dass ganzheitsmedizinische Forschung unterstützt wird und dass die Ergebnisse vorhandener Studien an den Universitäten auch gelehrt werden. Nur so lässt sich erreichen, dass ganzheitliche, natürliche, unschädliche und die Selbstheilungskräfte stärkende Behandlungsmethoden auch allen Bürgern unabhängig vom Geldbeutel zur Verfügung stehen. Dies ist letztlich nicht nur eine Frage der wissenschaftlichen Anerkennung, sondern auch eine Frage der Humanität, denn die Medizin, die wir uns derzeit leisten, ist nicht ohne Nebenwirkungen:
Wissenschaftlich nachgewiesen ist, dass derzeit pro Jahr 25.000 Menschen an den Nebenwirkungen schulmedizinischer Medikamente in Deutschland sterben (Prof. Schönhofer Bremen 1999). Das sind zweieinhalb mal so viele Menschen wie Verkehrstote pro Jahr. Viele Sterbefälle und noch viel mehr chronische Erkrankungen sind vermeidbar, wenn intensiver nach den Krankheitsursachen gesucht wird und unschädlichere ganzheitliche Methoden frühzeitig bei der Behandlung von Krankheiten eingesetzt werden. Dies ist ein Grund mehr, sich für eine ursachenorientierte Forschung und für weniger schädliche Methoden in der Medizin durch eine Fördermitgliedschaft bei Natürlich gesund werden für Alle e.V. stark zu machen. Je mehr Menschen sich hier mit Förderbeiträgen engagieren, um so eher und schneller kann das Ziel erreicht werden. Wäre es nicht wunderbar, wenn Medizinstudenten in Zukunft mehr über die Gesunderhaltung mit ganzheitlichen Methoden wüssten, und diese zur Behandlung von Erkrankungen zum Wohl der Patienten einsetzen könnten, bevor nebenwirkungsträchtigere Behandlungsmethoden zum Einsatz kommen?

Mit den besten Wünschen für Ihre Gesundheit
Dr. med. Sonja Reitz

Anhang

Gemeinnützige Initiative für mehr Ganzheitlichkeit in der Medizin
Natürlich gesund werden für Alle e.V.

Jährlich sterben circa 60.000 Menschen in Deutschland an den Nebenwirkungen von schulmedizinischen Behandlungen und die Zahl der chronisch geschädigten Patienten liegt noch weit höher, weil ganzheitliche Methoden in der Medizin noch immer zu wenig gelehrt und angewendet werden. 25.000 Todesfälle jährlich sind nach universitären Forschungen allein Folge schulmedizinischer Medikamente. Zehntausende dieser Todesfälle könnten vermieden werden, wenn das Wissen der Ganzheitsmedizin um die Regelmechanismen im Körper bekannt wäre und effektive, weniger nebenwirkungsintensive ganzheitliche Methoden gleichberechtigt neben der klassischen Schulmedizin im Medizinstudium gelehrt und angewendet würden.

Es ist nach einer Umfrage von Emnid 1996 das Bedürfnis von Millionen Menschen (85 % der Bevölkerung!), dass die Medizin ganzheitlicher, wissenschaftlicher und humaner wird. Nichts ist bislang passiert. Im Gegenteil – immer mehr Leistungen der gesetzlichen Krankenkassen wurden für gesetzlich Versicherte gestrichen und derzeit werden nur noch diejenigen Medikamente bezahlt, die auf Grund ihrer zum Teil schweren Nebenwirkungen rezeptpflichtig sind. Gut wirksame, natürliche Methoden wurden weiter ausgegrenzt und Medikamente, die wegen ihrer guten Verträglichkeit (bei nachgewiesener Wirksamkeit) rezeptfrei waren, wurden zum Privatvergnügen der Patienten erklärt – ohne jeden medizinischen Sinn. Nur parteiübergreifende Bürgerinitiativen können diese berechtigten Interessen von Millionen sinnvoll und effektiv vertreten und durchsetzen, denn immer wieder scheitern inhaltliche Verbesserungen der Medizin an Macht-, Finanz- und Parteiinteressen. Eine Gesundheitsreform jagt die andere, ohne dass sich inhaltlich an der Medizin etwas verbessert. Weitere rein formale Reformen des Gesundheitswesens, die lediglich der Geldumverteilung dienen, werden nicht weiterhelfen, denn es geht hier um Inhalte. Um die Integration ganzheitlicher Verfahren – vor allem der Narbenentstörung – in die Ärzteausbildung zu erreichen und um weitere ganzheitliche Patienteninteressen zu vertreten, hat sich daher eine gemeinnützige, alle Parteien übergreifende Bürgerinitiative gegründet:

Natürlich gesund werden für Alle e.V.

Die Initiative forscht und publiziert zu ganzheitlichen Methoden und setzt sich für deren Integration in die Lehrpläne sowie für Ihre Interessen als Patienten ein. Nur wenn alle, die Interesse an Förderung der Heilung von Innen anstatt bloßer – und dann oft auch noch gefährlicher – Symptombehandlung von außen haben, sich hier mit einem kleinen jährlichen Förderbeitrag oder Spenden engagieren, können diese Studien und Maßnahmen vorangetrieben werden. Das Wissen um die unschädliche Förderung der Selbstheilungskräfte muss zukünftig auch an den Universitäten unterrichtet werden! **Natürlich Gesund Werden für Alle e.V. setzt sich dafür ein.**

Es ist wichtig, dass Erfahrungswissen von Ärzten und Patienten wieder stärker beachtet wird, denn Doppel-Blind-Statistiken, die heute immer noch als Stand der Wissenschaft in der Arzneimittelforschung gelten, ermöglichen nur dann statistisch korrekte Aussagen, wenn die betrachteten Erkrankungen auf einer einzigen Ursache beruhen, und so die beforschten Krankheiten, Medikamente oder Verfahren auch wirklich miteinander vergleichbar sind. Dies ist aber so gut wie niemals der Fall, denn jeder Mensch ist einzigartig in seiner Reaktionsweise und es gibt sehr unterschiedliche Krankheitsursachen, die in unterschiedlicher Gewichtung bei verschiedenen Menschen auftreten. Statistik vergleicht daher allzu oft Äpfel mit Birnen und kommt zu Aussagen, welche diejenigen Verfahren besonders ignorieren, welche sich nur für einzelne bestimmte Krankheitsursachen eignen, dafür jedoch unschädlicher und hochwirksam sind. Vieles an wertvollem Wissen über wirksame Therapiemethoden geht so mehr und mehr verloren, wenn die Krankheitsursachen in der Forschung nicht genügend berücksichtigt werden.

Natürlich gesund werden für Alle e.V. sammelt daher systematisch Heilungserfahrungen von Menschen, damit möglichst viele davon profitieren können.

Besuchen Sie unsere Webseite: www.natuerlichgesundwerdenfueralle.org.

Dort finden Sie wichtige Informationen:
- über wissenschaftliche Studien zu ganzheitsmedizinischen Methoden und laufende Forschungsvorhaben
- zu vielen verschiedenen Krankheitsursachen und Gesundheitsthemen
- zu ganzheitsmedizinischen Informationsveranstaltungen, Kursen, Projekten
- »**Was mir geholfen hat**«: Berichte über positive Erfahrungen von Patienten bei bestimmten Erkrankungen oder mit bestimmten Methoden mit vielen praktischen Tipps, die Sie mit einer Stichwortsuche finden können.
- »**Pannen**«: Hier finden Sie kommentierte Informationen über schlechte Erfahrungen von Patienten: In diesem Forum können Sie andere an Ihren Erlebnissen teilhaben lassen, diese gegebenenfalls warnen oder wichtige Hinweise für sich selber finden, wie Gefahren im Zusammenhang mit Ihrer Gesundheit vermieden werden können.
- **Patientenerfahrungen sind uns wichtig:** Lassen auch Sie bereits heute andere von Ihren positiven Erfahrungen profitieren: Schicken Sie bitte Ihre eigenen guten und schlechten Erfahrungen an die Redaktion, denn ALLE können daraus lernen und »geteiltes Leid ist halbes Leid«. Nur so geht Ihr eigenes Gesundheitswissen nicht verloren und wird vielen anderen Menschen zugänglich!
- **Selbsthilfe ermöglichen:** Auf der Webseite finden Fördermitglieder auch die Möglichkeit, sich mit anderen Gleichgesinnten auszutauschen, zu vernetzen oder Selbsthilfegruppen zu gründen.

Unterstützen auch Sie diesen Weg, eine ganzheitlichere Medizin für alle schneller zu erreichen. Nur wenn Viele sich engagieren, werden die Ziele schnell erreicht!

Weitere Informationen erhalten Sie unter

www.natuerlichgesundwerdenfueralle.org

Das umseitige Anmeldeformular für die Fördermitgliedschaft können Sie kopieren oder aus dem Buch ausschneiden und an die Geschäftsstelle schicken oder faxen. Wir würden uns freuen, auch Sie als Fördermitglied in dieser gemeinnützigen Initiative begrüßen zu können!

Mit den besten Wünschen für Sie und Ihre Gesundheit!
Ihre
Dr. med. Sonja Reitz

Aufnahmeantrag für
Natürlich Gesund Werden Für Alle e.V.

GEMEINNÜTZIGE INITIATIVE FÜR EINE GANZHEITLICHE UND HUMANERE MEDIZIN!

Spenden und Fördermitgliedsbeiträge sind absetzbar!
Spendenkonto- Nr.: 200 270 59 00; BLZ: 430 609 67; GLS Bank Hamburg
www.natuerlichgesundwerdenfueralle.org

- Damit Geld für Ihre Gesundheit in Zukunft keine Rolle mehr spielt.
- Damit unschädlichere Heilmethoden Tausenden von Menschen allein in Deutschland unnötige Krankheiten und langes Leiden ersparen können.
- Damit Ihr Arzt Sie und auch viele Krankheitszusammenhänge ganzheitlich besser versteht.
- Damit es weniger verfrühte Todesfälle wegen »Nebenwirkungen« gibt.
- Damit sehr gut wirksame Methoden der Ganzheitsmedizin schon im Medizin-Studium unterrichtet werden.
- Damit Frauen (und Männer) bei gesünderen und an den Ursachen ansetzenden Heilmethoden auch die Unterstützung ihrer Krankenkassen bekommen.
- Damit viele Menschen von den guten und schlechten Erfahrungen anderer Patienten auf direktem Weg profitieren können.

Bitte senden oder faxen Sie den ausgefüllten Antrag an: Natürlich Gesund Werden Für Alle e.V. an die Geschäftsstelle: c/o Margit Lehmkuhl, Wiesenweg 63 a,
22393 Hamburg Tel. / Fax: 040 / 640 89 300, http://www.natuerlichgesundwerdenfueralle.org

Ja, ich möchte bei der Initiative Natürlich Gesund Werden Für Alle e.V. Fördermitglied werden. 　　　　　**30 € Förderbeitrag / Jahr**	
Ich möchte mich aktiv beteiligen: ja / nein (bitte einkreisen)	
Name, Vorname:	Straße Haus-Nr.:
	PLZ, Wohnort:
Telefon, Fax:	E-Mail:
Ort, Datum:	Unterschrift:
Ja, ich bin mit dem Lastschrifteinzugsverfahren einverstanden	
Konto-Nummer:	Bankleitzahl:
Institut:	
Ort, Datum:	Unterschrift:

Stichwortregister

Meridiane

Blasenmeridian 13, 55, 59
Dickdarmmeridian 13, 18, 49, 97, 99
Dünndarmmeridian 49
Dreifacher Erwärmer 98 f.
Gallenblasenmeridian 13, 17, 58, 99
Herzmeridian 55, 58
Lebermeridian 13, 16,18
Lenkergefäß 54, 140
Lungenmeridian 13, 55
Konzeptionsgefäß 48 f.
Magenmeridian 13, 16, 18, 106
»Meister des Herzens«, s. Pericardmeridian
Meridiane und Köchelbrüche 26
Meridianbeziehungen 57, 65
Meridiane und Operationen 12, 56
Meridianleitungsbahnen 11, 38, 106,
    110, 119 f, 121 f., 124
Meridianstörungen 61, 64, 95, 99, 106,
    132 f.
Meridianverlaufsbahnen 53
Milz-Pankreas-Meridian 16,18, 58
Nierenmeridian 13, 49
Pericardmeridian, s. »Meister des Her-
    zens« 44, 99 f.
Organuhr der Meridiane 57
Organernährung durch Meridiane 9, 32
Qi-Mangel 46
Yang-Symptomatik 45 ff., 47, 124, 126
Yin-Symptomatik 46 f., 64, 124, 126
Zustimmungspunkte der Meridiane 59, 120

Methoden

Akupressur 121, 126, 133, 146
Akupunkt-Massage nach Penzel 136, 145 f.

Akupunktur 35, 103, 133, 146 f., 155
Augenbewegungen 158 f.
Ausleitung von Schwermetallen 27, 138
    Bachblüten 137, 152
    Notfalltropfen 81, 157 f.
Bioenergetik 125
Craniosacraltherapie 126, 148 f.
Edukinaesthetik 155
Eiweißreduktionskost 27
Elektroakupunktur 27, 75, 80, 93
EMDR-Therapie 128, 138, 155
energetische Psychotherapie nach
    Gallo 155
Entsäuerung 27, 138
Entschlackung 27
Homöopathie, klassische situative 90, 96,
    99, 103, 119, 137, 152, 155
homöopathische Mittel, Dosierung 163
Hypnose 90, 134, 155
Jin Shin Jyutsu 51, 126, 135, 147
    Magnetfeldtherapie 51, 86, 136, 149 f.
    Laserbehandlung 136, 144 f.
Lokalanaesthetikum 15, 112, 136, 139,
    141
Loslass-Sätze 160 f.
Neuraltherapie 15, 23, 52, 74, 103,
    145
Neuro-Stress-Reduktionsprogramm 156 f.
Ölziehen 74
Osteopathie 51, 126, 149, 155
Psychokinesiologie 133, 138
Releasing 31, 134, 138, 152, 155 ff.
rhythmisches Wechsel-Tappen 157
Selbstheilungskräfte 5, 28, 32, 89, 147
Segmenttherapie am Rücken 51
Softlaser 144
Traumabehandlung 126
Überkreuzbewegungen 158 f.

Traditionelle Chinesische Medizin
(TCM) 6, 52, 59, 122, 145
Wundheilung, Förderung 83, 122 ff., 126,
129, 162

Diagnosemethoden

Anamnese 31
Biophysikalische 40, 42
elektrische 42
Checkliste 68
Elektroneuraldiagnostik nach Croon 42
Elektroakupunktur nach Voll 42, 100
Fußreflexzonenkarte 60
Hautwiderstandsmessungen 42, 110
Infrarotanalyse 31, 43
Infrarotaufnahmen 43 ff., 46, 52, 106 f.
Kinesiologie 27, 31, 40, 42, 52, 75, 80,
93, 100, 119, 132
Krankengeschichte 65
Mora 42
Narbendiagnostik, Methoden zur 42 ff.
Prognos 42
Reflexbeziehungen des Rückens 59
Reflexzonen 59, 69
Zuordnung zu 65
vegetative Testungen 31, 52, 75
Wirbelsäulensegmentzuordnung 14, 65,
120 f.
Zahntabelle 72 f.
Zahnreflexzonen-Zuordnung nach
J. Gleditsch 20, 70, 74

Operationen / Verletzungen / Narben

Autounfall **47**
Aussenknöchel 53
Bänderriss 53
Bauchnabel 20, 91
Bauch 50
Bauchspiegelungen 7, 36

Beckenkamm-Biopsie 62 ff.
Bedrohungssituation 153
Blinddarm 13, 36, 50, 94, **125**
Brustkrebs 9, 36, 99
Carpaltunnel 54
Eierstock 36, 48
Galle 9, 36
Gesichtslifting **168**
Gebärmutter 36, **48**
Hallux-Valgus **16**, 36
Hüftoperation **15, 77 f.**, 79
Impfungen 84, 86
Kaiserschnitt 9, 36, 48
Kinn **46**
Knie **62**, 91
Knöchel **25 f.**
Kopfganglien 74
Kopfverletzungen 91
Leberfleckentfernungen 7
Lungen **64 f.**
Mandeloperationen 91
Metallimplantate 86
Muttermal 36
Pockenimpfung 91 f, **97 f**, 99
Port 28 ff.
Rücken 24
Schilddrüse 9, 36
Schönheitsoperationen 7, 9, 36, 167
Steißbeinoperationen **80 f.**
Venen 9, 36
Verbrennung **77**, 91
Weisheitszahnextraktion **87**
Wundrandbereich 123
Wurzelspitzenresektionen 69

Symptome, Krankheiten, Infektionen

Ärger 11, 130
Allergie 94, 99 f., 141
Angststörungen 64
Antriebsarmut 64
Arthrose 13, **16**, 25, 102

Register 183

Asthma **85**, 93
Bandscheibenvorfall 24, 59, **125**
Bissstellen 13, 52, 84
Babesien 61
Bakterien 11, 61, 84
Bakteriengifte 86
Bartonellen 61
Befindlichkeitsstörungen 38, 94
Bewegungseinschränkungen 25
Blasenstörungen 8
Bluthochdruck 54
Borrelien 65
Bronchitis, chronische 85
Brustamputation **89**
Carpaltunnelsyndrom 54
Cholinesterasemangel 142
Daumengrundgelenksarthrose **97**
Depressionen 23, 32, **64 f.**, **92 f.**, 105
Dornwarze 48, 102
Durchblutungsstörungen 83
Durchfälle 63
Eierstöcke 59
Eierstockstumor **97 f.**
Eiterungen 52
Ehrlichien 61
Entgiftungsenzymmängel 21, 36, **62**, 75, 130
Entzündungen 21, 69, 83
Erkältung 11
Erschöpfung(ssyndrom) **62**, 92 f.
Fibromyalgie 23, 61, 94
Fixateur Externe **77 f.**, 79
Frühsommermeningoenzephalitis 92
Furunkulose **85**
Fußabrollen **17**, **77**
Fußheberschwäche 79
Geburtstrauma 91
Hepatitis 92
Hirnhautreizung 92
Hormone 11
Hormonstörungen 59, 64
Hüftgelenksarthrose **15**
Hundebiss **143**

Immunsystem 11, 31, 88, 92 f.
Impfreaktionen 94, 96, 98 f., 116
Infektionen 38
Kältegefühle 8, 126
Kiefereiterung **19**, 71
Kieferresektion 69
Komplex-Trauma 96
Konzentrationsstörungen 52, 94, 154
Kopfweh 59, 140
Krebs 8, 28, 38, 69, 75, 98, 100
Kribbelgefühle 13
Lähmung 61
Langzeit-Trauma 82
Lichtempfindlichkeit **140**
Lungenfibrose 85
Metastasenschmerz 30
Mikronährstoffmangel 31, 99
Migräne **89**
Multiple Chemikalien-Sensitivität (MCS) **62**
Multiple Sklerose 92, 94
Mundbatterie 69 f.
Nahrungsmittelallergien **62**, **99**
Nahtod-Erfahrungen 88
Nebenhöhlenentzündungen 71
Nebenhöhlenfensterungen 36
Nervenlähmung 77
Neurodermitis 93
Oberschenkelbruch **77**, **89**
Ödeme **72**
Osteoporose **62 f.**
Out-of-Body-Erfahrung **90**, 153
Panikzustände 128
Parodontose 69, 71
Polio 92
Polyneuropathie 27
Posttraumatische Belastungssituation 153
psychosomatische Symptome, Störungen 9, 32
Retraumatisierungen 153 f.
Rheuma 9, 69
Schienbeinbruch 80

Schlafstörungen 13, **64 f.**
Schlangenbiss **62 f.**, 65, 84
Schleudertrauma der Halswirbelsäule 71, 138
Schmerzen, chronische 69
Schmerzreduktion, ganzheitliche s. Neuro Stress Reduktionsprogamm
Schnittverletzungen 91
Schocks 52
Schussverletzungen **15**
Schwächezustände, chronische 8
Schwindel 8, 14, 51, 53, 59, 63
Serotoninmangel 130, 138
Stress 3, 8, 88
Taubwerden/ Taubheit von Nerven (Numming) **77 f.**, 79, **89,** 116
Tinnitus 8, **63 f.**
Todesängste 88
Trauma-Erinnerungen 64
Traumafolgereaktionen, seelische 88, 129, 155
Traumareaktivierung 155
Tumore 28, 33, 93
Übergewicht 83, 132
Unfallverletzungen 90
Unterschenkelbruch 53, 77
Unterschenkelnervenlähmung 77
vegetative Symptome 8
Verdauungsbeschwerden 14
Verschlackung 27, 130, 132, 138, 141, 166
Verstopfung 63
Viren 11, 61
Vitaminmangel 21, 27, 80, 166
Wetterfühligkeit 51
»wie damals«-Gefühle **81, 89,** 128, 151 f., 162
»wie damals«-Situation 153, 163
Wunde
    bakterielle Verunreinigung einer eiternden 83 f.
    schlecht heilende 79 f.

Wurzeleiterung 61, **72**
Zähne 69
Zahnabzess **72**
Zahnstörfelder/herd 19, 25, 65
Zeckenbiss 52, 61, 65
Zeckenlähmung 61
Zuckerkrankheit 83, 130

Register A-Z

Abschaltreaktion von Nerven 46, **77 f.,** 116, 126
Amalgamfüllungen 71, **74 f.**, 86
Autoimmunerkrankungen 9, 93
Bioinformationen 11, 68
Blockierungen 68
    elektrische 61, 65, 74, 86, 124, 126, 136, 138, 143
    vegetative 65, 143
Brückenmetalle 69
Datenautobahnen 11
Drüsen 11
elektrische Leitfähigkeit des Gewebes 131 ff.
Elektrodengel 147 f.
Elektrolyse 70 f., 74
Endorphine 122
Energiemangel 32, 45 f., 63
Energiestau 44 f.
Eng- und Weitstellung der Blutgefäße 63
Erinnerungen
    im Gewebe gespeicherte 68, **81, 89,** 117, 126, 128, 137, 141, 144, 151 f.
geopathische Belastungen 21, 31
Gewebeauflockerung 45
Gewebelöcher 48
Hautwiderstand 37, 40
Heilungsblockaden 22
Huneke, Ferdinand 5, 15
Informationsleitungsbahnen, biologische 8, 103

Informationsweiterleitung 37, 68, 107, 117

körpereigene Regulation/Regulierung 5, 11, 30, 34, 38, 133, 150

Körperelektrik 21, 94, 123, 147

Leriche, R. 5, 15

Lidocainhydrochlorid 136, 140, 142

Mehrfachimpfungen 92 ff.

Mehrfrontenkrieg 92 ff.

Mepivacainhydrochlorid 27, 74, 84, 136, 139-142

Narben
farbliche Veränderungen 65
kleine 84 f.
mit Gewebsveränderungen oder -defekten 76 ff.
Nebenwirkungen 143 f.

Narbenentstehungsphase 87 f., 152
Fernwirkungen 66, 80

Narkoseverfahren 7

Nervengiftwirkungen 27, 52, 61, 71, 74

Parasympathikus 120

Piercings 9, 84

Placeboeffekt 10, 33 f.

Procainhydrochlorid 80, 136, 139-142

Prothese **15**

Regulationsfähigkeit 10, 22, 39, 41

Schwermetallvergiftungen 74, 130, 141

Segmentsicherung 39 f., 129, 141

Sekundenheilung 5, 33, 76, 79, 102, 104

Sekundenphänomen 14, **78**, 101

Serontonin 122, 130

Störfelder 25, 52

Störherde 38, 74, 120

Stoffwechselschlacken 116, 130

Stressabwehrsystem 88

Summationseffekt 38

Sympathikotonus 126

Transporteiweißstoffe 108, 110, 112

Übersäuerung 27, 114, 130, 141, 166

Wasser 113 ff., 130

Wassergedächtnis 113

Wunderheilung 14, 87

Zahnfüllung 69, 75

Zahnhalteapparat 20, 70 ff., 74 f., 86, 140

Zahnnerven 72

Zellmembranen 105, 107 - 112, 114, 116, 122, 124, 137, 151

Zellzwischenraum 107-110, 113-116, 118, 122, 129 f., 138

Literaturhinweise

1) Ahn AC et al: Electrical impedance along connective tissue planes associated with acupuncture meridians.BMC Complement Altern Med. 2005 May 9; 5(1):10 – erhöhte Leitfähigkeiten von Meridianen gegenüber anderen Geweben.
2) Pankratow. S.: Meridiane leiten Licht in Raum und Zeit Nr 35/1988 S. 16-18 über die Lichtleitfähigkeit von Meridianen: Forschungen des Institutes für klinische und experimentelle Medizin in Novosibirsk
3) Popp: Biologie dies Lichtes. Grundlagen der Ultraschwachen Zellstrahlung. Paul Parey Verlag, Berlin 1984
4) Bischof, M.: Biophotonen- Das Licht in unseren Zellen. Zweitausendeins Versanddienst 1995
5) Schiff, M.: Gedächtnis des Wassers. Zweitausendeins, Frankfurt/M. 1984
6) Masaru Emoto: Botschaft des Wassers. KOHA Verlag, 2002
7) Persönliche Mitteilung von Dr. Croon 2007 und Dr. Thomas Heintze 2007, die bei Narbenstörungen und bestehenden über viele Jahre hinweg veränderte Hautwiderstände mittels der Elektroneuraldiagnostischen Methode vor und nach der Narbe im Meridianverlauf messen konnten, die sich nach Narbenentstörung mittels Neuraltherapie innerhalb weniger Minuten normalisiert hatten. Auch die damit zusammenhängenden Symptome wurden dadurch reduziert.
8) Harlacher, W. M.: Experimente mit der Lebensenergie in: esotera Nr 2 1979 S. 138-144 zu den Forschungsergebnissen von Motojama zu Akupunkturmeridianen und Elektrizität und Qi. Dr. Hiroshi Motojamas: Die elektrophysiologische Untersuchung von Prana (Qi) an ca. 2000 Versuchspersonen: Nachweis von Abstrahlung von Energien aus Akupunkturpunkten und Chakren. Nachweis der Meridianflussrichtungen.
9) Jakob Narkiewicz-Jodko (Physiker und Arzt) und Hippolyte Baraduc konnten bereits 1895 und 1896 in Petersburg die Abstrahlungen von Fingern und Zehen fotografieren.
10) Knapp, D: Unser strahlender Körper. Energiefeldfotografie für Diagnose und Heilung.
11) Mandel, P: Energetische Terminalpunktdiagnose. Synthesis Verlag Essen 1983
12) Hoffschläger, D.: Zum ersten Mal: Akupunkturpunkte im Mikroskop sichtbar gemacht: in: Das neue Zeitalter Nr. 6/1989 S. 4-8 (über Forschungsergebnisse des Prof. Dr. Hartmut Heine)
13) Köhler, Martina; Knop, Ulrich: »Akupunktur auf den Punkt gebracht«, in: Raum und Zeit, Nr. 41/1989, S 59-66
14) Gleditsch, J.: Die Akupunktur im Licht der neuesten Forschung, in: Raum und Zeit, Nr. 26/1987, S. 35-37
15) N. I. Wershbizkaja und Mitautoren 1978, 1981, 1991; Je. M. Kochina, L. I. Tschuwilskaja 1981
16) Niboyet, J. E. H.: Nouvelle Constations sur les Proprites Electriques des Points Chinois B11. SOC Acup, 30:7, 1958. Forschung aus 1951 – erhöhte Leitfähigkeit für Licht und Elektrizität auf Meridianen und aus Kuo-Gen, Chen:Physiological significance of the meridian system in Bioelektromagnetism 1998, S. 175-176, proceedings of the second international conference
17) Nakatani, Y.: Skin electric resistance and ryodoraku. J. Autonomic Nerve 6:52, 1956 – veränderter Hautwiderstand auf Akupunkturpunkten und erhöhte Leitfähigkeit von Meridianen
18) Wenig CS et al: Astudy ofr electrical conductances of Meridians in the obese During Weight Reduction AJCM 2004; 32 (3), S. 417- 425
19) Presseinformation des Institutes für Molekulare Technologie GmBH über die Arbeiten von Prof. Josef Penninger, Wien, NATURE 408 (6813): 740-745 DEC 7 2000, 1061. –
20) Luther, C. Kloth, PT: Electrical stimulation for Wound Healing. A review of Evidence From In Vitro Studies, Animal Experiments and Clinical Trials. Lower extremitiy wounds 4 (1); 2005 pp 23-44
21) Tompkins, P.; Bird, C.: Das geheime Leben der Pflanzen: Pflanzen als Lebewesen mit Charakter und Seele. Fischer-Verlag, Frankfurt/M. 1977
22) Reitz, S.: Seelische Beschwerden, körperliche Ursachen. Auch die Seele braucht fitte Zellen. Wie Sie über den Körper die Seele unterstützen können. G & U, München 2007.
23) Hay, L.: Gesundheit für Körper und Seele, Heyne, 2001
24) Hay, L.: Heile Deinen Körper – Liebe Deinen Körper Lüchow-Verlag, Stuttgart 2004
25) Lansing, K., Amen, D. G., Hanks, C. & Rudy, L. (2005). High resolution brain SPECT imaging and EMDR in police officers with PTSD. Journal of Neuropsychiatry and Clinical Neurosciences, 17, S. 526-532 und: Bossini L. Fagiolini, A. & Castrogiovanni, P. (in press). Neuroanatomical changes after EMDR in PTSD. Journal of Neuropsychiatry and Clinical Neuroscience und: Sack, M., Nickel,

Literatur   187

L., Lempa, W., Lamprecht, F. (2003) Psychophysiologische Regulation bei Patienten mit PTSD: Veränderungen nach EMDR-Behandlung Zeitschr. für Psychotraumatologie und psycholog. Medizin 3/03 1, 47-57.

26) Bisson, J., & Andrew, M.: Psychological treatment of post-traumatic stress disorder (PTSD). Cochrane Database of Systematic Reviews 2007, Issue 3. Art. No.: CD003388. DOI: 10.1002/14651858. CD003388.pub3. »EMDR Therapie hat die besten Ergebnisse in der Behandlung von Traumapatienten und sollte allen Traumapatienten zur Verfügung stehen.«

27) Gleditsch, J: Die Akupunktur im Licht der neuesten Forschung, Raum und Zeit 26/1987, S. 25-27.

28) Thust, T.; Schlett, S.: Entgiftung, Entschlackung, G+U Ratgeber Gesundheit, München 2006

29) Bauer, J.: Das Gedächtnis des Körpers, Eichborn, Frankfurt 2002

30) Trees, S.: Aufbruch nach Hause – Frauen unterwegs zu sich selbst. Releasing und innere Entwicklung, Vianova, Petersberg 2004

31) Köster, A.: Kann die Seele fliegen? Sheema Medien 2002. Fallberichte zum Releasing.

32) Johnen, W.: Muskelrelaxation nach Jacobson. Die klassische Methode der Entspannung , Gräfe und Unzer, 1999

33) Lamprecht, F.; Prof: Die ökonomischen Folgen von Fehlbehandlungen psychosomatischer und somatopsychischer Erkrankungen. PpmP Psychotherapie. Psychosomatik. Med. Psychologie. 46 (1996) S. 283-291.

34) Lamprecht, F. Prof.: MHH Hannover: 50% der CT Aufnahmen bei 100 gesunden beschwerdefreien ca. 20jährigen Männern zeigten falsch positive Befunde, die auf einen Bandscheibenvorfall hinweisen und wurde als Operationsindikation bewertet von Fachärzten, denen nur das Röntgenbild vorlag. Vortrag über psychosomatische Mangelversorgung Hamburg Dez. 1997

35) Viele radiologische Forschungsergebnisse zur Aussagefähigkeit von Röntgenaufnahmen sind wissenschaftlich zweifelhaft. (Deutschlandfunk, Wissenschaft im Brennpunkt, Schön gerechnet – die Lebenslüge der klinischen Forschung 25.5.20003 Redakt. U. Blumenthal)

36) Prof. Lorenz Fischer, Bern: Metastasen eines Mammakarzinoms rückläufig nach wiederholter Neuraltherapie von Narben und im Segment: Int. Kongress für Neuraltherapie 5/2006 Istanbul.

37) Persönliche Mitteilung des Lehrkinesiologen Jeff Farkas in einem Kinesiologieseminar 2004 in Freudenstadt über Testreihen mit Blindtestungen und Kontrolltestungen der Applied Kinesiologen untereinander.

38) Mutter, J, Dr. med: Amalgam-Risiko für die Menschheit. Quecksilbervergiftungen richtig ausleiten. Fit Fürs Leben Verlag 2004

39) Abriel, W.: Amalgam in aller Munde. Haug Verlag Heidelberg 1996

40) Altmann-Brewe, J.: Zeitbombe Amalgam G. Fischer, Stuttgart 1998

41) Daunderer, M.: Amalgam, Ecomed, Landsberg 2000

42) Legewie & Ehlers 1992 über stangl Test & experiment

43) Reitz, S.: Rund um die Homöopathie, Medizinisch Literarische Verlagsgesellschaft Uelzen, 2004

44) Symposion der Techniker Krankenkasse zur Entwicklung von Allergien im Kindesalter 1998, Referat über die aktuellen Forschungsergebnisse

45) Delarue, F. u. S.: Impfungen – der unglaubliche Irrtum. Hirthammer Verlag 1998

46) Grätz, J. F.: Sind Impfungen sinnvoll? Hirthammer Verlag 2002

47) Kiecolt-Glaser, J. K.; Marucha, P. T.; Malarkey, W. B.; Mercado, A. M.; Glaser, R.: Slowing of wound healing by psychological stress. The Lancet 1995, S. 346, S. 1194-1196

48) Marucha, P. T.; Kiecolt-Glaser, J. K.; Favagehi, M.: Mucosal Wound Healing Is Impaired by Examination Stress. Psychosomatic Medicine 1998, S. 60, S. 362-365

49) Cole-King, A.; Harding, K. G.; Psychological Factors and Delayed Healing in Chronic Wounds. Psychosomatic Medicine 2001, S. 63, S. 216-220

50) Kütemeyer, M.; Jung, H.; Eren, S.: Stellungnahme zum Schwerpunktheft »Chronische Wunden« Klinikarzt 1998, Nr. 7+8/27, 209

51) Kellner, G.: Zur Histopathologie des Störfeldes am Beispiel der Narbe, Phys. Med. und Rehab. 10, 4 (1969).

52) Kellner, G.: Wundheilung und Wundheilungsstörung, Erfahrungsheilkunde 20, 173 (1971).

53) Kellner, G.: Physikochemische Phänomene bei der Metallimprägnation, Acta histochem. Suppl. X, S. 279-285 (1969).

54) Pischinger, A.: Das System der Grundregulation, 7. Aufl., Haug, Heidelberg 1989.

55) Dosch, P.: Lehrbuch der Neuraltherapie nach Huneke, 13. Auflage, Haug 2001

56) Narbenentstörung normalisiert kinesiologische Tests: Untersuchungen mittels Body-Mind-Soul® Kinesiologie von Dr. Reitz, persönliche Mitteilung vieler weiterer Kinesiologen, Kongressberichtet von Dr. Klinghardt u. v. a.

57) Narbenentstörung normalisert elektroneuraldiagnostische Tests in mehreren Fällen: Untersuchungen von Dr. Thomas Heintze, Marburg mit Elektroneuraldiagnostik nach Croon. Persönliche Mitteilungen 2007

58) Lakhovsky, G.: Das Geheimnis des Lebens, Kosmische Wellen und vitale Schwingungen. Wie Zellen miteinander reden (1931). Einführung von F. A. Popp. VGM, Essen 1981

59) Hahn-Godeffroy, J. D.: Neuraltherapie nach Huneke, Störfeldtherapie – Ein regulationsmedizinisches Verfahren unter Verwendung von Procain, 2. Aufl., Uelzen (2004).

60) Leriche, R.: Chirurgie des Schmerzes. Johann Ambrosius Barth, Leipzig (1958). – Übersetzung von La Chirurgie de la douleur, 3. Aufl., Masson, Paris (1949).

61) Huneke, F. und W.: Unbekannte Fernwirkungen der Lokalanästhesie. Med. Welt 27, S. 1013-1014 (1928).

62) Huneke, F.: Focusproblem und Sekundenphänomen. Münch. Med. Wschr. 93, 11-12 (1951)

63) Huneke, F.: Das Sekundenphänomen, Krankheit und Heilung anders gesehen. 5. verbesserte Aufl., Haug-Verlag (1983).

64) Dosch, P.: Lehrbuch der Neuraltherapie nach Huneke (Therapie mit Lokalanästhetika) Haug 1964

65) Popp, F. A.; Klimek, W.; Maric-Oehler, W.; Schlebusch, K.-P.; Visualisierung von meridianähnlichen Ausbreitungspfaden nach optischer Reizung im infraroten Spektralbereich. Deutsche Zeitung für Akupunktur München 49/1/2006

66) Heine, H.: Basalmembranen als Regulationssysteme zwischen epithelialen Zellverbänden und Bindegewebe, Morph. Jahrbuch, Leipzig 132 (1986)

67) Göring, L. W., Lamers, H. J. Seeger, P. G.: Ursache und Entstehung einer jeden Krankheit, dokumentiert am Beispiel Krebs und Aids, Vesta-Verlag, 1987

68) Lamers, H. J./Göring, L. W./Seeger, P. G. Das Phänomen »Leben«, Vesta-Verlag 1992

69) Lipton, B.: Intelligente Zellen, Koha 2007

70) Sheldrake, R.: Das schöpferische Universum – Die Theorie des morphogenetischen Feldes, Ullstein, Berlin 1993

71) Wissenschaftstheorie: Aus Ärztezeitschrift für Naturheilverfahren 44, 11 (2003) S. 748, No 1, 2, 4, 6, 9, 10, 12, 17

72) Bischof, Bohm, Chopra, Dlouhy, C. D: Ventlin Wirksamkeit bioenergetischer Psychotherapien: Aus Ärztezeitschrift für Naturheilverfahren 44, 11 (2003) S. 758

73) Sheldrake, R.: 7 Experimente, die die Welt verändern könnten, Scherz, 3. Aufl. 1994

74) Waxenegger, I.; Endler, C.; Wulkerdorfer, B.; Spranger, H.; Wirksamkeitsprognose mithilfe des kinesiologischen Muskeltests, EHK (Erfahrungsheilkunde) 2007; 56 ; S. 656-659

75) Omura Y: New simple early diagnostic methods using Omura's Bi digital O-Ring Dysfunkction Localization method and acupuncture organ representation points and their applications to the »drugfodd compatibility« for individual organs and to auricular diagnosis of internal organ-parts I. Acupunct Elektrother Res. 1981; 6: 239-254

76) Voss, A.: Frauen sind anders krank als Männer, Irisiana, München 2007

77) Schraml, H: Lebensfreude, Lebenskraft, »Fit bis ins hohe Alter« durch einfache Übungen, Eigenverlag 2006, München, erhältlich über www.natuerlichgesundwerden.de.

78) Servan-Schreiber, D: Die neue Medizin der Emotionen, Stress, Angst, Depression. Gesundwerden ohne Medikamente. München 2006

79) Hauss,W. H.: Unspezifische Mesenchymreaktion und reaktive Mesenchymerkrankungen. Deutsches Ärzteblatt 89 (1992) Heft 10, A-792-812

80) Hollifield, M.; Sinclair-Lian, N.; Warner, T.; and Hammerschlag, R.: »Acupuncture for Posttraumatic Stress Disorder: A Randomized Controlled Pilot Trial.« The Journal of Nervous and Mental Disease, June 2007. 195 (6), 504-13. Weitere positive Studienergebnisse zu Ergebnissen der Akupunktur bei posttraumatischen Stresssymptomen als Kongressberichte auf dem 1. Internationalen Kongress der Gesellschaft für Neuraltherapie in Istanbul Mai 2006 und ebenfalls Mai 2006: auf der Jahrestagung der DeGPT 2006 MHH Hannover.

Nützliche Adressen

Ganzheitsmedizinischer Gesundheitsservice

Natürlich Gesund Werden
www.natuerlichge-
sundwerden.de
Über diesen Gesundheits-
service unter Leitung
der Autorin erhalten Sie
Bücher und Schriften
der Autorin, Artikel zum
Downloaden sowie In-
formationen rund um die
ganzheitliche Gesundheit.
Außerdem finden Sie
dort:
**Informationen zu
Ausbildungskursen
für Behandler** für
Body-Mind-Soul Kine-
siologie®, Narbenent-
störung nach Dr. Reitz
und ganzheitliche
Krebstherapie, ganz-
heitliche Traumathera-
pie, Releasingkurse

**Informationen zu Work-
shops für Patienten**
zu Themen der allgemei-
nen Gesunderhaltung,
zur Ursachenfindung bei
Krebserkrankungen,
zum Releasing für Laien,
zur Kinesiologie für
den Hausgebrauch,
zum Jin Shin Jyutsu,
zur Body-Mind-Soul-
Kinesiologie®.

**Informationen zu
Krankheitsursachen
und dafür geeignete
Behandlungsmethoden.**

Fragebögen für Um-
weltbelastete (MCS),
Elektrosmog, Mikro-
nährstoffmängel
Hinweise auf Produkte,
die der Gesundheit und
der Aktivierung der Selbstheilungskräfte dienen und
die den Qualitätsanforde-
rungen von Natürlich Ge-
sund Werden entsprechen.
Unter anderem: Platten
zur Wasseraufbereitung
Vollspektrumlichtlampen
Nahrungsergänzungsmit-
tel ohne Zusatzstoffe
Entsäuerungs-, Ent-
giftungs- und Ent-
schlackungsmittel.

Adressen von
Body-Mind-Soul-Kinesi-
ologen, Releasingthera-
peuten, ganzheitsmedizi-
nischen Methodenberatern
Therapeuten für ganz-
heitsmedizinische
Traumatherapie
Ärzte für Narbenent-
störungsbehandlungen
nach Dr. Reitz
Adressen verschiedener
Selbsthilfegruppen
Ernährungsberatern,
ganzheitliche Krebsberater,
Therapeuten, die nach der
Body-Mind-Soul.Kinesio-
logie®-Methoden arbeiten.

Kontakt: 040 69 64 81 63
Fax : 040 668 513 17
www.natuerlichge-
sundwerden.de
info@natuerlichge-
sundwerden.de

Narbenentstörung

DGFAN Deutsche
Gesellschaft für
Akupunktur und
Neuraltherapie
Tel: 036651/5 50 75
Fax: - 74
dgfan@t-online.de
www.dgfan.de

IGNH Internatio-
nale medizinische
Gesellschaft für Neural-
therapie nach Huneke e.V.
Tel: 07441/9 18 58 - 0
Fax: 07441/9 18 58 - 22
www.ignh.de

Narbenentstörungsbe-
handlung nach Dr. Reitz
Tel: 040/69 64 81 63
Fax: 040/66 85 13 17
www.natuerlichge-
sundwerden.de
info@natuerlichge-
sundwerden.de

APM: Akupunkt-Mas-
sage nach Penzel
www.apm-penzel.de
Intern. Therapeutenver-
band Akupunkt-Mas-
sage nach Penzel e.V.
Willy-Penzel-Platz 1-8
37619 Heyen bei
Bodenwerder
Tel: 05533/97 37-0
info@apm-penzel.de

Jin Shin Jyutsu
Bundesverband:
Tel: 0228/23 45 98
Fax: 0228/23 94 04
www.jinshinjyutsu.de

Diagnostik:
Deutsche Gesellschaft
für Elektroneu-
raldiagnostik
und Therapie nach Croon
Dr. med. Thomas Heintze
Am Wäldchen 8
35043 Marburg
Tel: 06421/30 85 77

Body-Mind-Soul-Kinesi-
ologie® nach Dr. Reitz
www.natuerlich-
gesundwerden.de
Tel: 040/69 64 81 63
Fax: 040/66 85 13 17

Infrarotakamera-Analysen
+ Biophotonenforschung:
Dr. med. K.-P. Schlebusch
ZDN-Institut
Hufelandstr. 60
45147 Essen
Tel: 0201/74 50 44
Fax: 0201/73 14 84
www.infrarotanalytik.de
www.zdn-institut.de

Deutsche Gesellschaft
für Herd- und Regu-
lationsforschung
Postfach 1380,
69254 Wiesloch
Tel: 06222/5 90 37
Fax: 06222/5 02 15

Ganzheitliche Zahnärzte
Internationale Gesell-
schaft für ganzheitliche
Zahnmedizin e. V.
Tel: 0621/4 82 43 00
Fax: 0621/47 39 49
www.gzm.org,
gzm@gzm.org

EAV Ärzte und Zahnärzte:
www.eav.org, imgfeav@
t-online.de

**Ausbildungskurse
Narbenentstörung
für Behandler**
Dr. med. Sonja Reitz
www.natuerlichge-
sundwerden.de
Tel: 040/69 64 81 63
Fax: 040/69 64 81 65

Jin Shin Jyutsu-Kurse für
Laien und Therapeuten
Gunne von Richthofen
Bültenkoppel 60
22399 Hamburg
Tel: 040/6 06 52 30

**Body-Mind-Soul
Kinesiologie®**
nach Dr. Reitz
Natürlich Gesund Werden
Dr. med. Sonja Reitz
Von-Suppé-Str. 37 a
22145 Hamburg
Tel: 040/69 64 81 63
info@natuerlichge-
sundwerden.de
www.natuerlichge-
sundwerden.de

Releasingkurse:
Sabine Trees »Auf
dem Weg«
Tel: 040/67 04 59 94
www.auf-dem-weg.de
info@ auf-dem-weg.de

Frauen
Informationen zur
Frauenbenachteili-
gung in der Medizin
www.natuerlichge-
sundwerden.de

Fibromyalgie
Deutsche Fibromy-
algievereinigung
Tel: 06292/92 87 58
www.fibromyalgie-fms.de
fibromyalgie-fms@
t-online.de

Ganzheitliche Onkologie
Krebsursachen finden
– Workshops für Patienten
www.natuerlichge-
sundwerden.de

Pro Leben e.V.
Tel: 03661/45 87 00 32
Fax: 03661/45 87 00 31
www.proleben.de

Ganzheitsmedizinisch
onklogisches Zentrum
Dr. Gerhard Siebenhüner
Vilbeler Landstraße 45 b
60388 Frankfurt
Tel: 069/63 20 00

Zweitmeinung durch
ganzheitmedizinische
Methodenberater
www.natuerlich-
gesundwerden.de
Tel: 040/69 64 81 63
Fax: 040/66 85 13 17

Gesellschaft für Biolo-
gische Krebsabwehr e.V.
www.biokrebs.de
Tel: 06221/13 80 20

Initiative Menschen
gegen Krebs e.V.
www.krebstherapien.de

Adressen

© ngw-verlag, Hamburg
Dr. Sonja Reitz
Von-Suppé-Str. 37 a
22145 Hamburg
www.natuerlichgesund-
werden.de
Alle Rechte vorbehalten.
Nachdruck, auch auszugs-
weise sowie Verbreitung
durch Film, Funk, Fernsehen
und Internet, durch foto-
mechanische Wiedergabe
Tonträger und Datenverar-
beitungssysteme jeder Art
nur mit schriftlicher Genehmigung des Verlages.

Lektorat: Vera Baschlakow
**Titelbild und Umschlagge-
staltung:** Gudrun Pawelke
Illustrationen: Andreas
Thies
Satz: hanseatenSatz-bremen,
Bremen
Druck: AZ Druck und
Datentechnik,
Heisinger Str. 16
87437 Kempten
Bindung: Buchbinderei
Franz Kraus, Kempten

ISBN: 978-3- 940979-025
1. Auflage 2008

Wichtiger Hinweis
Die Möglichkeit einer Selbstbehandlung ist immer abhängig
von der jeweiligen Situation und
von individuellen Fähigkeiten.
Die in diesem Buch zusam-
mengestellten Informationen
und Zusammenhänge beruhen
auf der ärztlichen Erfahrung
der Autorin. Sie sind sorgfältig erarbeitet und geprüft
worden, dennoch kann keine
Garantie für die Richtigkeit des
Inhaltes übernommen werden,
auch da sich das medizinische
Wissen ständig erweitert und
unterschiedliche Auffassungen
in Fachkreisen bestehen.
Die Meinungen der Autorin
weichen teilweise von den in
den Universitäten vermittelten
Lehrmeinungen ab, werden aber
von vielen ganzheitlichen Therapeuten ebenfalls beobachtet. Im
Zweifel und bei Erkrankungen
sollten Sie immer kompetenten
ärztlichen Rat einholen, den
dieser Ratgeber nicht ersetzen
kann. Jeder Leser ist für das
eigene Tun und Lassen auch
weiterhin selbst verantwortlich.
Weder Autorin noch Verlag
könnten für eventuelle Nach-
teile oder Schäden, die aus
der Anwendung der in diesem
Buch beschriebenen Methoden
und praktischen Hinweise
erwachsen sollten, eine Haftung
übernehmen.

Bildnachweis
Aboutpixel.de (http://aboutpi-
xel.de/): 28 (SD »RTW«)
Dr. Eichele: 164, 3. v.o.; 165
(3. v.o.)
Dr. Gleditsch: 70
Dr. Pritzkat: 72
Dr. Reitz: 9, 12, 16 (4×),
22, 26 (5×), 29 (4×), 39, 41,
47 (2×), 50 (4×), 51 (2×),
54 (2×), 57, 58, 61 oben,
62 (3×), 65 (2×), 74, 77 (2×),
78, 85 (2×), 86 (2×), 92, 96,
98, 111 (2×), 121 (2×), 125,
133, 134, 136 (2×),140 oben,
141, 143, 144, 145 o.,
147 (2×), 148 (3×), 157 (2×),
158, 164, 2. v.o., 167 (3×),
168 (2×) 172, 174
Dr. Schlebusch, ZDN Essen:
43, 44 li, 106 o., 107 o.

Dr. Westerboer GMBH: 42
Europäische Penzel-Akade-
mie®, Heyen: 145 u. »Aku-
punkt-Massage nach Penzel«
www.florafoto.de: 81, 99, 155,
162, 164 (o., u.), 165 1.+2.+4.
v. o.
Paul und Peter Fritz AG: 114 o.
(aus Tompkins, Bird: Das geheime Leben der Pflanzen)
Koha Verlag (aus Masaru
Emoto, die Botschaft des Wassers): 113, 114 u., 115 o.
Hanne Marquardt: 60 (3×)
Randomhouse: 17, 18 (4×), 44
re., 49 (4×), 55 (3×), 95, 106
u., 107 u., 140 u., 169
Schober medicare: 150
Stock.XCHNG +
(http://www.sxc.hu):
10, 101 Ante Vekic/Croatia,
»Ligthning«;
35 Benjamin Earwicker/USA,
»pregnant belly«;
61 Mitte Mateusz Atroszko/Po-
land, »Bees at work«;
61 unten SeRDaR InAn/Turkey
»sdr2111«;
63 luis rock/Argentinia
»Snake«;
67 Ivar van Bussel/Netherlands
»Stress«;
82 sanja gjenero/Croatia
»Skier«;
88 Jyn Meyer/United States
»Newborn Baby«;
90 Peter Suneson/Sweden
»Crashed Car«;
152 Jyn Meyer/USA, »Pediatric
Surgery 2«;
Symbiopharm: 84
Syxyl GmbH: 115

Wir haben nach besten
Wissen und Gewissen nach
den Inhabern der Bildrechte
recherchiert. Sollten wir dabei
jemanden übersehen haben,
wenden Sie sich bitte an den
Verlag.

Natürlich Gesund Werden
Ganzheitswissen für Ihre Gesundheit

Bücher der Autorin

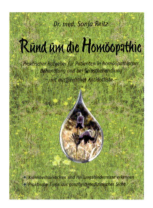

Dr. med. Sonja Reitz: **Rund um die Homöopathie** – praktischer Ratgeber für Patienten in homöopathischer Behandlung und bei Selbstbehandlung
Krankheitsursachen und Heilungshindernisse erkennen
· praktische Tipps aus ganzheitsmedizinischer Sicht
· Wirkungsweise, Wissenschaft und Grenzbereiche
· Wichtige Hinweise zur Einnahme, Lagerung und Dosierung
· Kombinationsbehandlung bei Krebs und chronischen Krankheiten
304 Seiten, viele Abbildungen, 19,80 € [D], ngw-verlag
ISBN 3-88136-225-8

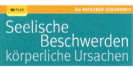

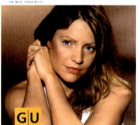

Dr. med. Sonja Reitz: **Seelische Beschwerden – körperliche Ursachen**
G+U Patientenratgeber
Auch die Seele braucht fitte Zellen
Wie Sie ihr seelisches Gleichgewicht wieder erlangen, indem Sie die Ursachen Ihrer Beschwerden erkennen und beseitigen.
· Hinweise und Tipps zur richtigen Lebensweise, Ernährung, Nahrungsergänzung, Entgiftung, Entsäuerung.
· welche professionelle Unterstützung sinnvoll sein kann
· Basisprogramm für die seelische Gesundheit
128 Seiten, ISBN 978-3-8338-0448-9, 12,90 € [D], (Gräfe und Unzer Verlag)

Vorschau ngw-verlag
Dr. med. Sonja Reitz:
Body-Mind-Soul-Kinesiologie
· Krankheitsursachen individuell erkennen
· Heilungsblockaden finden, Gesundheit ermöglichen
· Wichtige Fragen nach Ursachen und Lösungen
· Tieferliegenden Krankheitsursachen auf die Spur kommen
· Körper-Seelen-Konferenz
Erscheinungstermin vorraussichtlich Frühjahr 2009

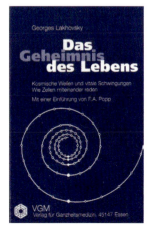

Unsere Empfehlung aus der Gesundheitsservice-Reihe zur ganzheitlichen Grundlagenforschung.
Jetzt wieder neu aufgelegt:

Georges Lakhovsky: **Das Geheimnis des Lebens** (1931)
Kosmische Wellen und vitale Schwingungen.
· Wie Zellen miteinander reden
· Mit einer Einführung von F.A. Popp
· Der noch immer gültige Klassiker aus der Naturbeobachtung eines genialen Naturwissenschaftlers mit Überblick
240 Seiten, 33 Fotos und Zeichnungen. vgm-verlag,
ISBN 3-88699-999-8 4. Auflage, 17,90 € [D]